D1693306

Im Krankenhaus

Der Patient
zwischen Technik
und Zuwendung

Im Krankenhaus
Der Patient zwischen Technik und Zuwendung

Bilder aus dem
Alfried Krupp Krankenhaus

Fotos: Timm Rautert
Texte: Regine Hauch
mit einem Beitrag von
Wilhelm Vossenkuhl
Gestaltung: Otl Aicher
und Hans Neudecker

Ernst & Sohn

Herausgegeben von der
Alfried Krupp von Bohlen und Halbach-Stiftung

Inhalt

Zum Buch Prof. Dr. h.c. Berthold Beitz	Seite	7
Zur Geschichte des Alfried Krupp Krankenhauses	Seite	9
Mit der Kamera im Krankenhaus	Seite	25
Suche nach Gewißheit	Seite	26
Der Kernspintomograph	Seite	34
Verstummtes Gleichgewicht	Seite	38
Das Bett	Seite	50
Plötzliche Bedrohung	Seite	56
Das Zentrallabor	Seite	66
Diagnose Krebs	Seite	68
Das Skalpell	Seite	92
Timo – Ins Leben gerufen	Seite	94
Das Fieberthermometer	Seite	112
Kontrollierte Bewegung	Seite	114
Die Spritze	Seite	130
Aus heiterem Himmel	Seite	132
Die Mitarbeiter	Seite	144
Menschen im Krankenhaus Prof. Dr. Wilhelm Vossenkuhl	Seite	146
Die Autoren	Seite	162
Die Stiftung	Seite	163

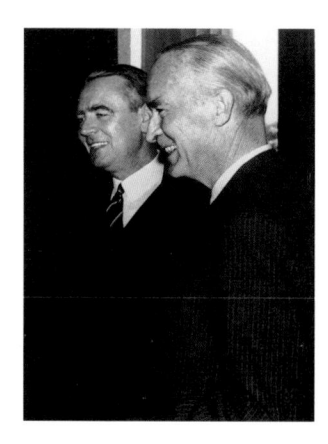

*Alfried Krupp
von Bohlen und Halbach
und Berthold Beitz*

Zum Buch

Mit diesem Bildband will die Alfried Krupp von Bohlen und Halbach-Stiftung an ihren Stifter erinnern. Dr.-Ing. E.h. Alfried Krupp von Bohlen und Halbach ist am 30. Juli 1967 gestorben. Als letzter persönlicher Alleininhaber der Firma Krupp hat er testamentarisch sein gesamtes Vermögen auf die von ihm errichtete gemeinnützige Stiftung übertragen, um so die Erträge des privatwirtschaftlich geführten Unternehmens dem Gemeinwohl zuzuführen. Vor 25 Jahren, mit Beginn des Jahres 1968, hat die Alfried Krupp von Bohlen und Halbach-Stiftung ihre Tätigkeit aufgenommen.

In dem weitgespannten Spektrum der Fördertätigkeit der Stiftung hat das von ihr unterhaltene Alfried Krupp Krankenhaus einen besonderen Rang: In einem modernen Akutkrankenhaus soll mit dem Einsatz erheblicher Fördermittel den Patienten bestmögliche medizinische Behandlung und Pflege gewährt werden. Maßstab für dieses hohe Ziel kann nur der einzelne Patient sein.

So entstand der Gedanke zu diesem Buch. Ich danke den Patienten, die bereit waren, sich bei ihrem Aufenthalt im Alfried Krupp Krankenhaus von der Kamera begleiten zu lassen. Ich danke den Autoren, die bei aller Nähe zum Patienten sachlich und einfühlsam zugleich ans Werk gegangen sind. Mein Dank gilt dem 1991 verstorbenen Otl Aicher, der das Buch mitentwickelt hat. Die Gestaltung eines ersten Kapitels ist so zugleich auch sein letztes Werk geworden.

Aufgabe einer Stiftung ist es, Anregungen und Anstöße zu geben, den Fortschritt zu fördern. Das bedeutet auch, neue Entwicklungen der Medizin und Medizintechnik in der Praxis zu ermöglichen. Ständige Herausforderung für Ärzte, Schwestern, Pfleger und alle Mitarbeiter im großen Organismus Krankenhaus bleibt es, dafür Sorge zu tragen, daß das Wohl des Patienten bei allem im Vordergrund steht. In Erinnerung an Alfried Krupp ist daher dieses Buch den Mitarbeitern des Alfried Krupp Krankenhauses gewidmet.

Berthold Beitz

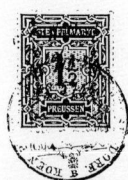

Konzession der Königlich-Preußischen Regierung in Düsseldorf vom 22. Dezember 1886 'zur Betreibung der erweiterten Kranken-Anstalt' der Gußstahlfabrik Fried. Krupp. Hiermit wurde der Firmenleitung gestattet, auch Frauen und Kinder von Werksangehörigen zu behandeln und einen Isolierraum für Tuberkulose-Kranke einzurichten. Das Krankenhaus war für höchstens 90 Patienten eingerichtet.

Zur Geschichte des Alfried Krupp Krankenhauses

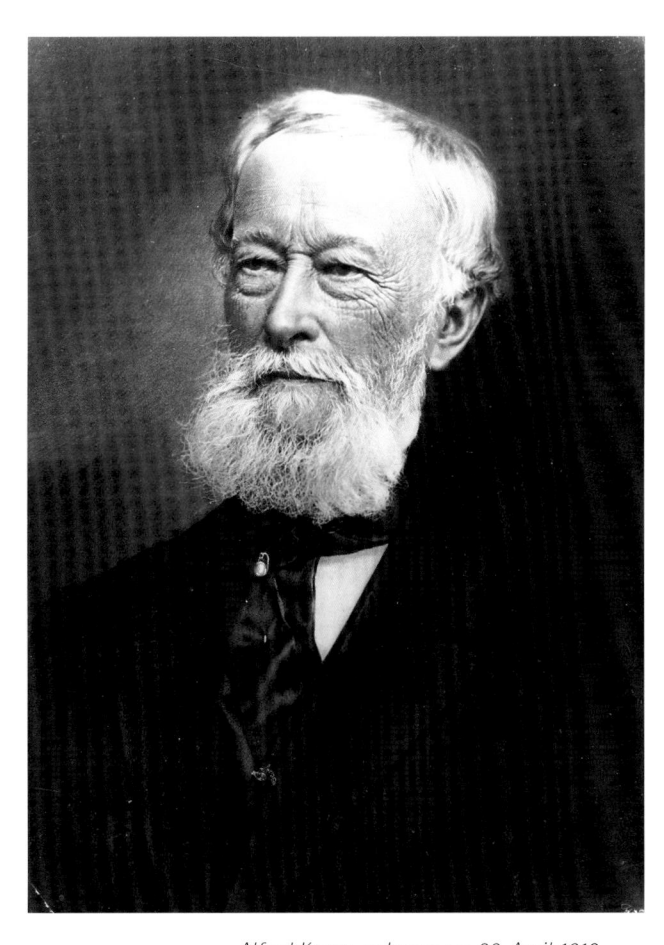

Alfred Krupp, geboren am 26. April 1812, gestorben am 14. Juli 1887, stiftete 1870 das Barackenlazarett. Er ist der Begründer der medizinischen Einrichtungen der Gußstahlfabrik Fried. Krupp. Die Krankenhauseinrichtungen, die aus dem Barackenlazarett hervorgingen, und die um die Jahrhundertwende erbauten Erholungshäuser entwickelten sich später in unterschiedlichen Organisationsformen.

Die Geschichte der Krankenhäuser im Abendland ist jahrhundertelang fast ausschließlich mit der Geschichte der Armen, aber auch mit bedeutenden Stiftergestalten verbunden gewesen. Die Linderung der Armut, die Verhütung von Entbehrungen standen im Vordergrund. Die Heilungsmöglichkeiten in diesen Häusern waren begrenzt. Erst in den ersten Jahrzehnten des 19. Jahrhunderts wurden aus den Armen-Hospitälern, den 'Herbergen zum lieben Gott', allmählich Einrichtungen, die sich neben der Pflege Kranker auch der Heilung von Leiden und körperlichen Fehlern widmeten. Die Tradition jahrhundertelanger Barmherzigkeitsübungen, gespeist aus metaphysischen Erlösungshoffnungen der Stifter und frommen Helfer, brach unter dem Einfluß der Aufklärung ab und machte weltlichen Zielen Platz. Ihre Vorläufer hatte diese Entwicklung jedoch schon früher: in den Militär- und Marine-Hospitälern, die seit etwa 1600 in Spanien, Frankreich und England für verwundete oder kranke Soldaten gegründet wurden.

Die Anfänge des Alfried Krupp Krankenhauses gehen auf ein Lazarett zurück. 1870 zogen Preußen und die mit ihm verbündeten deutschen Länder gegen Frankreich in den Krieg. Alfred Krupp befürchtete, daß seine dem Militärdienst verpflichteten Arbeiter bald krank und verwundet von den Schlachtfeldern zurückkehren würden. Da es zu jener Zeit in der schnell wachsenden Industriestadt Essen nur zwei Krankenhäuser gab, wollte er vorsorglich ein Barackenlazarett für 100 Betten errichten.

Im November 1870 konnte das Krankenhaus bezogen werden. Nicht weit von der Fabrik entfernt stand die Anlage: drei nach dem Vorbild der Lazarett-Baracken des amerikanischen Bürgerkrieges parallel angeordnete Gebäude, in denen Kranke und Verwundete gepflegt wurden, dazu Speise- und Rauchsaal der Patienten. Darum gruppierten sich Verwaltungs- und Ökonomiegebäude, Waschhaus und Pförtnerhaus. Die Krankensäle in den Baracken glichen langgestreckten Hallen, in denen jeweils 34 Patienten gepflegt werden konnten. Großen Wert hatten die Konstrukteure der richtigen Belüftung der Säle zugemessen – ganz im Sinne der Wissenschaft, die gerade die schädliche Wirkung abgestandener und keimverseuchter Luft für die Ausbreitung von Krankheiten entdeckt hatte. Vielleicht hatte Alfred Krupp auch die vier Jahre zuvor in deutscher Übersetzung erschienenen 'Notes on Hospitals' von Florence Nightingale gelesen. Gleich auf den ersten Seiten heißt es dort: 'Der Mangel an frischer Luft kann in dem Befinden der Kranken früher als jeder andere Mangel entdeckt werden. Keine Sorgfalt, kein Luxus wird diesen Mangel ersetzen. Kann die Luft nicht eben so frisch im Krankenzimmer wie außerhalb desselben gehalten werden, so wäre es besser, der Kranke wäre fort.' In dem Kruppschen Barackenlazarett entsprach die Ventilation modernsten medizinischen Standards. Am 16. November 1870 war das Barackenlazarett zum ersten Mal voll belegt.

Zu diesem Foto schrieb Alfred Krupp im Juni 1871: '...Da aber das Bild so schön ist und die Anlage so musterhaft...schick(e) (man) das opus an Leute, die sich dafür interessiren – namentlich allen unseren befreundeten Ärzten. Und da haben wir eine Masse.'

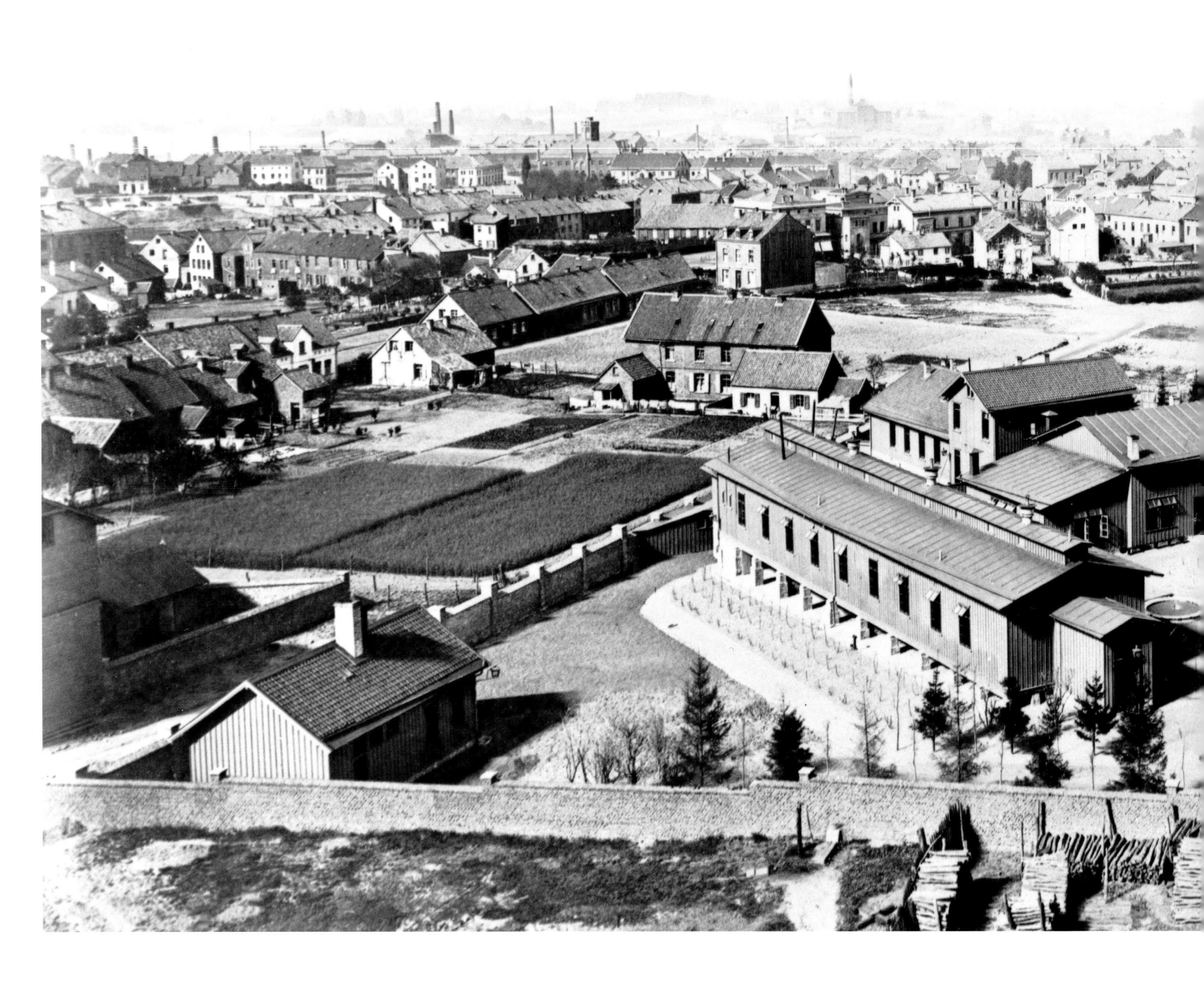

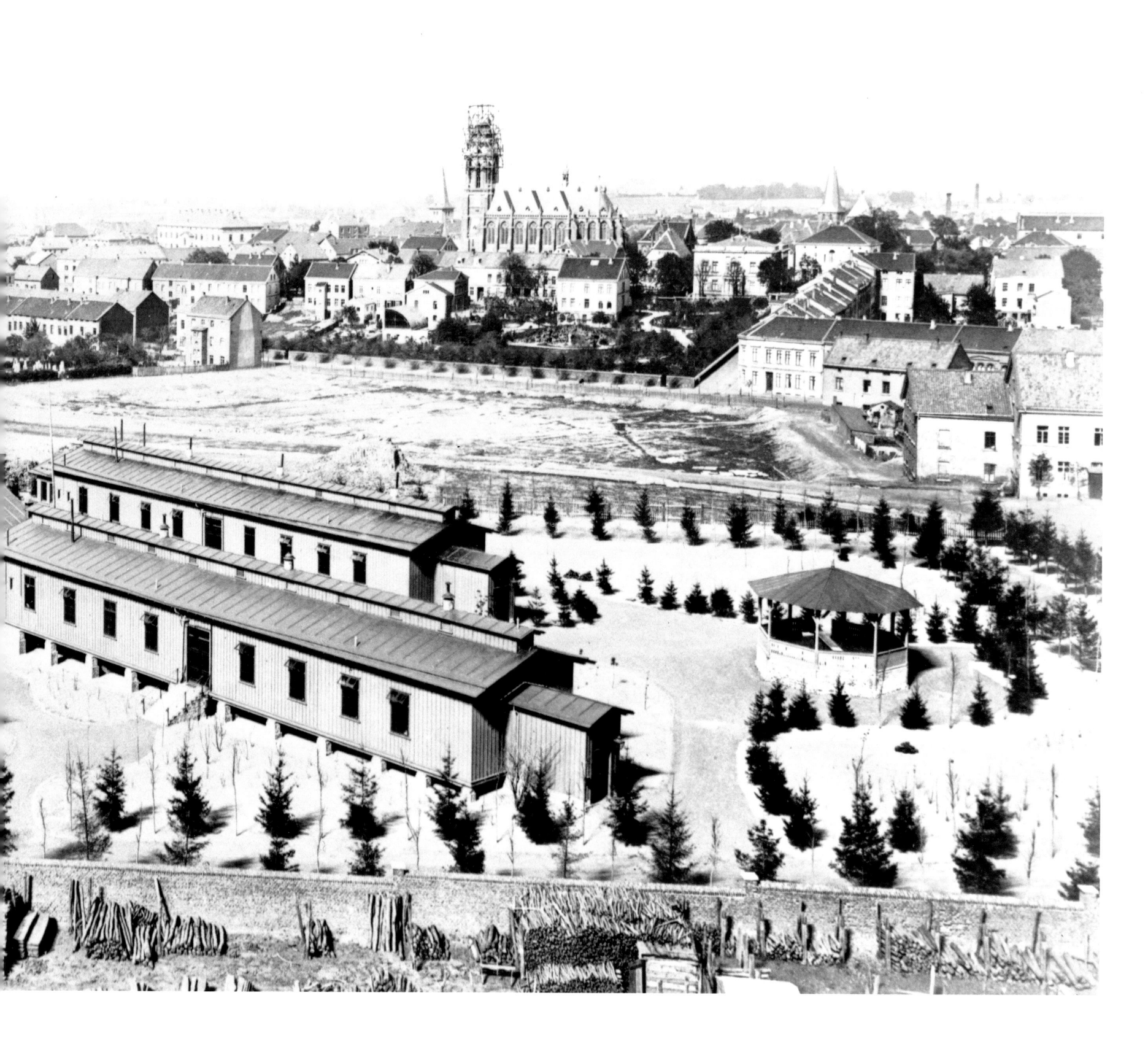

Das Barackenlazarett entstand 1870. Es lag etwa 10 Minuten südwestlich von der Essener Stadtmitte und ebenso weit von der Gußstahlfabrik entfernt. Großzügige Garten- und Parkanlagen boten den Patienten zusätzliche Erholungsmöglichkeiten. Alfred Krupp forderte von seiner Bauverwaltung: 'Alles so schnell, daß der Park florirt mit den Rasen darin, wenn die Gebäude bezogen werden können.'

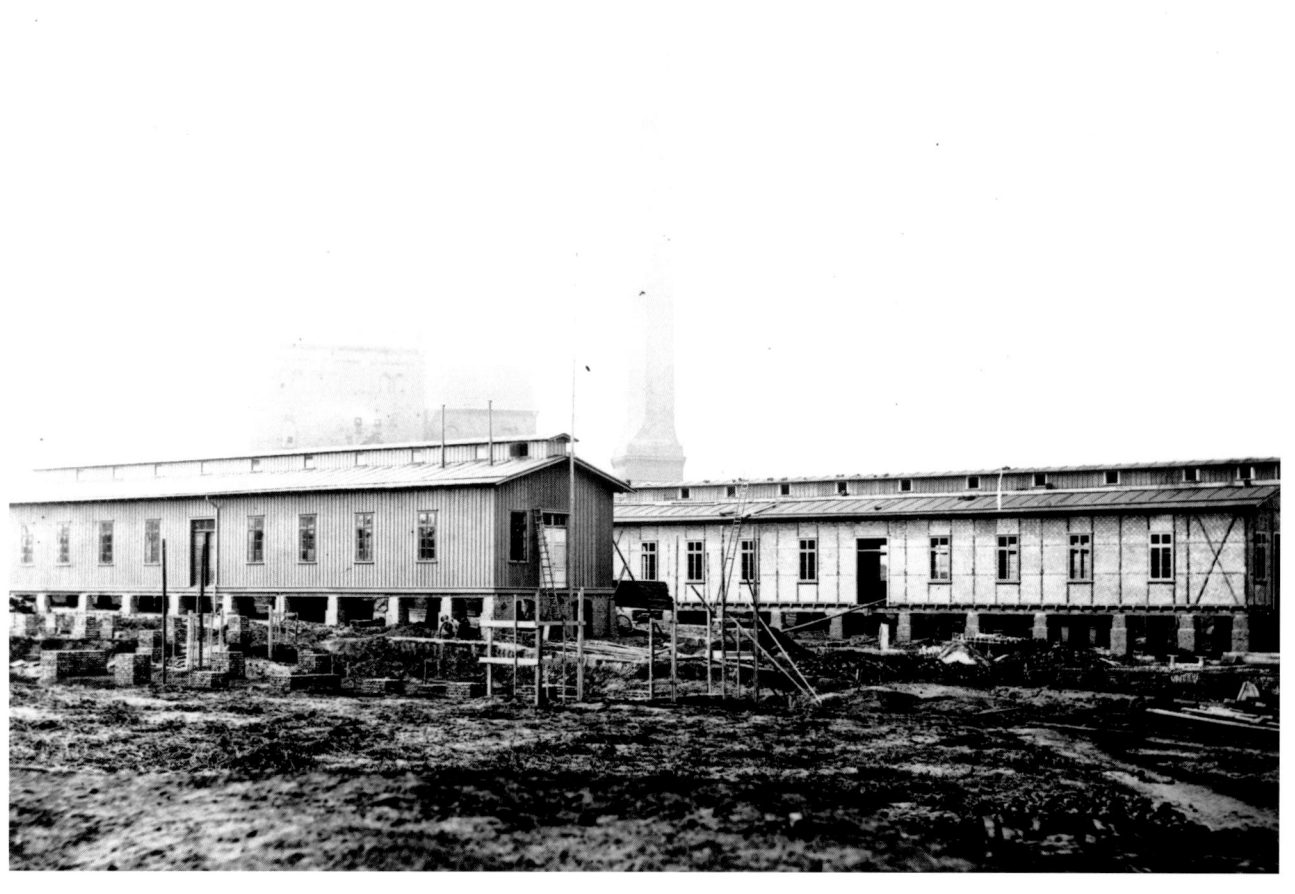

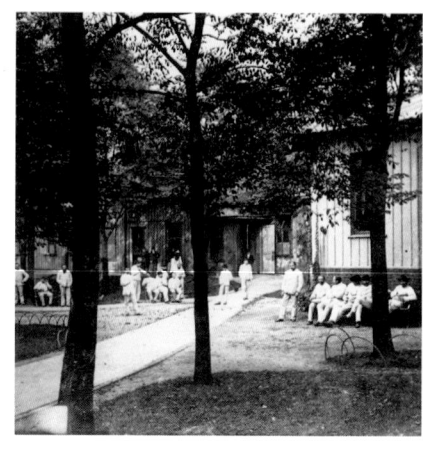

Der Krieg endete und mit ihm die Aufgabe des Barackenlazaretts. Man beschloß, nicht einmal zwei Jahre nach Einzug in die Lazarett-Baracken, die Anlage in ein Krankenhaus für die männlichen Mitarbeiter der Kruppschen Gußstahlfabrik umzuwandeln. Eine Rolle bei dieser Entscheidung mag gespielt haben, daß gleichzeitig die Tagessätze der Betriebskrankenkassen erhöht wurden und damit ein Krankenhaus kostengünstig zu betreiben war, zudem, daß den beiden einzigen Krankenhäusern der Umgebung eine immer schneller wachsende Bevölkerung gegenüberstand. Ein Grund war aber auch, daß die Zahl der Krupp-Arbeiter aufgrund französischer Reparationszahlungen und daraus resultierender Hochkonjunktur in wenigen Jahren ebenfalls enorm angestiegen war. Von 1855 bis 1871 hatte sich die Zahl der Arbeiter von knapp 700 auf 8314 mehr als verzehnfacht. Mit der Zahl der Arbeiter stieg auch die Zahl der Kranken und Verletzten im Werk. 1438 Männer, vor allem junge, alleinstehende Männer, die in werkseigenen Menagen wohnten und nicht auf familiäre Krankenhilfe bauen konnten, ließen sich 1871 stationär behandeln. Das kostete viel Geld, 11000 Taler fast. Grund genug, das eigene Krankenhaus zu betreiben, in dem die Werksleitung zudem bessere Kontrolle über den Heilungsfortschritt der Kranken haben würde. Denn bisher mußten erkrankte Arbeiter, die zu Hause gesund gepflegt wurden, von Krankenkontrolleuren überwacht werden. Ein mühsames Verfahren, das mit einem werkseigenen Krankenhaus überflüssig wurde.

Abgesehen von einigen kleineren Anbauten und Reparaturen blieb die Lazarett-Anstalt auch als Krankenhaus unverändert. Fast fünfzehn Jahre lang übernahm das Krankenhaus ausschließlich die Heilung und Pflege der Kruppschen Arbeiter. Dabei wurde eine für die damalige Zeit höchst fortschrittliche Hygiene-Prophylaxe praktiziert, die ihren Niederschlag auch in der strengen Hausordnung fand. Die Patienten sind 'den Anordnungen des Arztes in jeder Hinsicht Gehorsam schuldig', so verlangte es die 'Hausordnung für Kranke' aus dem Jahre 1875. Wer neu aufgenommen wurde, mußte sich der 'für nötig erachteten Reinigung unterwerfen und seine Kleidung gegen die ihm übergebene vertauschen', gewarnt wurde davor, sich tagsüber auf das Bett zu setzen, sich gar in 'Oberkleidern und mit Schuhzeug' darauf zu legen oder Fußböden und Wände zu bespucken. Besuchszeit war an Sonn- und Feiertagen, für Familienväter zusätzlich

Innenansicht eines Krankensaales um 1905 mit Krankenbetten und Heizöfen. Zu dieser Zeit bestand das Krankenhaus aus 9 Pavillons, einem Verwaltungsgebäude und weiteren Nebengebäuden. Jeder Pavillon hatte mehrere bis zu 5 Meter hohe Krankensäle, die durch 3 Meter hohe Fenster belichtet und belüftet wurden.

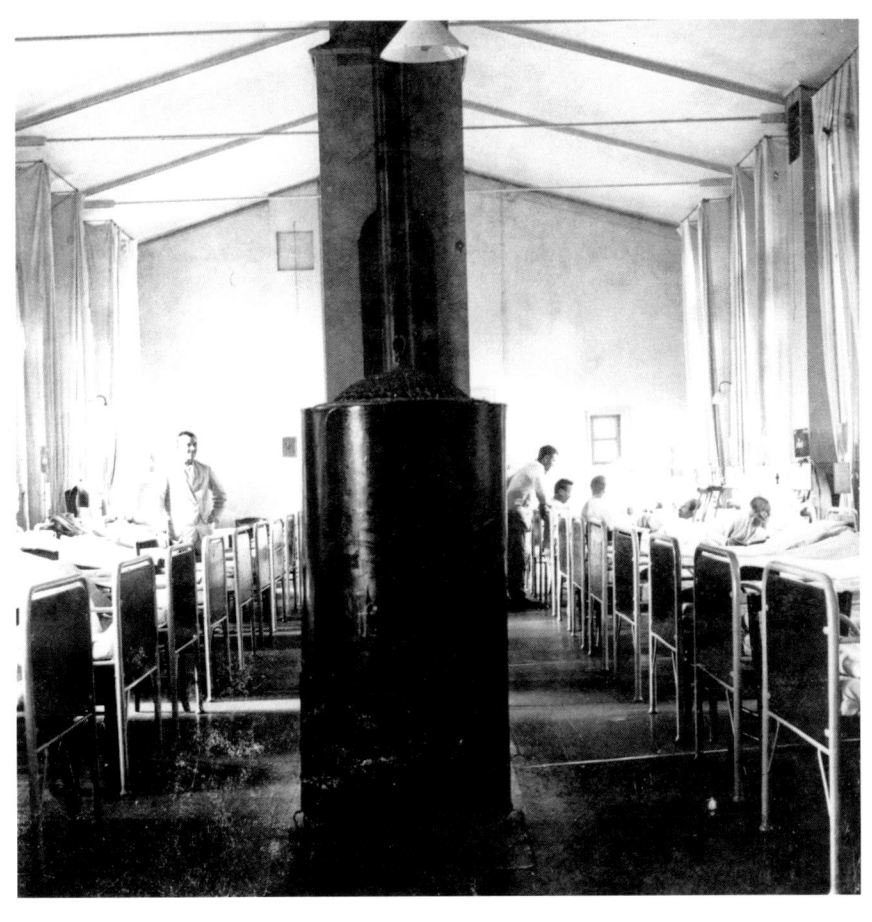

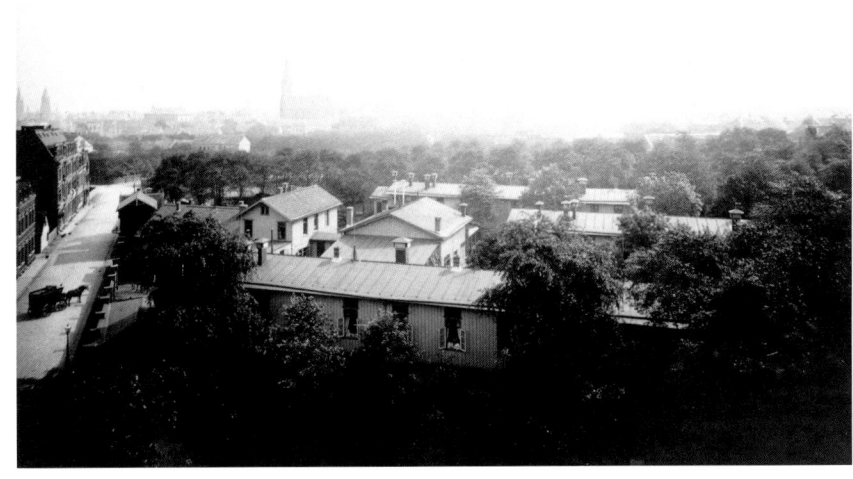

mittwochs. Wer sich der Hausordnung nicht fügte, wurde vom Arzt 'bestraft und wenn nötig, aus dem Krankenhause und damit von der Gußstahlfabrik entlassen, unter Verlust aller Ansprüche'. Ob das rigide Reglement tatsächlich eingehalten werden konnte, ist zweifelhaft. Vor allem das Verbot, sich Speisen und Getränke von zu Hause mitbringen zu lassen, wurde oft und gerne umgangen. In einem Antrag, den Gartenzaun des Krankenhauses durch eine Mauer zu ersetzen, heißt es: 'Speisen und besonders Getränke gelangen über und durch den Zaun in großer Menge in die Hände der Kranken, wodurch eine strenge Aufrechterhaltung der Hausordnung sehr erschwert wird'.

Drei Jahre standen die Baracken erst, als Alfred Krupp 1873 eine Erweiterung der Lazarett-Baracken forderte. Etwa gleichzeitig ließ er Entwürfe für einen Neubau anfertigen. Zu ihrer Realisierung kam es aber zuerst einmal nicht, obgleich der Bedarf an zusätzlichem Platz für Kranke ständig wuchs. 1886 hatte man damit begonnen, in einer der drei Baracken Frauen und Kinder aufzunehmen. Spätestens jetzt war nicht mehr zu übersehen, daß sich das Kruppsche Krankenhaus allmählich vom reinen Werkshospital zum allgemeinen Krankenhaus wandelte. 1887, fünfzehn Jahre nach den ersten belegten Neubauwünschen von Alfred Krupp, beantragte die Firmenleitung schließlich, die provisorischen Verhältnisse in dauerhafte umzuwandeln und zwei neue Pavillons zu bauen, in denen dann auch Frauen und Kinder von Werksangehörigen behandelt werden könnten. Mit der Genossenschaft der barmherzigen Schwestern zu Essen schloß die Firma Krupp am 3. Februar 1887 einen Vertrag über die Pflege von Frauen und Kindern.

Mit den beiden neuen Pavillons konnte der Mangel an Betten für kurze Zeit behoben werden. Doch bald war auch die erweiterte Anlage wieder zu klein geworden. Auch befanden sich die drei ursprünglich als Provisorium gedachten Baracken inzwischen in beklagenswertem Zustand. Die einst so hochgelobte Ventilation funktionierte nicht mehr, die hygienischen Zustände entsprachen nicht mehr medizinischen Anforderungen, die Bausubstanz verfiel. 1896 forderte der Chefarzt Dr. Heinrich Knoch schließlich den Neubau des Krankenhauses. Endgültig mußte nun entschieden werden, welchen Charakter das Krankenhaus künftig haben solle, Werkskrankenhaus oder Allgemeinkrankenhaus. Erbittert wurde über die Kosten

Blick auf das am 1. Dezember 1897 eröffnete Kaiserin Auguste Victoria-Erholungshaus für rekonvaleszente Arbeiter und auf die katholische Kapelle von 1900. Beide lagen in landschaftlich schöner Umgebung nahe dem Ort des heutigen Alfried Krupp Krankenhauses in Essen-Rüttenscheid. Die Kapelle wurde im 2. Weltkrieg zerstört und 1952 wieder aufgebaut. Sie dient heute als Krankenhauskapelle für beide Konfessionen.

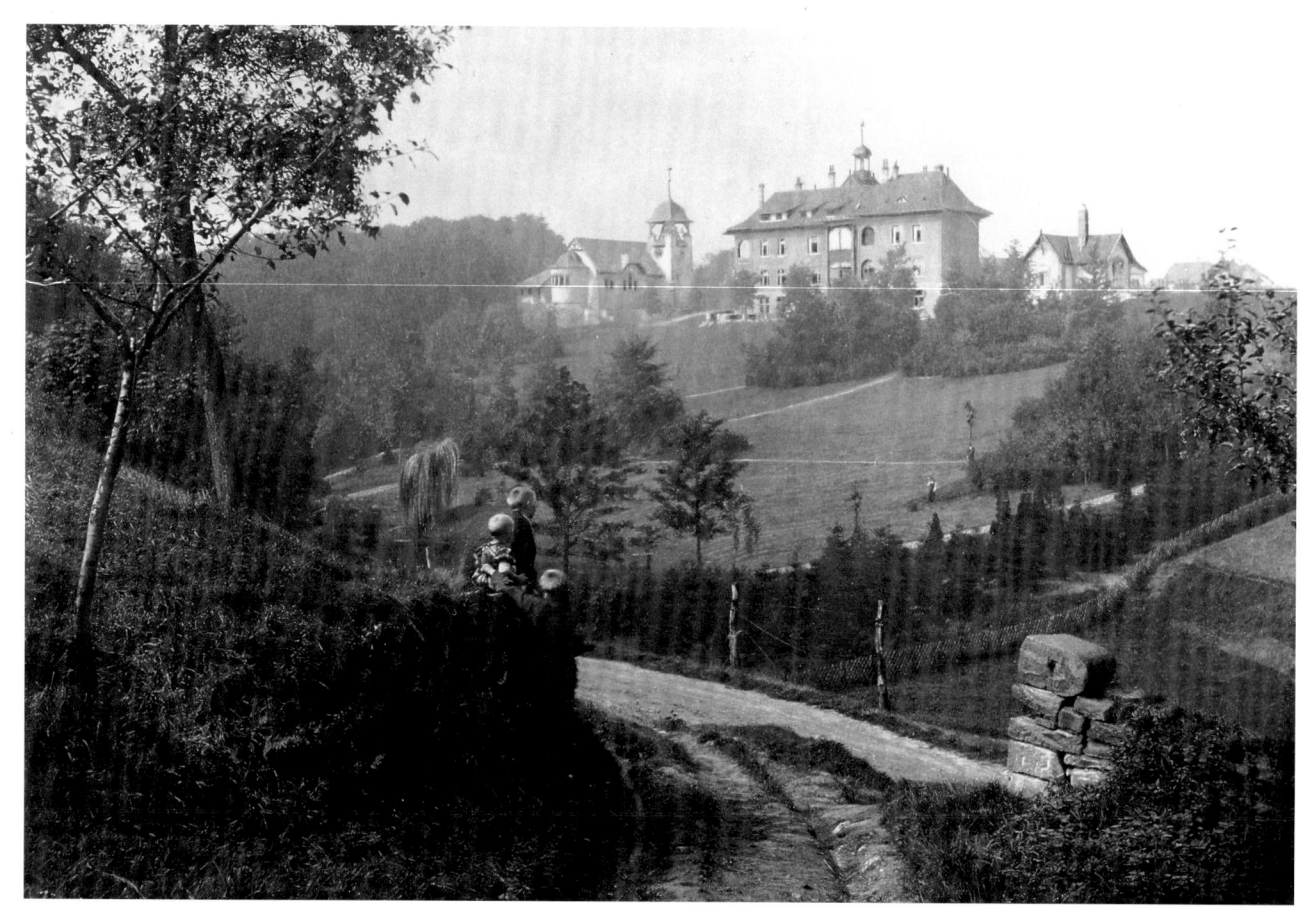

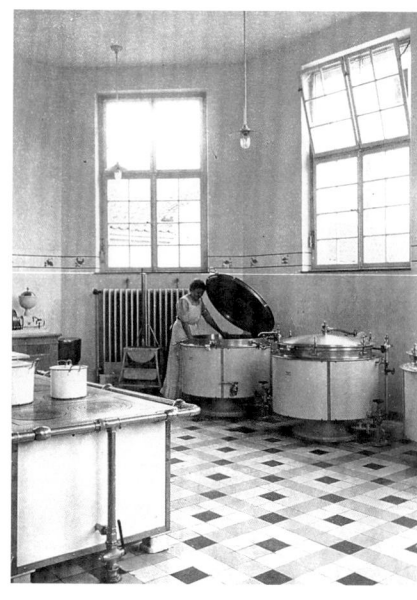

und Größe des zukünftigen Krankenhauses diskutiert – vergeblich. Das neue Krankenhaus wurde erst einmal nicht gebaut. Wohl auch deshalb nicht, weil inzwischen die Stadt Essen ein eigenes Krankenhaus plante. Die Kruppsche Gußstahlfabrik errichtete um 1897 nahe der Siedlung Altenhof im Essener Süden ein Erholungshaus für Genesende und engagierte sich damit für die Rehabilitation der Patienten.

Das Erholungshaus, eine Art Kurklinik für weniger akute Krankheitsfälle, erfreute sich aufgrund seiner großzügigen Ausstattung und seiner landschaftlich reizvollen Lage in einem weitläufig angelegten Park bald so großer Beliebtheit bei den Patienten, daß Erweiterungsbauten notwendig wurden. 1909 verfügte der Komplex bereits über 170 Betten für Männer, Frauen und Kinder. Und immer noch überstieg die Nachfrage das Angebot an Plätzen. 1912 betrug der durchschnittliche Aufenthalt der Genesenden in den Erholungshäusern vier Wochen.

Viele Patienten mußten abgewiesen werden. Bevorzugt wurden Genesende, die zuvor im Kruppschen Krankenhaus gelegen hatten, und Patienten, die nicht in der Familie gepflegt werden konnten. Daneben galt die Aufnahme in eines der Erholungshäuser aber auch als Belohnung für treue Dienste in der Gußstahlfabrik.

1911 wurden die Erholungsheime um das Arnoldhaus, eine Entbindungsstation, ergänzt. Gustav Krupp von Bohlen und Halbachs Bedenken, die Frauen würden das Wöchnerinnenhaus meiden und weiterhin zu Hause entbinden, erwiesen sich bald als unbegründet. In den Ein- und Zweibettzimmern, einer völligen Neuheit für die an überfüllte Krankensäle gewöhnten Menschen der damaligen Zeit, fühlten sich die jungen Mütter wohl. Sie meldeten sich gerne zur Geburt an und nicht nur, wie allgemein zu Anfang des Jahrhunderts noch üblich, wenn sie zu Hause nicht richtig gepflegt werden konnten.

Wenn Frauen ins Krankenhaus, ins Erholungsheim oder zur Entbindung ins Wöchnerinnenheim gingen, stellte das die Familie oft vor unlösbare Probleme. Denn wer sollte sich um die Kinder kümmern, wenn die Mutter plötzlich nicht mehr da war, wer sollte den Mann versorgen, wenn die Ehefrau den Haushalt nicht führen konnte? Die Sorge um ihre Familien ließ Frauen oft auf stationäre medizinische Hilfe verzichten. Mit der Einrichtung einer häuslichen Krankenpflege, die 1907 mit einer Spende Margarethe Krupps, einer halben Million Mark,

Küchenanlagen im Wirtschaftshaus und Speisesaal im Männerhaus II der Erholungshäuser am Altenhof. Auf eine kräftige, den zeitgegebenen diätetischen Vorstellungen entsprechende Kost wurde besondere Sorgfalt verwendet.

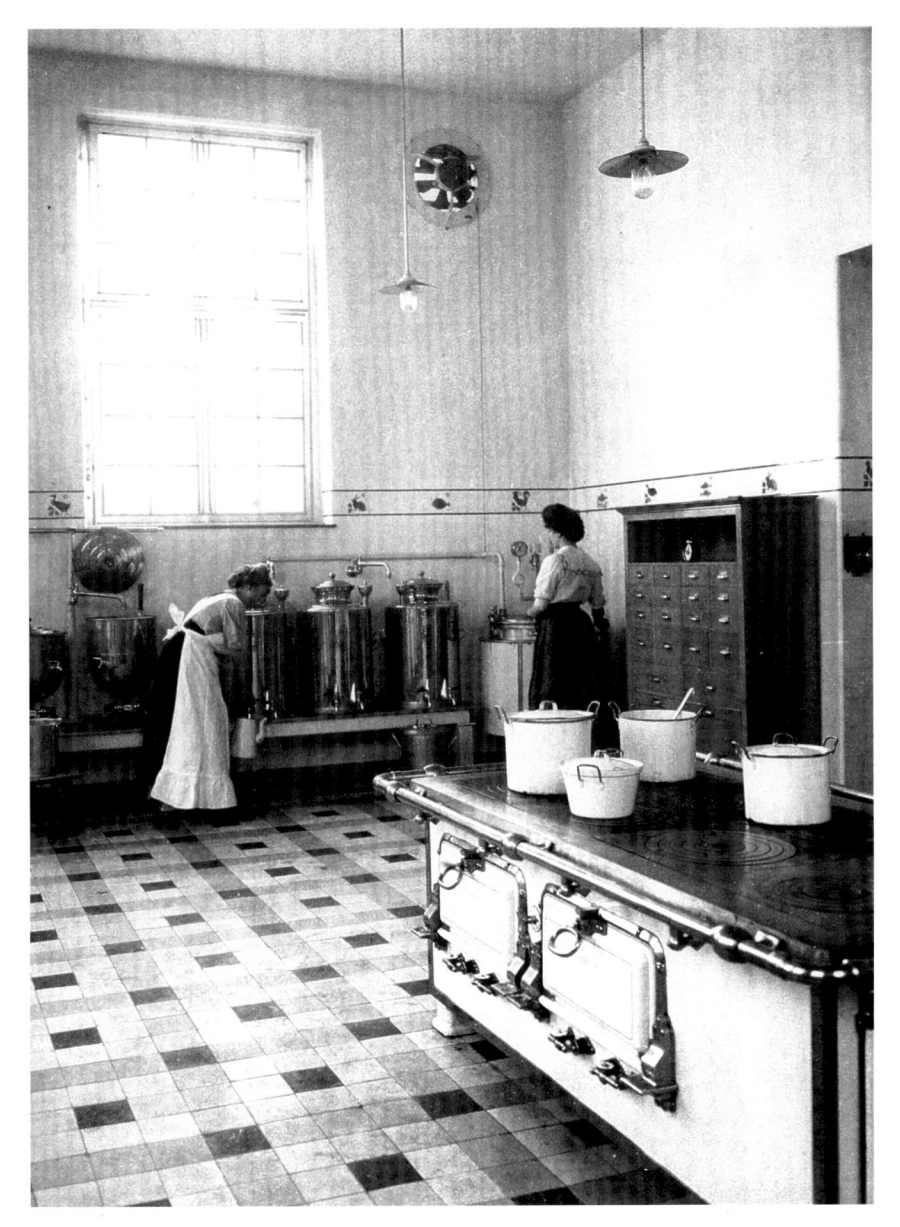

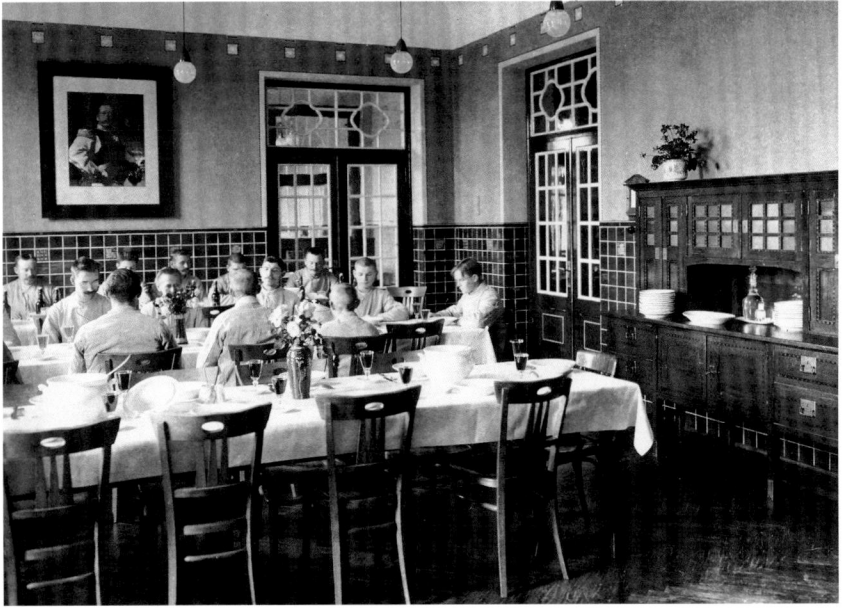

möglich wurde, konnte den Frauen die Sorge um Haushalt und Familie während ihres stationären Aufenthaltes genommen werden. Zwei Krankenschwestern und etwa fünfzig Aushilfskräfte waren nun ständig unterwegs, um kranke Frauen zu Hause zu pflegen oder um Hilfe im Haushalt von Werksangehörigen zu leisten, deren Frauen krank waren oder im Wochenbett lagen. Nach 703 Einsätzen im Jahre 1909/10 registrierte der erste Erfahrungsbericht erfreut die Beliebtheit der häuslichen Krankenpflege, die 'um die Werksangehörigen ein neues Band der Gemeinsamkeit' geschlungen hatte. Wichtiger als das Gemeinschaftsgefühl erscheint aus heutiger Sicht aber etwas anderes: Durch die Einrichtung der häuslichen Krankenpflege wurde für die Krupp-Arbeiter ein Gesundheitssystem geschaffen, das durch seine Verzahnung von ambulanter Versorgung, stationärer Behandlung, Genesungs- und Rehabilitationsaufenthalten und häuslicher Krankenpflege höchst wirksam war und das die heutige Forderung nach einem Ineinandergreifen aller medizinischen Bereiche vorwegzunehmen scheint.

So modern die Kruppsche Gesundheitsfürsorge als System war, so begrenzt waren die medizinischen Mög-

Das Kaiserin Auguste Victoria-Erholungshaus war mit großzügigen Veranden und Balkonanlagen in Süd-Ost-Lage ausgestattet. In den unmittelbar anschließenden Garten- und Parkanlagen konnten sich die Rekonvaleszenten nach Krankheit oder Unfall erholen.

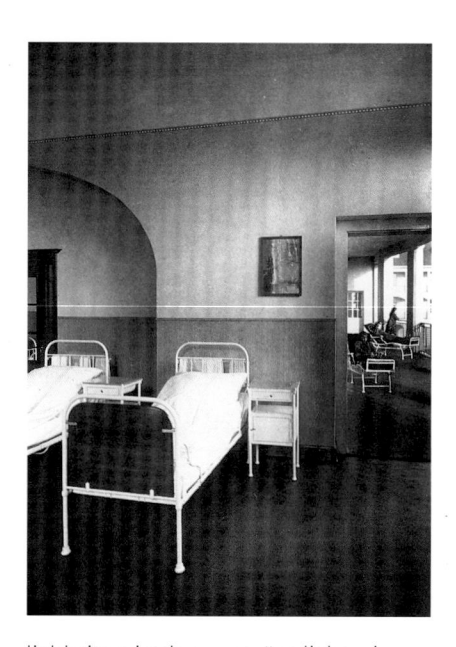

lichkeiten in den ursprünglichen Lazarett-Baracken selbst. Zwar wurden in den Jahren 1899 bis 1900 den alten Baracken noch einmal vier sogenannte Doeckersche Baracken hinzugefügt, leicht gebaute Fachwerkhäuser, doch der Bedarf an Krankenbetten konnte damit immer noch nicht gedeckt werden. Ärzte und Patienten litten gleichermaßen unter der chronischen Überbelegung der Stationen. Aus Platzmangel sei man sogar gezwungen, tuberkulöse mit nicht-infektiösen Lungenkranken gemeinsam in einen Saal zu legen, beschwerte sich Chefarzt Dr. Knoch. Immer wieder klagte er in Briefen über 'unbefriedigende' und 'unhaltbare' Zustände. Die unhaltbaren Zustände illustriert auch ein Zeitungsbericht vom 31. Januar 1902. Dort wird beklagt, daß wegen des anhaltenden Regenwetters fast sämtliche Krankenhäuser überfüllt seien, das Kruppsche Krankenhaus habe an einem einzigen Tag 31 Kranke aufgenommen: 'Wegen Mangel an Betten und Raum hat man dazu übergehen müssen, leichter Erkrankte zu zweien in ein Bett unterzubringen. – Daß in-

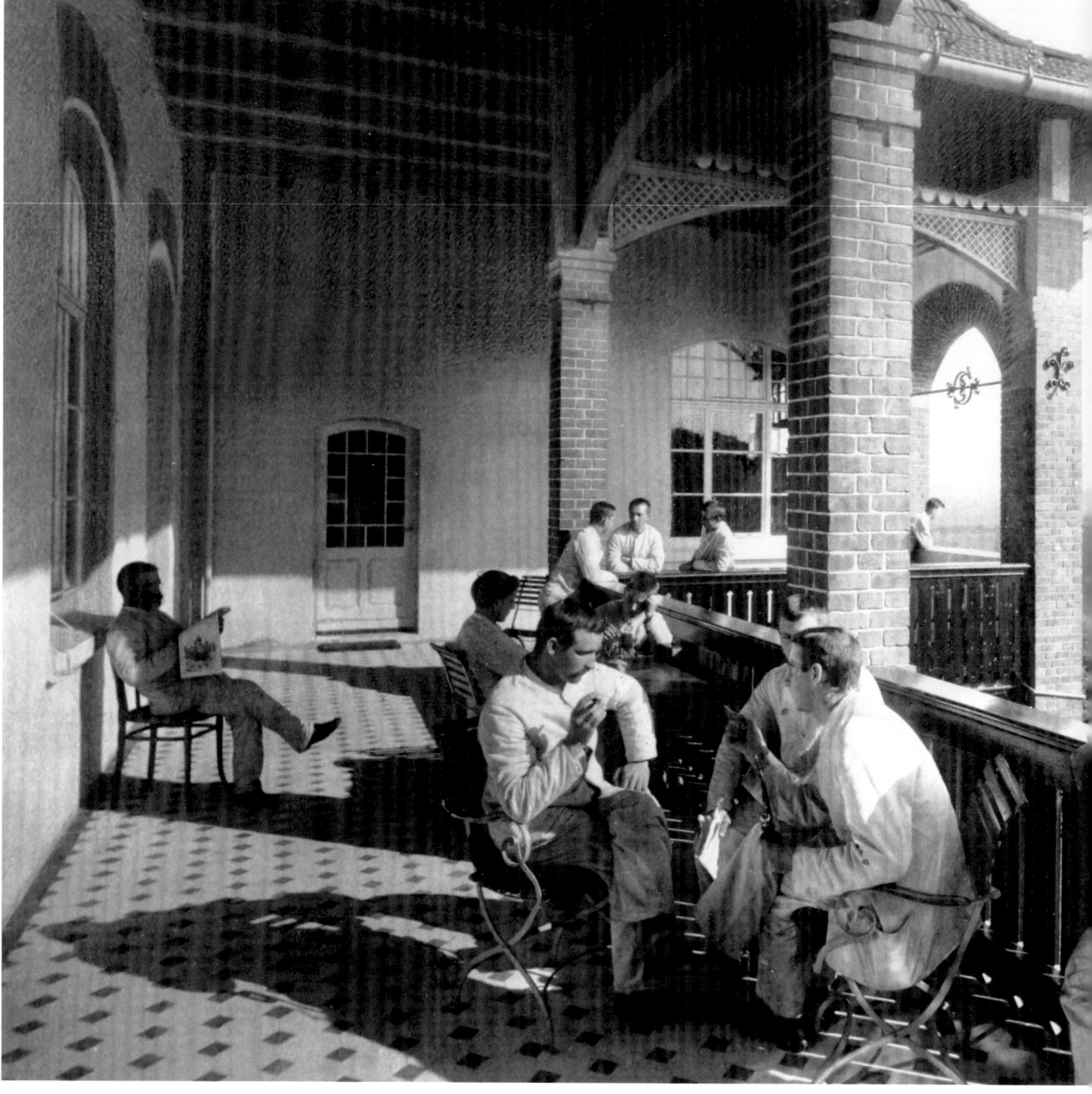

Zur Hundertjahrfeier der Fried. Krupp AG im Jahre 1912 besuchte Kaiser Wilhelm II. auch die Erholungshäuser am Altenhof. Gustav Krupp von Bohlen und Halbach führte den hohen Gast durch die Anlagen.

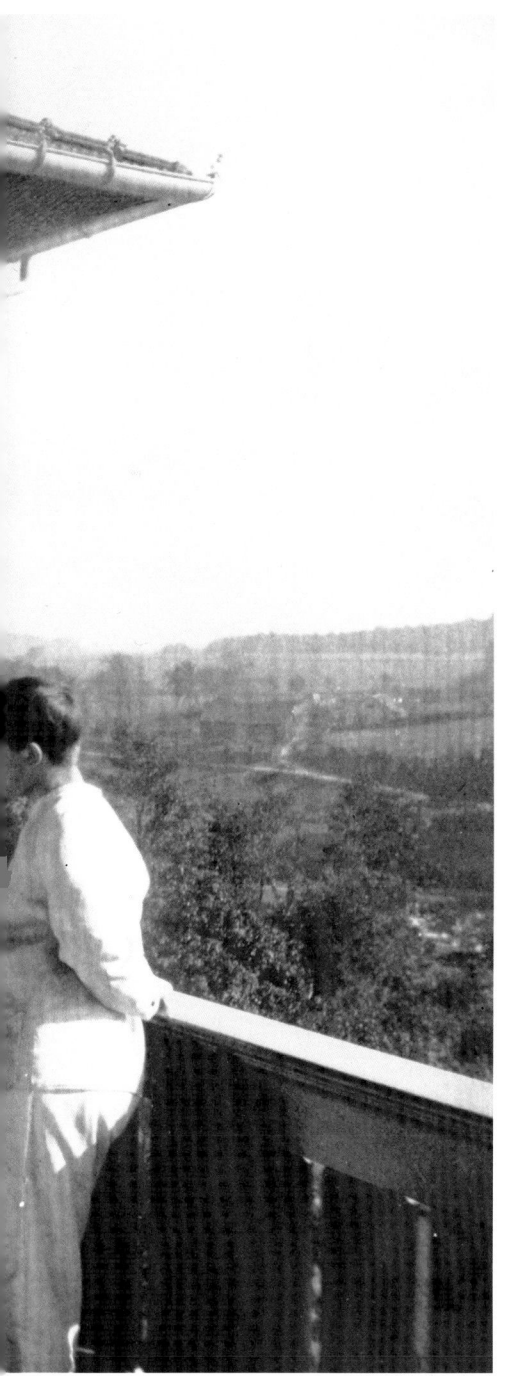

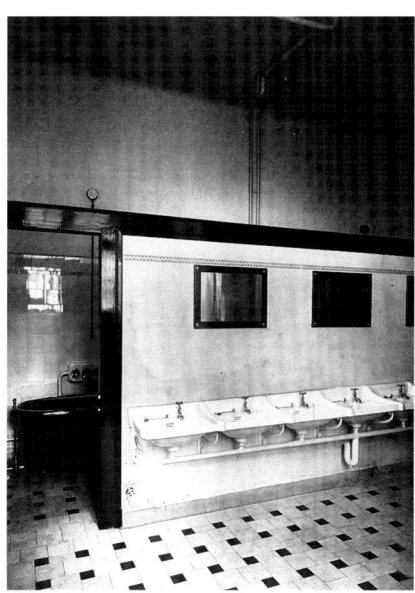

folge der schlechten Konjunktur auch die mangelhafte Ernährungsweise ein großer Faktor im Kapitel 'Krankheitserreger' ist und im Verein mit den dem menschlichen Organismus feindlichen Elementen sehr oft der 'Sensenmann' reiche Ernte hält, bedarf keiner Frage.'

Hoffnung auf eine nachhaltige Verbesserung ihrer Arbeitsbedingungen schöpften die Ärzte erst wieder, als eine an das Krankenhaus angrenzende Schule schloß. Chefarzt und Firmenleitung kamen überein, das Schulgebäude zum Krankenhaus umzuwandeln. Gleichzeitig mit diesem Umbau wurde 1907 das seit langem geforderte Operationsgebäude errichtet. So entstanden in der ehemaligen Schule zusätzlich zu den Krankenstationen Turn- und Übungssäle für die Nachbehandlung Verletzter, ein Augenuntersuchungs- und Operationszimmer mit einem starken Elektromagneten zur Entfernung von Stahlsplittern aus dem Auge, eine Station für Augenkranke und zwei internistische Stationen. In dem neuen Operationsgebäude wurden neben

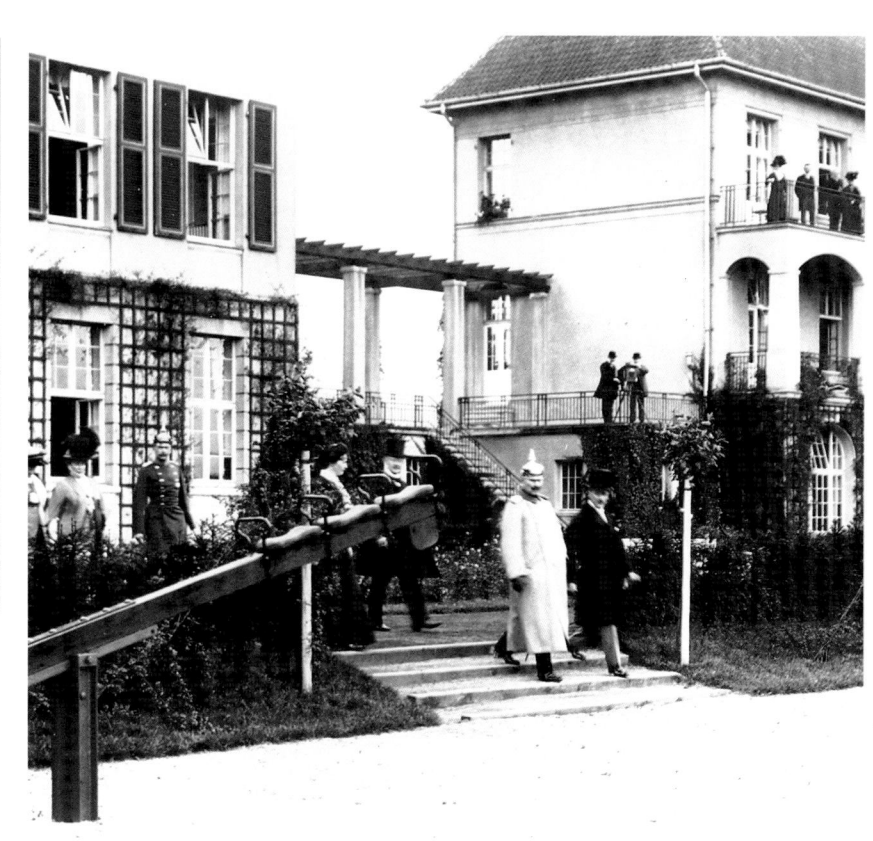

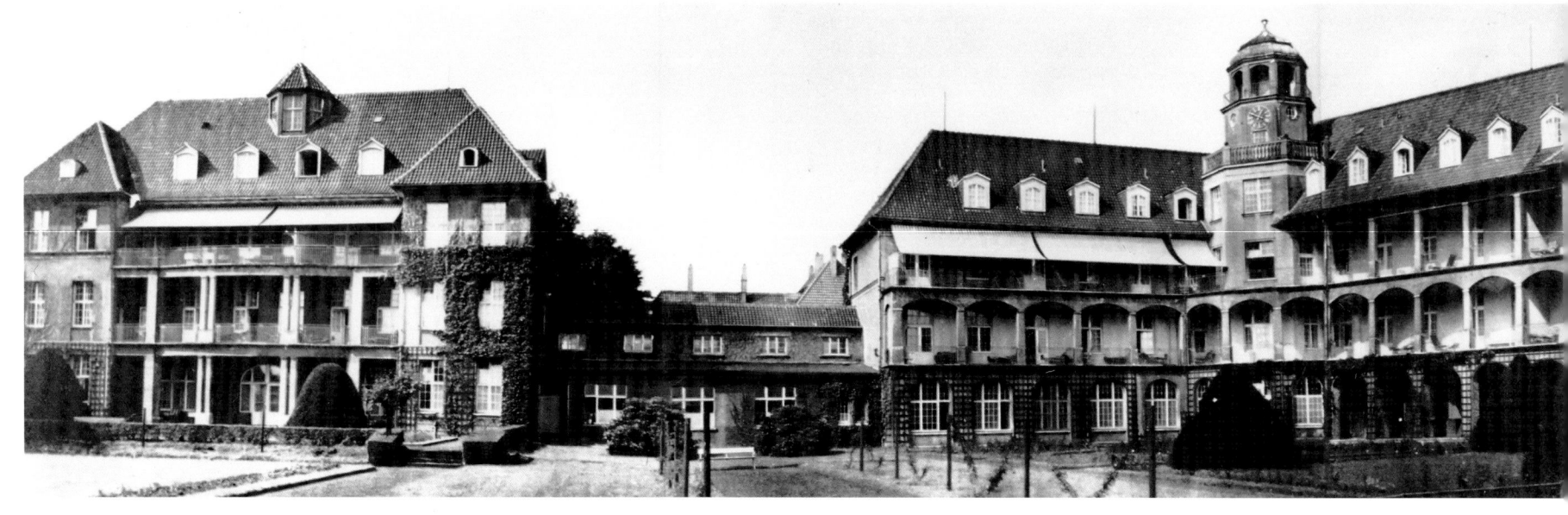

Operationssälen, Untersuchungszimmern, Apotheke, Röntgenabteilung und Labor erstmals auch ein Bad für die Reinigung von Unfallverletzten eingebaut. Ein großer hygienischer Fortschritt, denn bisher mußten Patienten auf dem Operationstisch gewaschen werden.

Von den eher einfachen Krankenbaracken unterschieden sich die neuen, großzügig ausgestatteten Gebäude deutlich. Und dennoch: Immer noch bestanden Engpässe, denn die Zahl der Patienten wuchs beständig, bedingt durch die zunehmende Zahl der Arbeiter der Kruppschen Gußstahlfabrik. Es fehlte an Krankenzimmern. Küche und Waschküche waren zu klein, und die Versorgung mit Wärme und heißem Wasser in den älteren Baracken funktionierte nur unzureichend – Mängel, die in den folgenden Jahren schrittweise behoben wurden.

Während des Ersten Weltkrieges stießen die Einrichtungen des Krankenhauses jedoch erneut an ihre Grenzen. Die Belegschaft der Fabrik wurde verdreifacht. Ungelernte, Frauen und Fremdarbeiter standen nun mit an den Maschinen. So war es kein Wunder, daß die Zahl der Verletzten und Kranken anstieg. Im Krankenhaus mußten sie den Platz mit über 100 schwerverletzten Soldaten teilen. Wieder einmal wußten die Ärzte nicht, wie sie die vielen Patienten unterbringen sollten.

1915 wurde eine Behelfsbaracke mit dreißig Betten errichtet. An die Ambulanz wurde angebaut, und zwei Jahre später entstand ein weiterer zweistöckiger Bau mit 96 Betten. Die Erholungshäuser wurden nun als Reservelazarett benutzt. Das Arnoldhaus blieb weiterhin den Wöchnerinnen vorbehalten. Denn in einer Zeit, in der die Männer vorwiegend an der Front waren, bedurften die jungen Mütter besonderer Hilfe. 1916 und 1917 entstanden ein Anbau an das Arnoldhaus und ein viertes Entbindungszimmer.

Zur Silberhochzeit des Kaiserpaares im Jahre 1906 stiftete Margarethe Krupp 1 Million Mark zur Erweiterung der Erholungshäuser. Damit konnten vor allem das Kinderhaus (l.) und das Frauenhaus (r.) gebaut werden. Das Bild zeigt beide Häuser um 1910 von der Gartenseite.

Im Krankenhaus an der Hoffnungsstraße wurde 1913/14 ein großzügig angelegtes und mit modernen Einrichtungen ausgestattetes Heilbad eingerichtet. Duschtemperatur und Strahlintensität konnten vom Badepersonal zentral genau dosiert werden. Im Vordergrund das Übungsbad für Unfallverletzte.

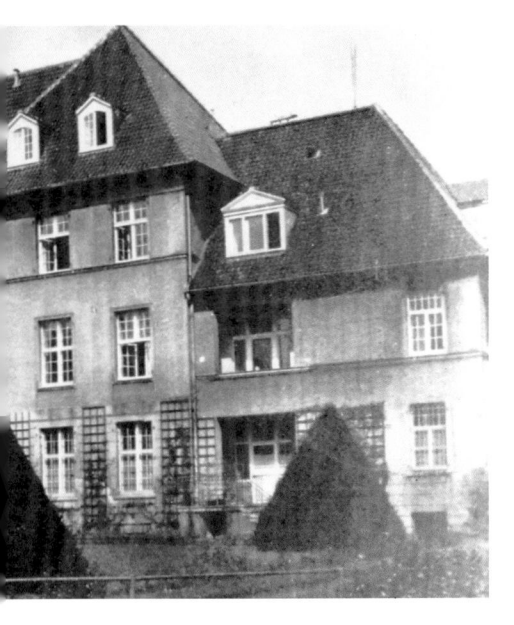

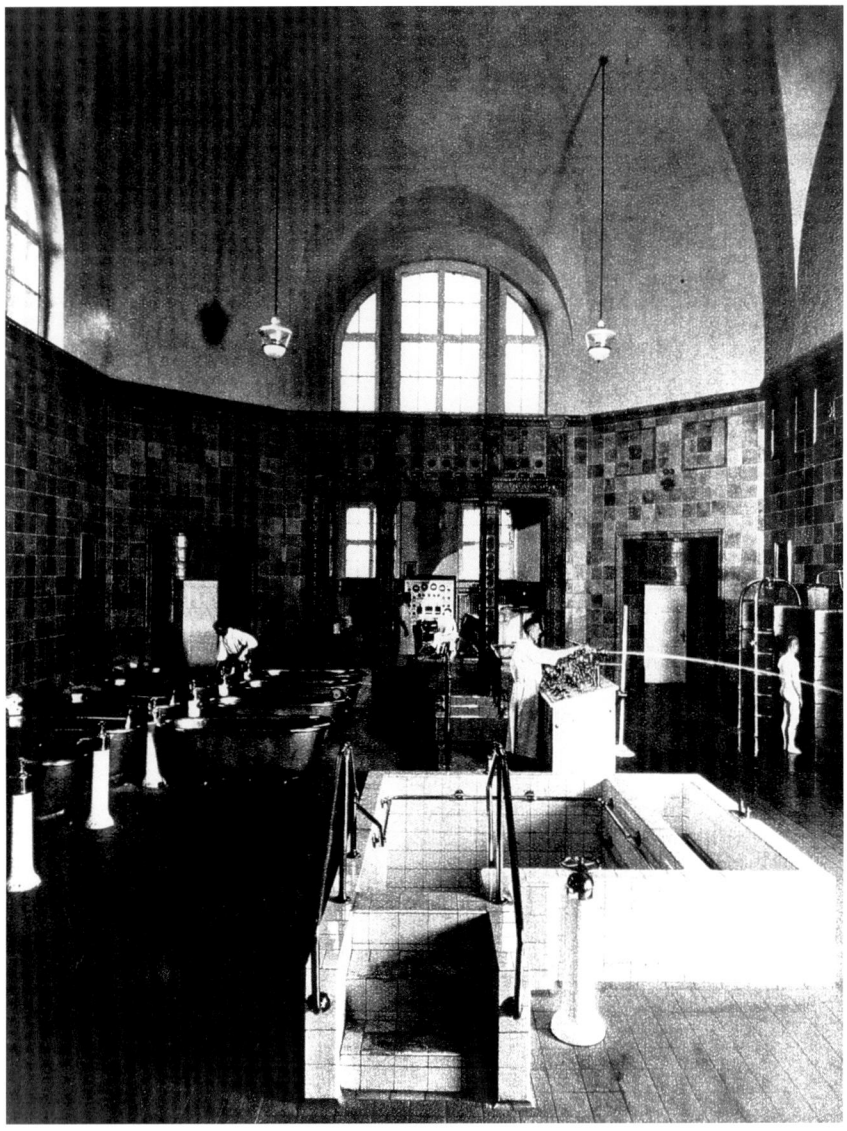

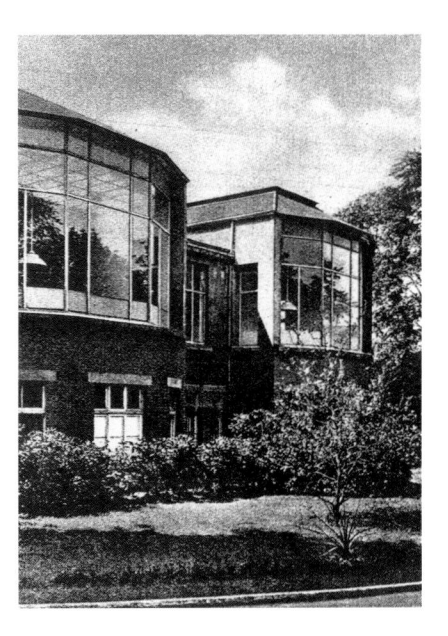

Nach dem Ende des Krieges brachen schwere Zeiten für das Krankenhaus an. Die Belegschaft der Fabrik war rapide zurückgegangen, damit auch die Zahl der Patienten. Geld war knapp, und so mußte ein weiterer Ausbau des Krankenhauses erst einmal zurückgestellt werden. 1922 erhielt das Krankenhaus selbst – einzige Investition in diesen Jahren – eine neue Röntgeneinrichtung, ausgestattet mit modernstem Gerät, für das sogar ein eigener Röntgen- und Radiumfachmann eingestellt wurde.

Die eigentliche Neuerung jener Jahre war organisatorischer Art. Im April 1920 wurde das Krankenhaus mit den Erholungshäusern und dem Arnoldhaus zu den Kruppschen Krankenanstalten zusammengefaßt und einer eigenen Verwaltung unterstellt. Insgesamt verfügte die Anstalt nun über 945 Betten. Da die Erholungshäuser und das Arnoldhaus nur schlecht belegt waren, überließ man einen Teil schließlich 1925 der Stadt Essen, die damit ihre eigenen Krankenanstalten vergrößern konnte. Die Stadt wandelte den ihr zur Verfügung

Bereits ein Jahr nach Entdeckung der Röntgenstrahlen genehmigte 1896 die Leitung des Krankenhauses die Anschaffung 'eines Apparates zur Anwendung des Röntgen'schen Verfahrens'. Nach dem 1. Weltkrieg konnte das Krankenhaus eine neue Röntgenabteilung aufbauen, in der seit 1924 auch Radium als Heilmittel diente. Sie wurde 1934 durch einen Neubau für Röntgendiagnostik und -therapie erweitert.

Auch der chirurgische Bereich entsprach mit dem für die Zeit vorbildlich ausgestatteten Operationshaus von 1907/08 (im Bild der Operationssaal) allen Anforderungen.

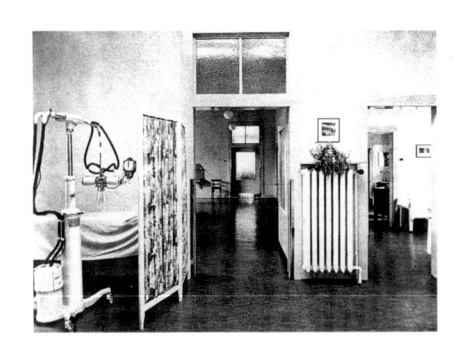

gestellten Teil des Arnoldhauses in eine Frauenklinik um, in den weiterhin von Krupp genutzten Räumen wurden nun nicht mehr nur Schwangere entbunden und gepflegt, sondern auch gynäkologische Operationen durchgeführt. Auch die von der Stadt belegten Erholungshäuser wurden nun mit neuem Operationssaal und Vorbereitungssaal, mit einer Röntgenabteilung und Baderäumen zum Krankenhaus umgewandelt, das jetzt auch über die Mitarbeiter der Firma hinaus der Bevölkerung Essens offenstand. So entstanden allmählich die 'neuen' Kruppschen Krankenanstalten am Altenhof.

Anfang der dreißiger Jahre stieg die Zahl der Krupp-Beschäftigten wieder. Das lange geplante Ambulanz- und Verwaltungsgebäude auf dem Krankenhausgelände in der Innenstadt konnte nun gebaut werden. Als dann im selben Jahr, 1937, die Stadt, die nun ihre eigenen Kliniken doch erweitert hatte, erst das Arnoldhaus und dann die Erholungsheime wieder an Krupp zurückgab, stand das gesamte Gelände am Altenhof wieder zur Verfügung - ein glücklicher Umstand; denn als der Zweite Weltkrieg ausbrach, waren Ärzte, Schwestern und Patienten im Krankenhaus in der Innenstadt ihres Lebens nicht mehr sicher. Bei Luftangriffen auf das benachbarte Fabrikgelände hätte nur allzu leicht das Krankenhaus getroffen werden können.

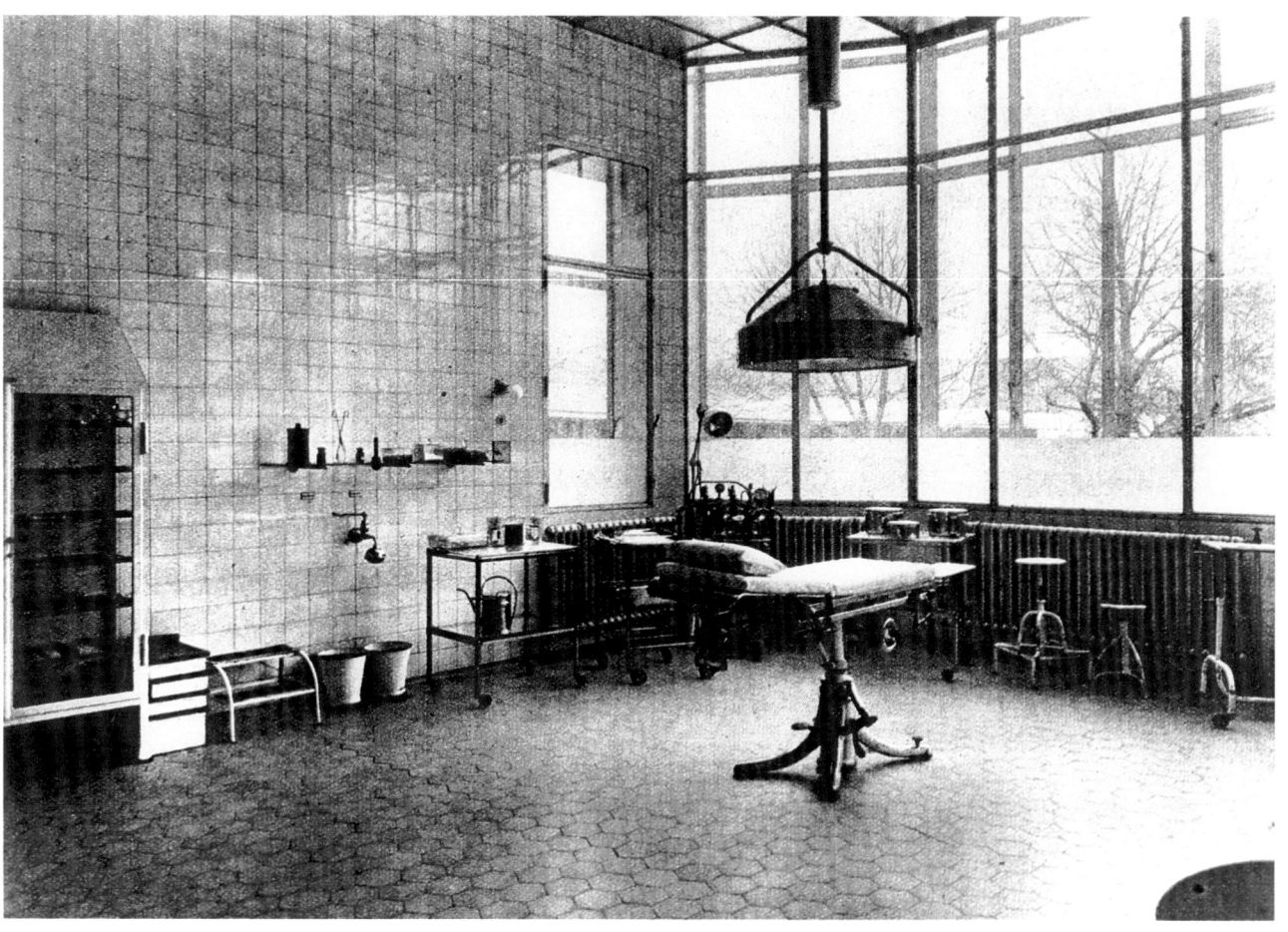

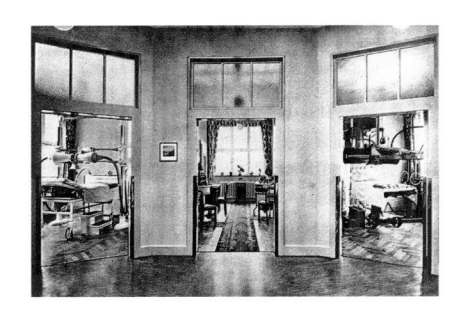

Doch der Umzug gelang nur teilweise. Obwohl die Behörden verfügt hatten, das alte Krankenhausgelände bis auf hundert Patienten zu räumen, war der Andrang so groß, daß sich teilweise mehr als 450 Kranke in der Anlage aufhielten. Ab 1942 wurden die Gebäude von den Patienten endgültig geräumt. Im Juni des nächsten Jahres wurde die Anlage an der Lazarettstraße völlig ausgebombt. Das ursprüngliche Kruppsche Krankenhaus hatte aufgehört zu existieren.

Auch die Anlage am Altenhof wurde bei Luftangriffen weitgehend zerstört und mußte nach Kriegsende mühsam wieder aufgebaut werden. Doch schon zur Währungsreform verfügten die Kruppschen Krankenanstalten am Altenhof über 400 Betten, 1955 boten sie bereits für über 575 Patienten Platz – eine Kapazität, die jahrelang nicht erweitert wurde. Trotz Um- und Anbauten genügten die Gebäude aber mit den Jahren immer weniger den gewachsenen medizinischen und hygienischen Anforderungen. Die Bausubstanz, durch den Krieg stark geschädigt, war aufgebraucht.

1963 beschloß Alfried Krupp von Bohlen und Halbach daher, einen Krankenhausneubau nach neuesten medizinischen Erkenntnissen zu errichten. Die Grundsteinlegung dieses neuen Krankenhauses war zum 60. Geburtstag des letzten Alleininhabers der Firma geplant – ein Vorhaben, das wegen der Rezession der Jahre 1965 bis 1967 dann aber erst einmal wieder

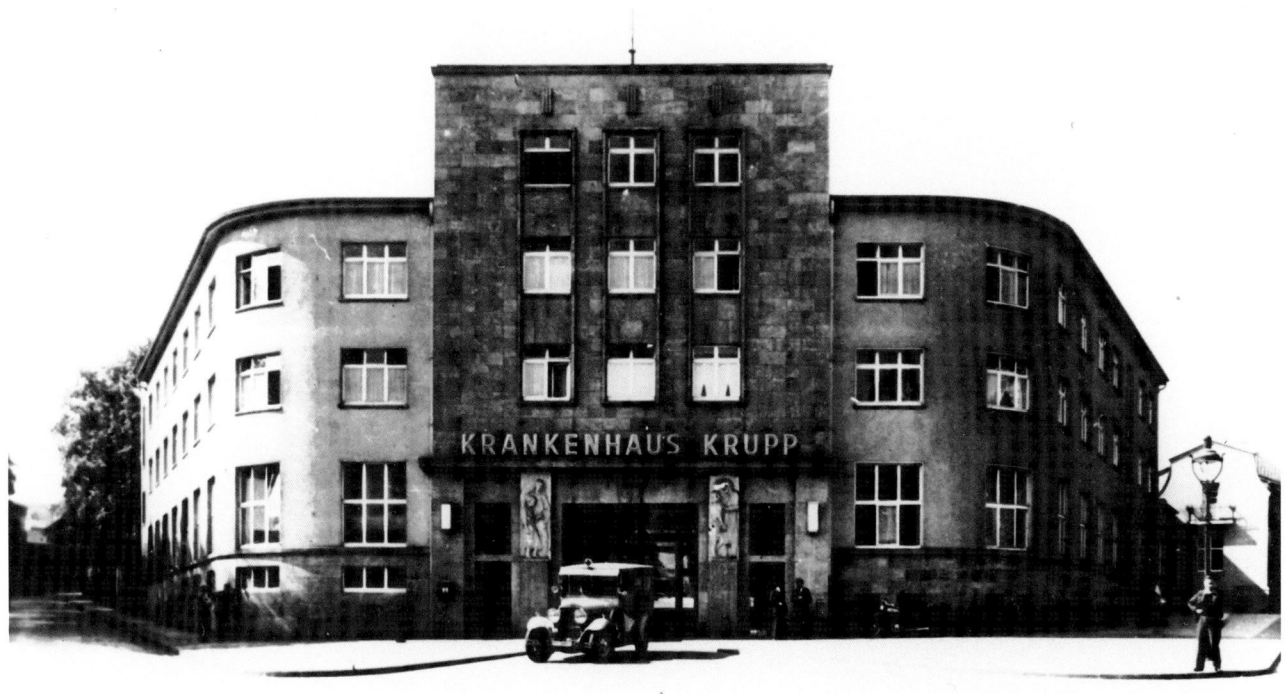

1937 wurde der Neubau des repräsentativen Eingangsgebäudes für den gesamten Krankenhauskomplex an der Ecke Hoffnungsstraße-Lazarettstraße fertiggestellt. Krankenhausverwaltung und Unfallambulanz, einige Wohnungen und Aufenthaltsräume für das Personal fanden hier Platz.

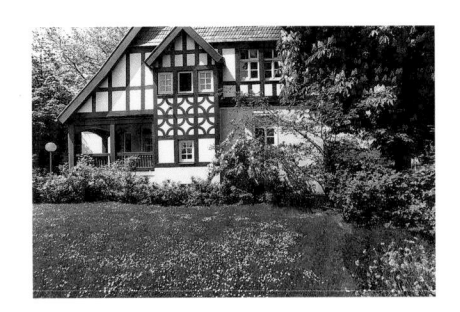

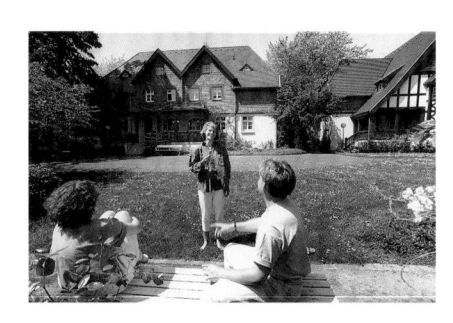

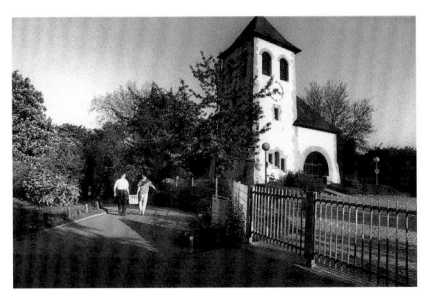

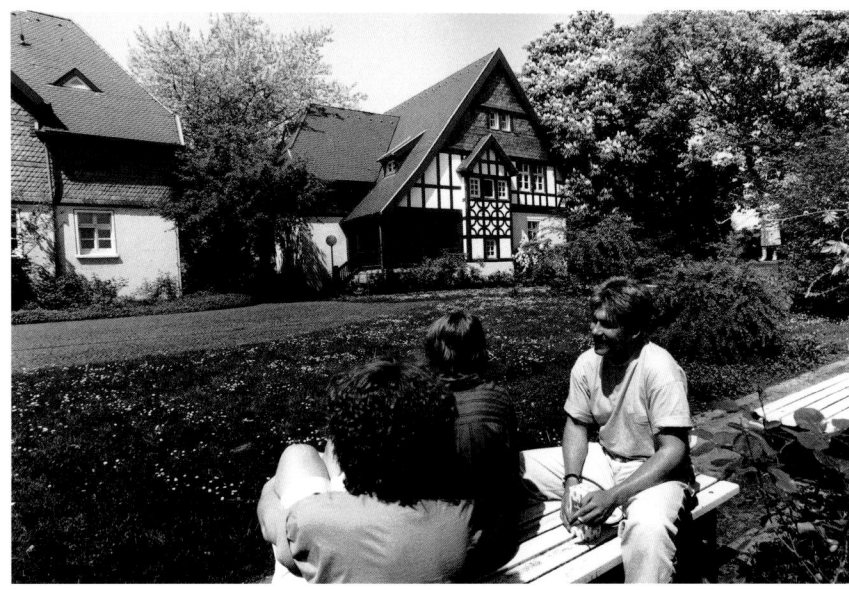

zurückgestellt werden mußte. Nur der rechtliche Status wurde geändert. Mit Wirkung vom 1. Januar 1965 wurden die Krankenanstalten rechtlich verselbständigt. Sie blieben zunächst im Konzernverbund.

1967 starb Alfried Krupp. Mit seinem Tod ging sein gesamtes Vermögen auf die von ihm testamentarisch errichtete Stiftung über. Am 1. Januar 1971 wurden die Krankenanstalten in die alleinige Trägerschaft der Alfried Krupp von Bohlen und Halbach-Stiftung überführt. Die Initiative ging zurück auf den Vorsitzenden des Kuratoriums, Berthold Beitz. Sein Wunsch war es, die Tradition der Krankenpflege, die von Alfred Krupp und seinen Nachfahren immer als besonderer Schwerpunkt ihrer sozialen Verpflichtungen gesehen wurde, mit modernen Mitteln fortzuführen: ein Krankenhaus, in dem die bestmögliche medizinische Versorgung und die menschliche Hinwendung zum Kranken gleichermaßen Verpflichtung sein sollten.

Berthold Beitz nahm auch die Neubaupläne wieder auf, so daß 1980 nach vierjähriger Bauzeit und mit finanzieller Förderung durch das Land Nordrhein-Westfalen das neue Gebäude bezogen werden konnte. Von den alten Gebäuden blieb unter anderem die ehemalige Altenhofkapelle erhalten, die heute als Krankenhauskapelle dient. Vier der 'Pfründnerhäuser' des früheren Altenhofes, in denen vormals pensionierte und alleinstehende Krupp-Arbeiter freie Kost und Logis erhielten, wurden restauriert. Sie beherbergen heute ergänzende Einrichtungen des Krankenhauses, vor allem die Krankenpflegeschule.

Rund 50 000 Patienten kommen jedes Jahr ins Alfried Krupp Krankenhaus, 17 000 werden hier stationär behandelt. Viele werden geheilt, manche sterben hier, manche Menschen erblicken hier zum ersten Mal das Licht der Welt.

Im Essener Süden, dort wo schon ab 1893 die Firma Fried. Krupp die Siedlung Altenhof für altgediente Mitarbeiter baute, liegt heute das Alfried Krupp Krankenhaus. Die Parkanlagen in der Umgebung werden von den Patienten genutzt. In den denkmalgeschützten Fachwerkhäusern ist vor allem die Krankenpflegeschule untergebracht.

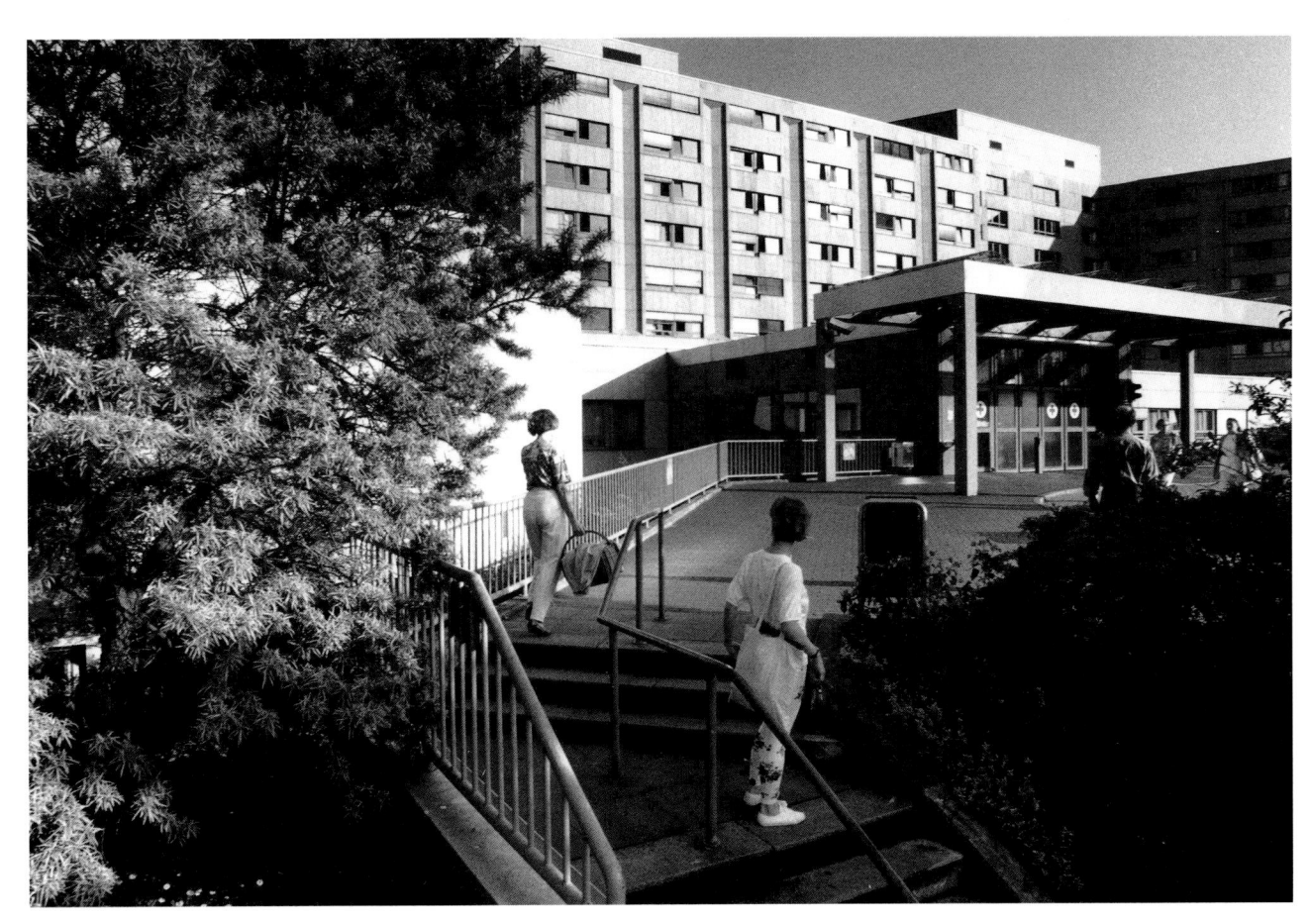

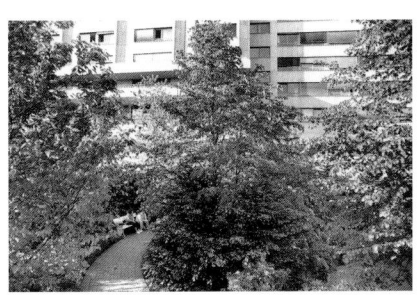

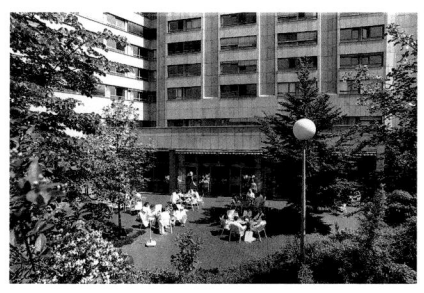

Über hundertzwanzig Jahre liegen zwischen den Ursprüngen der 'Kruppschen Krankenanstalten' und dem neuen Alfried Krupp Krankenhaus, das heute auch Akademisches Lehrkrankenhaus für Medizinstudenten der Universität-Gesamthochschule-Essen im klinisch-praktischen Jahr ist. Mit seinen 560 Betten und den Kliniken der Allgemeinen Chirurgie und Unfallchirurgie, der Frauenklinik, Orthopädie und Sportmedizin, der Neurochirurgie, Neurologie mit Klinischer Neurophysiologie, der Hals-, Nasen-, Ohrenklinik, den beiden internistischen Kliniken mit Nephrologie und Dialyse, der Allgemeinen Röntgendiagnostik mit Neuroradiologie, Strahlentherapie und Nuklearmedizin sowie der Anästhesie, Intensivmedizin und Schmerztherapie, elf Kliniken sind es insgesamt, dient das Krankenhaus der akuten medizinischen Versorgung der Essener Bevölkerung und der Region. An seinen Ursprung als Lazarett erinnert nichts mehr.

Mit der Kamera im Krankenhaus

Am Anfang schien alles ganz einfach. Ein Buch über ein Krankenhaus zu schreiben und zu fotografieren. Ging das nicht am besten, indem man die einzelnen Abteilungen vorstellte? Indem man die Menschen, die in ihnen arbeiten, bei ihrem Kampf gegen die Krankheit zeigte? Was Krankheit bedeutete, das wußten wir ja genau. Krankheit, das war die Abweichung vom Gesunden, vom Normalen, die die exakte Wissenschaft sichtbar machen konnte: der Tumor im Computertomogramm, der gebrochene Knochen im Röntgenbild. Die Kranken, die uns bei unseren ersten Besuchen im Krankenhaus auf den Fluren vor der Röntgenabteilung, in den Betten der Krankenstationen begegneten, schienen uns eingegrenzt auf ihr Leiden. Ihre geistigen Eigenarten, ihre Beziehungen zu anderen Menschen, ihre Erfahrungen und Empfindungen – es war, als träte dies alles zurück hinter ihre körperliche Erscheinung. Das Ohr auf Zimmer 224, das Aneurysma, die Kreuzbandverletzung.

Später hatten wir es dann mit Persönlichkeiten zu tun. Die Namen haben wir geändert. Mit Thomas Böhmer, der fest davon überzeugt war, krank zu sein, weil sein ganzes Leben ohnehin eine Kette von Unglück war. Mit Martin Keller, der seine Krankheit leugnete und lieber vom Urlaub träumte. Und Susanne Eickholdt, die ihr verletztes Ohr wie ein defektes Gerät reparieren lassen wollte. Wir haben diese Menschen im Krankenhaus begleitet. Vom Tag ihrer Aufnahme bis zu ihrer Entlassung. Wir haben mit ihnen über ihre Krankheit gesprochen, über ihre Gedanken dazu und darüber, wie sie ihren Aufenthalt im Krankenhaus empfanden. Wir haben dabei gesehen, daß Krankheit immer auch ein Teil Lebensgeschichte ist. 'Krankheit' ist ein biographischer Begriff. Die Rolle, die die Krankheit im Leben eines Menschen spielt, ist von der Krankheit selbst, wie sie sich in Symptomen darstellt, nicht zu unterscheiden.

Wir haben versucht darzustellen, was mit den Menschen im Krankenhaus geschieht und wie sie das Krankenhaus erleben.

Das Krankenhaus als riesiger Organismus mit seinen tausend Menschen und der fast unüberschaubaren Anzahl von Maschinen und Apparaten – diese Perspektive bleibt den meisten verschlossen. Dem Kranken begegnet immer nur ein Ausschnitt der Realität im Krankenhaus. Er erlebt nur, was unmittelbar um ihn herum und mit ihm geschieht: die Untersuchungen in den einzelnen Spezialabteilungen, die Gespräche mit Ärzten und Schwestern, die Pflege und Therapie. In dieser Begrenzung erlebt er das Spannungsfeld zwischen Technik und Zuwendung. Das Buch vom Krankenhaus ist deshalb das Buch von den Kranken geworden.

Suche nach Gewißheit

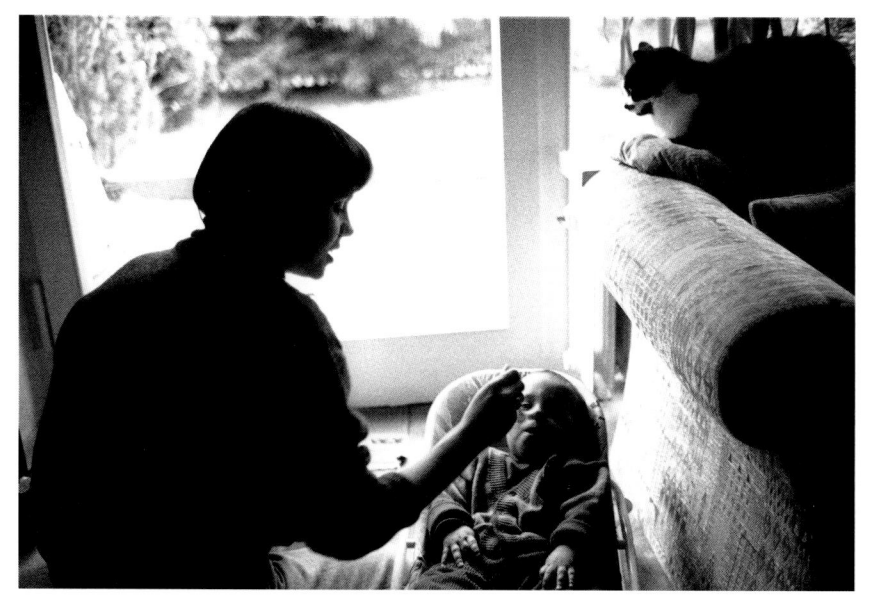

Am schwersten belastet den 30jährigen Thomas Böhmer die Ungewißheit. Er sagt: 'Man muß doch ein bißchen wissen, was in Zukunft sein wird.' Doch genau das kann ihm zur Zeit erst einmal niemand sicher vorhersagen. Seit vor ein paar Wochen festgestellt worden ist, daß seine Mutter unter Chorea Huntington leidet, einer schweren neurologischen Krankheit, ist sein Leben, das vorher so unbeschwert war, sorgenvoll und unberechenbar geworden, sind seine Träume vom eigenen Haus und von einem zweiten Kind auf einmal in unerreichbare Ferne gerückt. Denn Chorea Huntington ist erblich. Ein Gen überliefert die Anlage zu der Krankheit. Wer es in sich trägt, bei dem bricht sie auch aus. Meist zwischen dem vierzigsten und fünfzigsten Lebensjahr. Nervenzellen sterben ab, plötzlich beginnen unwillkürliche Bewegungen der Arme und Beine. Später verkrampft sich der ganze Körper, wird steif und unbeherrschbar. Am Ende gehorcht nicht einmal mehr die Zunge. Die Patienten können nicht mehr deutlich sprechen, nicht mehr richtig atmen und nicht mehr schlukken. Eins zu eins steht das Risiko, daß Thomas Böhmer die Krankheit von seiner Mutter geerbt hat – und falls er sie geerbt hat, steht es wiederum 1:1, daß er sie an seinen kleinen Sohn Marvin weitergegeben hat.

Wie die meisten Menschen so hatte auch Thomas Böhmer bis zur Diagnose der Krankheit seiner Mutter noch nie etwas von Chorea Huntington gehört. Obwohl im Durchschnitt einer von 10 000 Menschen unter der Krankheit leidet und obwohl sie eine der häufigsten neurologisch-psychiatrischen Erbkrankheiten ist, ist sie fast unbekannt. Chorea Huntington ist eine Krankheit ohne prominente Fürsprecher, eine Krankheit, die die Betroffenen und ihre Angehörigen stumm macht. Langsam lernt Thomas Böhmer nun, was es bedeuten würde, Chorea Huntington zu haben. In den letzten Wochen hat er alle Informationen über die Krankheit gesammelt, die er finden konnte. Er hat Bücher aus dem vergangenen Jahrhundert gelesen, in denen die Krankheit noch als Veitstanz beschrieben wurde, und er hat gelernt, daß Chorea Huntington unheilbar ist. In einer Selbsthilfegruppe für Chorea Huntington-Patienten hat er Menschen in allen Stadien der Krankheit gesehen. Manche waren nicht älter als er.

'Eines Tages so als Pflegefall zu enden, da muß man erst mal mit fertig werden. Das läuft einem nach, nachts und auf der Arbeit. Man kann an nichts anderes mehr denken,' erzählt Thomas Böhmer. So wie seine Schwester den Gedanken an die Krankheit zu verdrängen, das schaffe er nicht. Thomas Böhmer sucht Gewißheit: 'Ich will so sicher wie möglich wissen, ob ich die Krankheit in mir trage oder nicht.' Der Chorea Huntington-Spezialist des Düsseldorfer Landeskrankenhauses Dr. Herwig Lange hat Thomas Böhmer daher zur ausführlichen Untersuchung in die neurologische Abteilung des Alfried Krupp Krankenhauses geschickt. Mit Hilfe spezieller elektronischer Diagnosegeräte können die Ärzte hier erste Spuren der Krankheit aufspüren.

Thomas Böhmer sitzt sichtlich nervös in seinem Bett und versucht, sich mit Zweckpessimismus vor Enttäuschung und Verzweiflung zu wappnen. 'Ich gehe davon aus, daß ich die Krankheit in mir trage,' sagt er immer wieder und versucht, munter auszusehen.

Dr. Klaus Podoll, der Stationsarzt, und Karin Kaiser, die im Alfried Krupp Krankenhaus ihr Praktisches Jahr

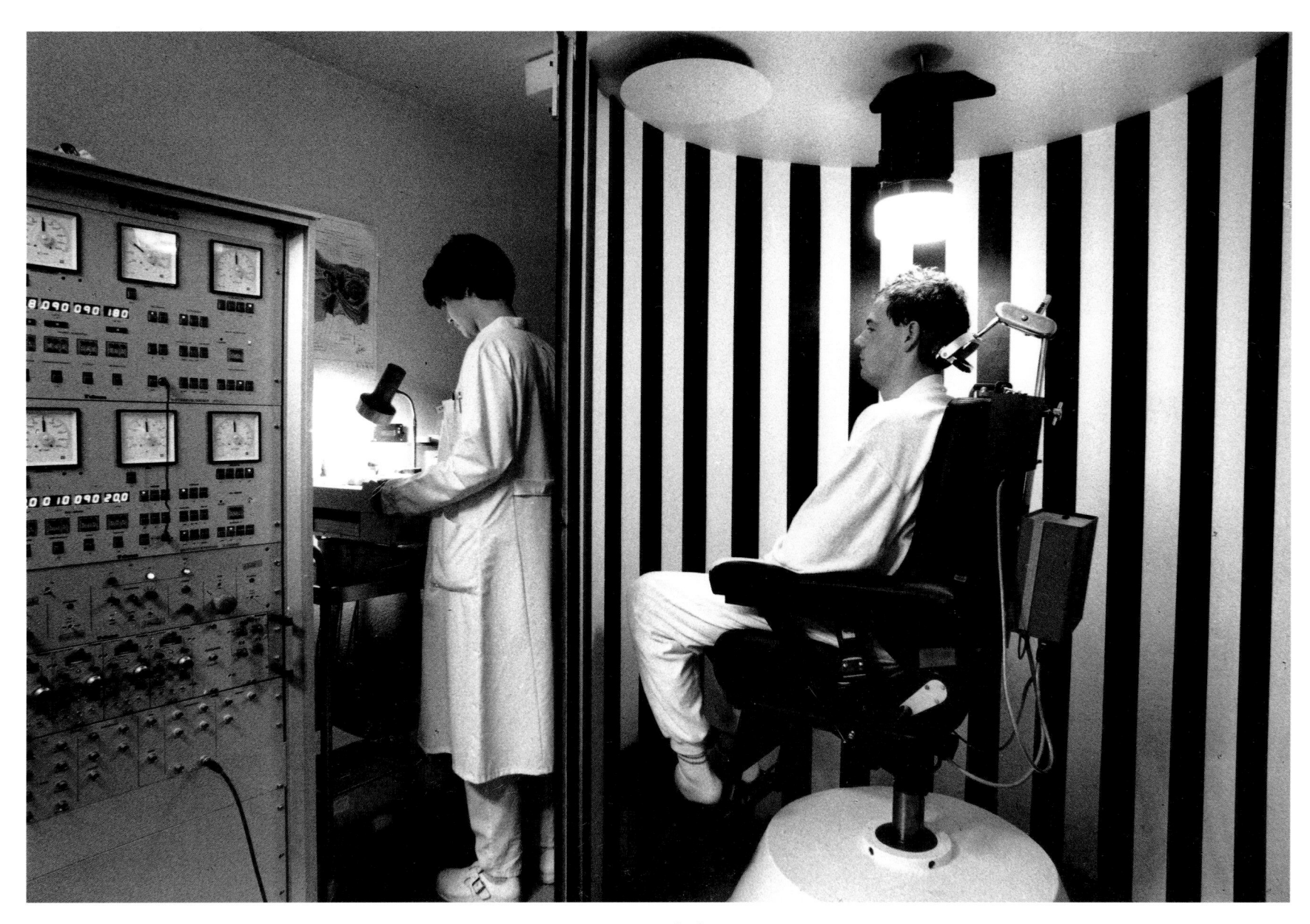

Großer technischer Aufwand für die Registrierung kleinster Augenbewegungen: Der Patient sitzt auf einem Drehstuhl, um ihn herum eine drehbare Trommel und außen die Elektronik, die von einer technischen Assistentin bedient wird. Durch das Drehen des Stuhls oder der Trommel werden Augenbewegungen ausgelöst, die mit Hilfe kleiner Elektroden über der Stirn des Patienten erfaßt und analysiert werden können.

Sinneseindrücke, Entscheidungsprozesse, Krampfaktivität – diese und viele andere Aktivitäten der Hirnrinde können durch Elektroden sichtbar gemacht werden, die in gleichmäßigen Abständen über der Kopfhaut angebracht sind. Die elektrischen Spannungen liegen im Bereich von wenigen Millionstel Volt, so daß die gleichen Vorgänge häufig wiederholt werden müssen, um ein verläßliches Ergebnis zu erzielen.

Hier sind es kleine elektrische Nervenreizungen am Handgelenk, die etwa 1000mal gegeben werden. Dadurch entsteht eine 'Landkarte' der Hirnströme, die bei einigen neurologischen Erkrankungen typische Veränderungen aufweist.

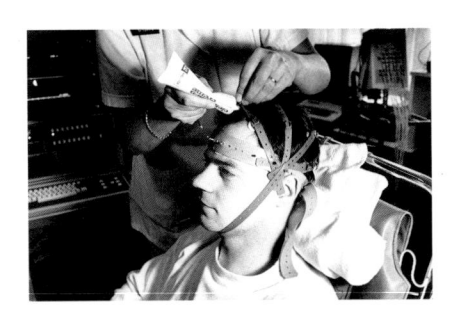

macht, holen Thomas Böhmer zum Aufnahmegespräch ab. Nein, aufgeregt sei er überhaupt nicht, da stehe er doch drüber, nur irgendwie komisch fühle er sich im Schlafanzug, sagt der Patient und lacht ein bißchen: 'Denn eigentlich bin ich doch gar nicht krank.'

Im Arztzimmer erzählt Thomas Böhmer, wie die Krankheit zuerst bei seiner Mutter entdeckt wurde und wie sich bei Nachforschungen schließlich herausstellte, daß bereits der Großvater an Chorea Huntington gestorben ist. Aus Angst vor den Nazis wurde die Krankheit von den Angehörigen totgeschwiegen. Durch einen Kopfschuß während des Krieges sei der Großvater krank geworden und schließlich gestorben, erzählte man sich in der Familie. Eine Legende, an der auch nach dem Krieg festgehalten wurde und die dazu führte, daß niemand die Mutter darüber unterrichtete, daß das Risiko an Kinder und Enkelkinder weitervererbt werden könne. Thomas Böhmer berichtet dies alles scheinbar nüchtern und ohne Verbitterung. Der Arzt fragt nach weiteren Krankheiten in der Familie und erklärt, welche Untersuchungen geplant sind.

'Tja, so geht das', sagt Thomas Böhmer, als er wieder draußen auf dem Gang steht. Er zuckt mit den Achseln und lacht verlegen. Im Krankenzimmer folgt nun die körperlich-klinische Untersuchung. Nerven, Sensibilität, Kraft, Bewegung und Reflexe sollen geprüft werden. Dabei braucht

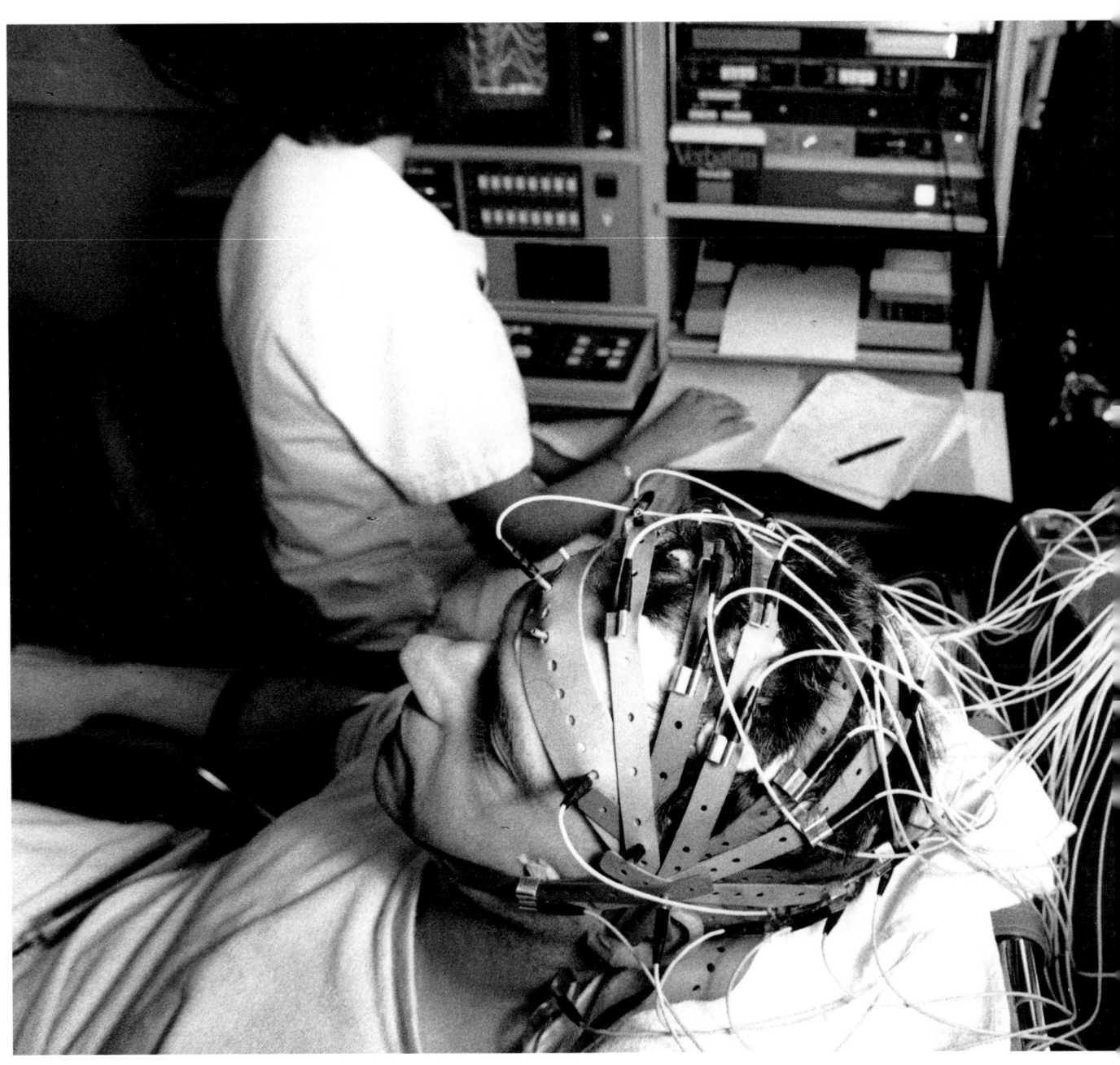

Bis die 'Landkarte der Hirnströme' fertig ist, muß der Computer viele Rechenschritte absolvieren. Sie werden von einer technischen Assistentin eingeleitet und überwacht. Dies erfordert höchste Konzentration, da Fehler im Endresultat nicht leicht zu erkennen sind.

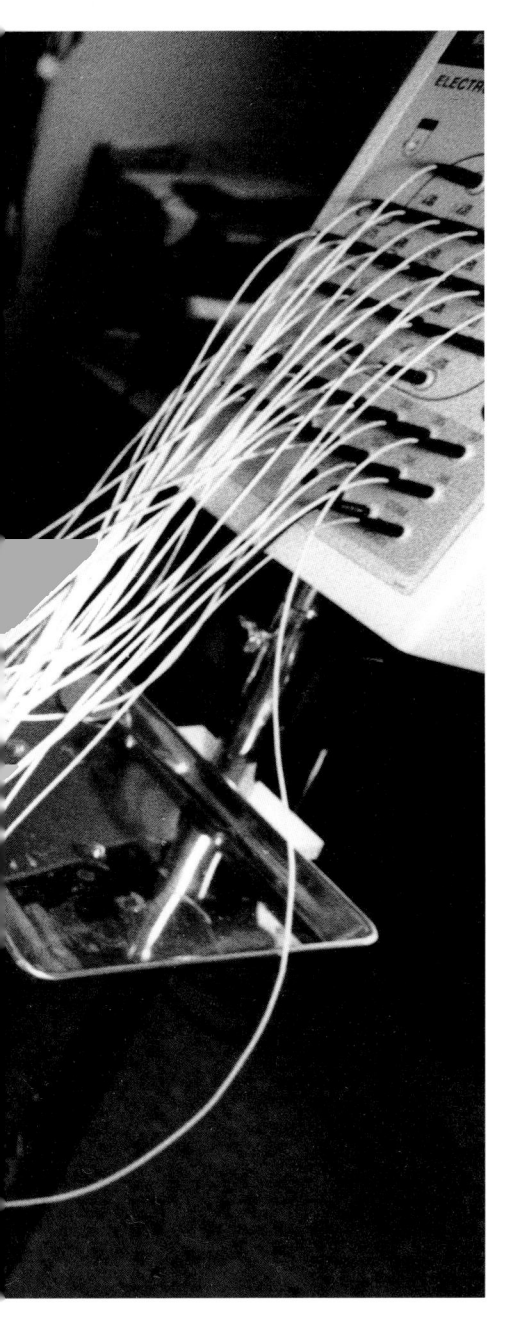

der Arzt keine aufwendigen Apparate und Untersuchungsinstrumente. Er verläßt sich vor allem auf seine Augen und Hände. 'Die körperlich-klinische Untersuchung machen wir bei allen Patienten zuerst,' erklärt Dr. Klaus Podoll, 'sie ist enorm wichtig, weil sie uns hilft, eine Verdachtsdiagnose zu stellen, eine Arbeitshypothese, um zusätzliche Untersuchungen zu planen'. Da Thomas Böhmer bereits mit dem Verdacht auf Chorea Huntington gekommen ist, kann der Arzt seine Suche auf typische Anzeichen der Krankheit eingrenzen.

'Blicken Sie immer auf meinen Zeigefinger und bewegen Sie nicht den Kopf dabei.' Der Arzt stellt sich vor seinen Patienten und läßt seinen Finger von rechts nach links und von oben nach unten wandern. 'So, und nun halte ich Ihnen ein Auge zu. Sehen Sie noch meinen Finger?' Thomas Böhmer muß mit geschlossenen Augen seine Nasenspitze berühren, die Arme weit von sich strecken. 'Riechen und Schmecken, ist das in Ordnung bei Ihnen?' Thomas Böhmer nickt. Er läuft ein paar Schritte auf Zehenspitzen, auf den Fersen, dann in 'Gänsefüßchen'. Mit einem kleinen Hammer schlägt der Arzt leicht gegen das Knie des Patienten. Das Bein zuckt. 'Alles in Ordnung.' Nach einer halben Stunde sind alle Untersuchungen beendet. Dr. Klaus Podoll hat nichts Außergewöhnliches gefunden. Aufgefallen ist ihm allerdings schon im Aufnahmegespräch, daß Thomas Böhmer von Zeit zu Zeit mit dem Mund zuckte und daß seine Stimme schwankte. 'Das könnten sogenannte 'weiche Zeichen' sein, die manchmal Jahre, bevor die Krankheit wirklich ausbricht, auftauchen,' erklärt er, 'zwar sind die 'weichen Zeichen' in unserem Fall nicht eindeutig, doch weil man durch das Aufnahmegespräch weiß, daß die Krankheit in der Familie vorkommt, ist man besonders aufmerksam.' Die Suche nach ersten Anzeichen der Krankheit muß also fortgesetzt werden.

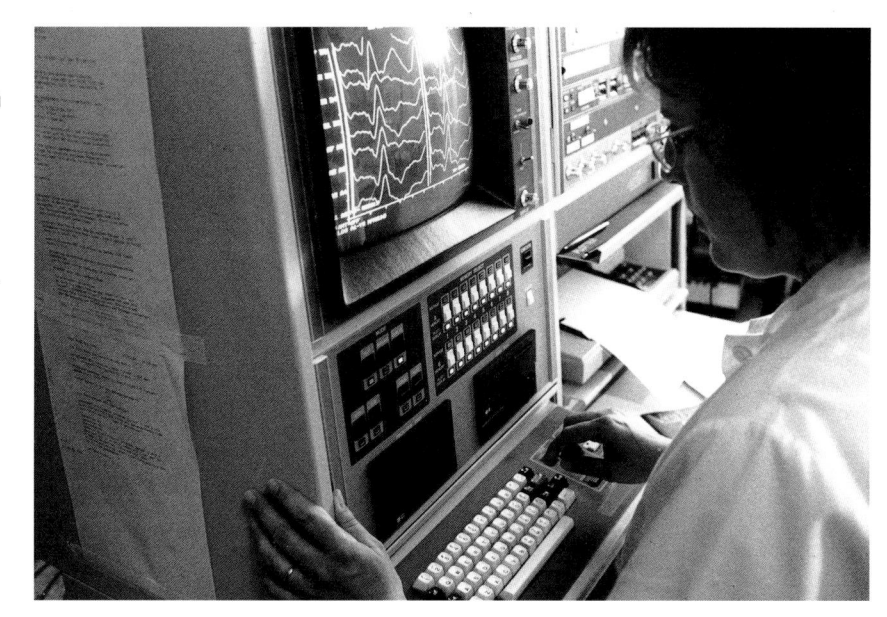

Am nächsten Morgen um 8.30 Uhr wird Thomas Böhmer in die neurologische Ambulanz geschickt. Computergesteuerte Diagnosegeräte sollen dort kleinste Anzeichen von Chorea Huntington in den Nervenbahnen und im Gehirn nachweisen.

Thomas Böhmer muß sich in eine Gleichgewichtstrommel setzen. Auf die Innenwand der Trommel projiziert die EEG-Assistentin Claudia Kubitza mal auf die rechte Seite, mal auf die linke einen kleinen Lichtpunkt. 'Schauen Sie auf das Licht,' fordert sie den Patienten auf. Thomas Böhmer fixiert das hin und her springende Licht. Elektroden, die in Augennähe angebracht sind, messen dabei seine Blickbewegungen. Bei Chorea Huntington-Patienten ist die Geschwindigkeit der Augenbewegungen verlangsamt. Thomas Böhmers Blicke verfolgen die huschenden Lichtpunkte im Sekundentakt.

Bei der nächsten Untersuchung prüft der Zivildienstleistende Rolf Staats Thomas Böhmers 'Long-Loop-Reflexe'. Mit Hilfe eines kleinen Motors dehnt er den Handmuskel ein wenig. Über das Rückenmark wird die Erregung, die die Dehnung bewirkt, an die Gehirnrinde gemeldet. Dort wird sie auf andere Nervenbahnen umgelenkt und zurück zum Ursprungsort geleitet. Ein kurzes Zucken des Fingers als Antwort des Fingermuskels bestätigt, daß der Reiz angekommen ist. Ob es auf dem Rückweg krankheitstypische Störungen gegeben hat, mißt ein Computer.

Schwester Sabine kommt und legt ein Plastikband um den Kopf des Patienten. Daran befestigt sie andere Bänder, die sie in gleichmäßigen Abständen quer über den Kopf spannt: Haltebänder für die 36 Elektroden, die Thomas Böhmers Gehirnströme messen sollen. Schwester Sabine arbeitet schnell und mit sicheren, knappen Handgriffen. Unter die Bänder schmiert

29

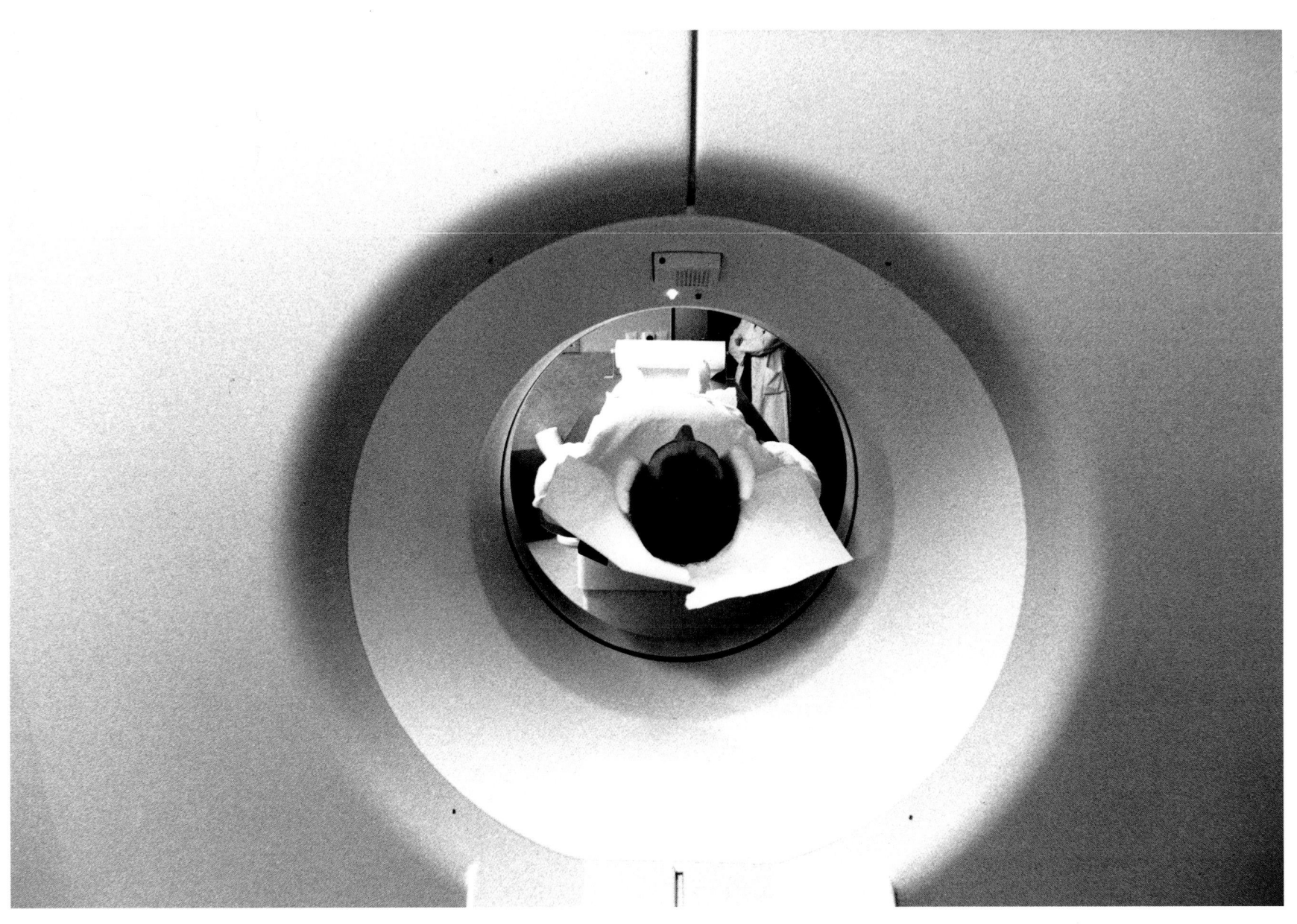

Die Computertomographie ermöglicht es, ohne Schmerzen und ohne mechanisches 'Eindringen' in den Kopf die Anatomie des Gehirns und seiner Hüllen mit hoher Präzision zu erfassen. So lassen sich Hirntumoren, Blutansammlungen und – wie bei der Chorea Huntington – Gewebsverluste des Gehirns frühzeitig erkennen. Rückschlüsse auf die Funktion einzelner Hirnabschnitte sind jedoch nicht ohne weiteres möglich.

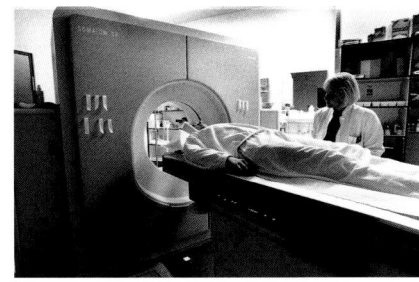

Während der computertomographischen Untersuchung wird der Patient ständig von einer technischen Assistentin überwacht. Nachdem die Körperregion bestimmt wurde, die untersucht werden soll, gibt sie die Patientendaten in den Computer ein und überwacht alle Vorgänge.

Das Röntgenbild links unten ist das Ergebnis der Untersuchung – rein optisch kaum von einem normalen Röntgenbild zu unterscheiden – und doch eine völlig neue Qualität. Alle kleinen Bilder entsprechen 'Scheiben' des Gehirns, die in Gedanken aufeinander gesetzt werden müssen, um sich das Gehirn als Ganzes vorstellen zu können.

sie Elektrodencreme, eine Art Gelee, der die schwachen Gehirnströme leiten soll. Die Elektroden verbindet sie mit gelb umwickelten Kabeln, die in ein kleines Kästchen münden: die Elektroden-Box. Diese Box leitet die Hirnströme über Verstärker zu einem Meßgerät.

Die Schwester stellt die Lehne des Untersuchungsstuhls zurück. Der Patient soll ganz entspannt liegen. 'Augen bitte schließen und Mund leicht öffnen. Ist völlig schmerzlos', sagt Schwester Sabine. Thomas Böhmer nickt wortlos. Er versucht, sich zu entspannen. Einfach ist das nicht. Die ungewohnten Untersuchungen dauern nun schon fast zwei Stunden. Unter den Plastikbändern drücken die Elektroden auf die Kopfhaut.

Schwester Sabine beginnt, mit kleinen Stromstößen den Armnerv des Patienten zu reizen. Thomas Böhmers Daumen zuckt leicht. Im gleichen Takt mit dem Daumen huschen über den Computerbildschirm neben dem Untersuchungsstuhl rote Kurven. 'Jede Elektrode sendet eine Kurve. Die Kurven zeigen, wie schnell der Reiz, der im Arm beginnt, im Gehirn ankommt. Und sie zeigen auch, an welcher Stelle er ankommt', erklärt Schwester Sabine. Die blaue Kurve, die das bizarr tanzende Kurvendickicht durchschneidet, steht für den Mittelwert. Für das bloße Auge bewegen sich Daumen und Computer-Kurven gleichzeitig. In Wirklichkeit liegen zwischen dem Stromstoß, der den Handmuskel reizt, und der Ankunft des Reizes im Gehirn und seiner Rückkehr in den Daumen 52 Millisekunden. Diese Zeitspanne braucht der Reiz, um vom Arm ins Gehirn zu gelangen und wieder zurück. Eine Störung entlang der Nervenbahnen kann mit Hilfe der Elektroden festgestellt werden. Denn wie Streckenposten messen sie an allen wichtigen Stellen des Gehirns den Verlauf des Reizes. Bei Chorea Huntington-Patienten kommen die Reize nur vermindert an.

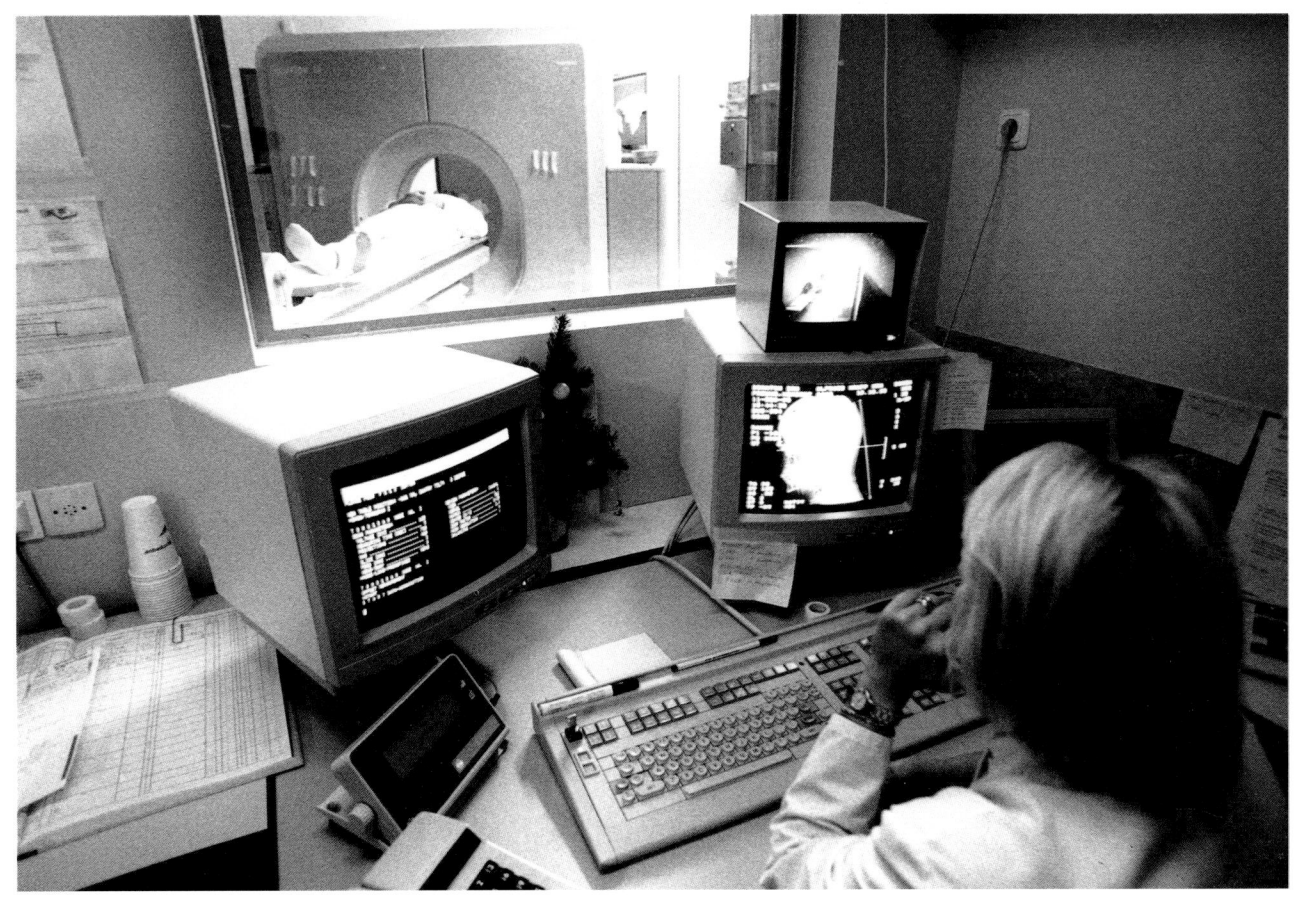

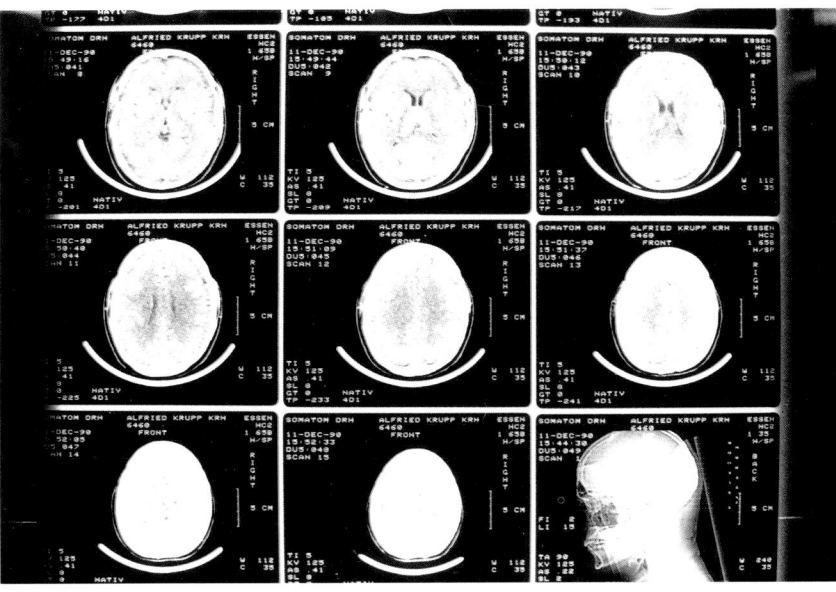

'So, Herr Böhmer, bei uns sind Sie fertig,' sagt Schwester Sabine nach zwanzig Minuten und sammelt die Kabel und Elektroden vorsichtig wieder ein. Der Computer hat die Ausbreitung der Nervenreize, die ihm die Elektroden übermittelt haben, inzwischen als Daten gespeichert. Er gibt sie als eine Reihe farbiger Graphiken wieder. Von Grün zu Rot ändern sich die Farben mit der Stärke der Erregung der Hirnrinde. 'Brain Mapping'

nennen die Ärzte daher die Untersuchung: eine Landkarte des Gehirns erstellen. Bei Chorea Huntington-Patienten sind die Erregungsmuster abgeschwächt und die Grenzen auf der 'Landkarte' verändert.

Um 15 Uhr sitzt Thomas Böhmer im Flur der Röntgenabteilung. Anders als auf den Krankenstationen, wo

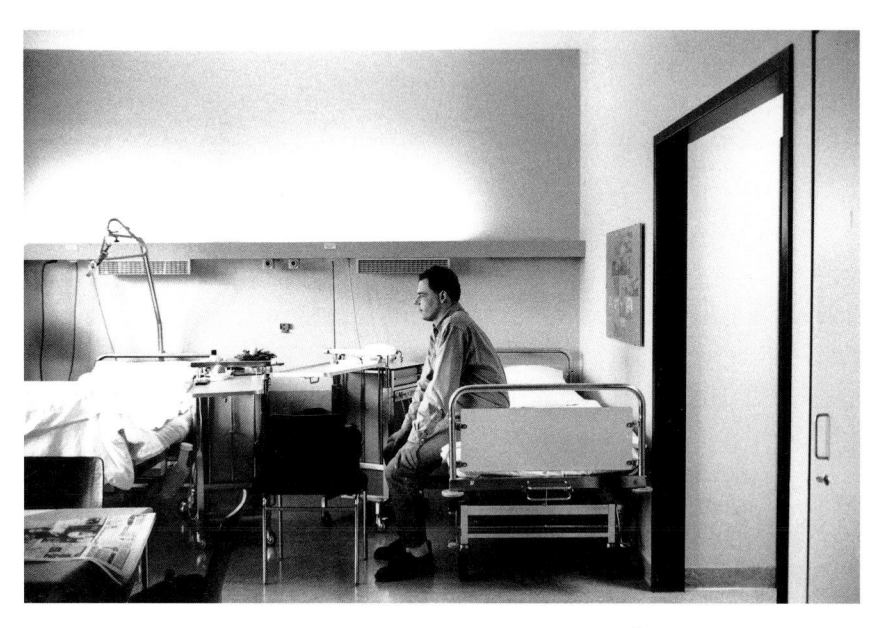

Wenn die Hektik des Tages vorbei ist und die Ergebnisse der vielen Untersuchungen noch ausstehen, ist der Patient allein. Seine Gedanken gehen in die Zukunft. 'Was ist, wenn...?'

Schwestern und Ärzte zwischen den Zimmern hin und her eilen, wo Besucher und Patienten durch die Flure laufen, ist es hier unten, im Erdgeschoß des Krankenhauses, still. Aus den Räumen entlang des Korridors dringt kein Laut hervor. Thomas Böhmer ist allein, er wartet. Er wirkt erschöpft. Die Untersuchungen am Vormittag haben ihn angestrengt. Eine Tür wird geöffnet. 'Herr Böhmer? Bitte reinkommen.' Jutta Seipenbusch, die medizinisch-technische Assistentin, zeigt auf eine Liege, an deren Kopfende eine riesige glatte, weiße Maschine aufragt. Der Computertomograph. 'Legen Sie sich jetzt hier auf die Liege. Und ganz ruhig bleiben.' Frau Seipenbusch geht in den Nebenraum. Durch eine Glasscheibe kann sie den Patienten sehen. Er liegt mit dem Kopf in dem ringförmigen Untersuchungsgerät. Sie schaltet die Maschine ein. Das Röntgensystem umfährt den Kopf in einer kreisförmigen Bewegung. Auf einem Monitor ist jetzt Thomas Böhmers Schädel im Profil zu sehen. Das Pilotbild. Danach erscheinen Bilder vom Kopf des Patienten, dieses Mal im Querschnitt. Wie ein Kreis sieht der Schädelknochen aus. Darin in Grautönen das Gehirn. Die Bilder erinnern ein wenig an Baumscheiben.

Alle acht Millimeter macht der Computertomograph ein Bild, fünfzehn sind es am Ende. Sie werden entwickelt und dem Radiologen Dr. Michael Montag vorgeführt. 'Dem Alter entsprechender Befund,' diktiert der Arzt. Das Gehirn hat eine normale Größe, und die Seitenventrikel, die das Nervenwasser enthalten, sind nicht vergrößert, was für eine beginnende Chorea Huntington sprechen würde.

Am nächsten Morgen, bei der Abschlußbesprechung, sehen sich Professor Johannes Noth, der Leiter der neurologischen Abteilung, und Dr. Podoll noch einmal die Computertomogramme an und vergleichen sie mit den Ergebnissen der anderen Untersuchungen. Thomas Böhmer, schon wieder in Jeans und Pullover, sitzt den beiden Ärzten gegenüber. Er versucht ruhig zu wirken, aber seine Augen blinzeln vor Anspannung. 'Wir haben bei keiner Untersuchung Abweichungen vom Normalen gefunden,' beginnt Professor Noth. 'Das bedeutet jedoch nicht, daß Sie die Krankheit nun nicht bekommen. Was wir zur Zeit nur sagen können, ist, daß die Krankheit in den nächsten fünf bis zehn Jahren nicht auftritt. Eine absolut sichere Vorhersage gibt es für Sie aber nicht. Aber Sie können erst mal beruhigt weiterleben.' Thomas Böhmer nickt. Daß ihm selbst ein günstiges Untersuchungsergebnis zum jetzigen Zeitpunkt keine Gewißheit geben kann, von Chorea Huntington verschont zu bleiben, weiß er längst. Für ihn steht deshalb fest: 'Ich mach weiter, lasse mich woanders noch weiter untersuchen.' Gegen das Fünfzig-Prozent-Risiko der Krankheit will er so viele Gewißheiten wie möglich setzen, 'alle

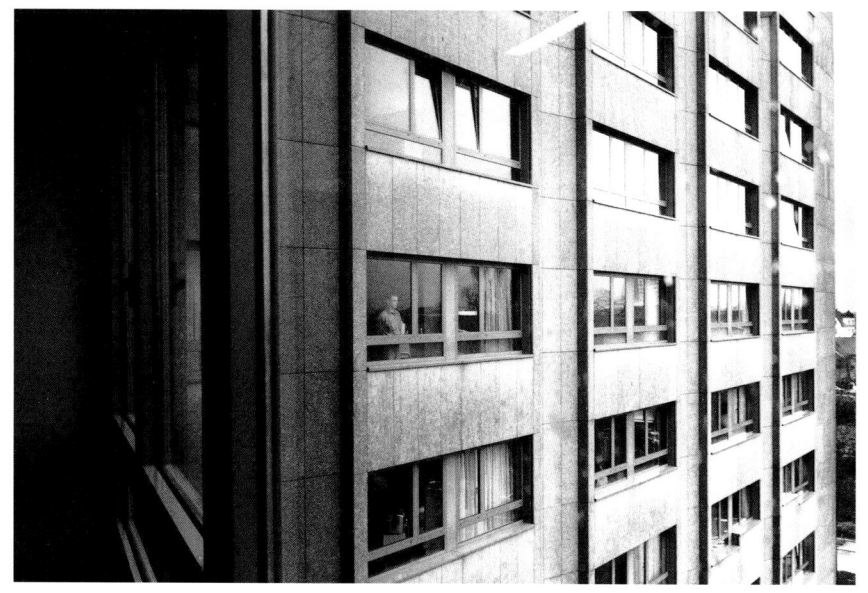

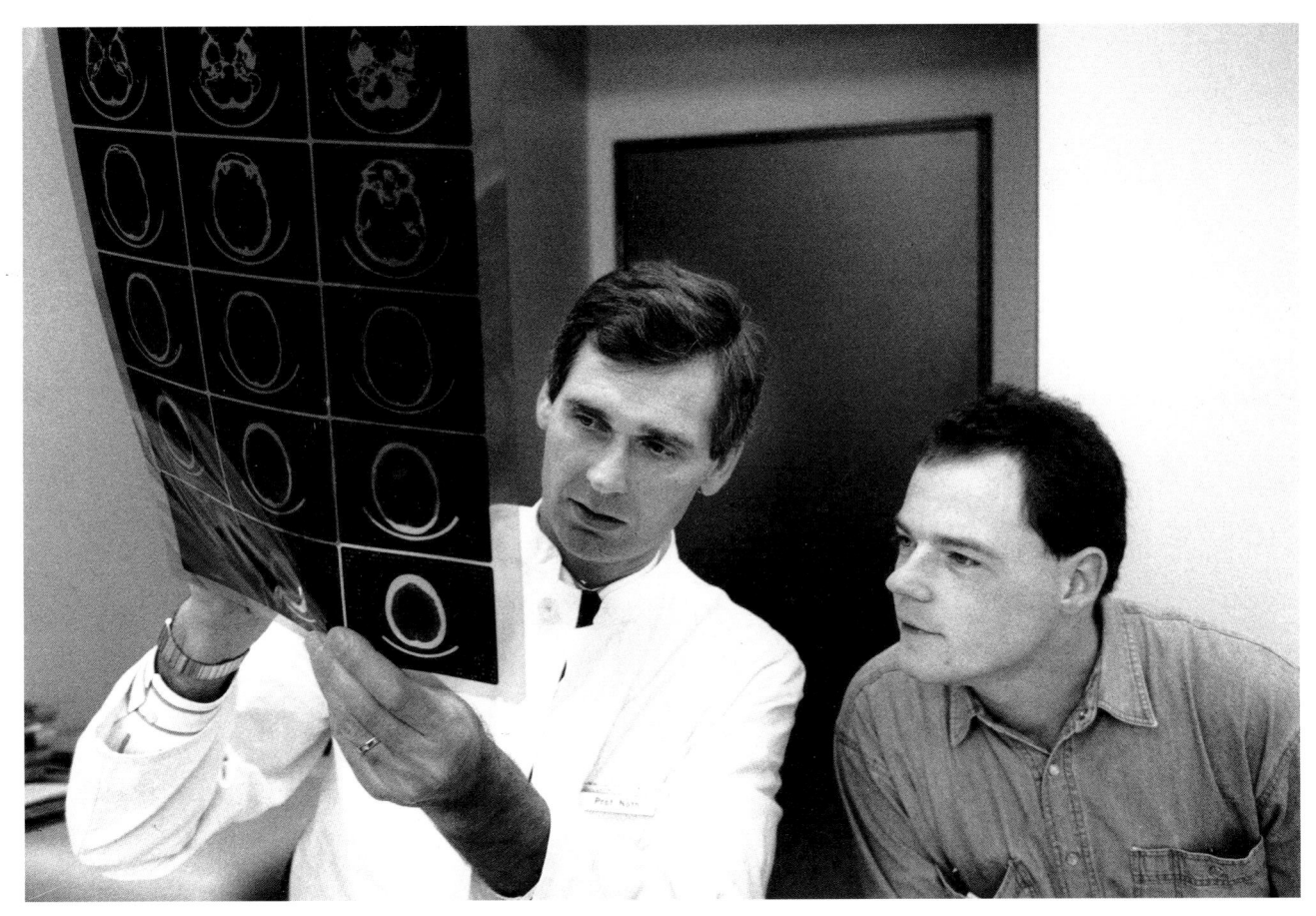

Nicht die Maschinen können das letzte Wort haben. Der Arzt muß sich den Ängsten, Wünschen und Hoffnungen des Patienten stellen: Jeder Patient hat Anspruch auf umfassende Aufklärung über die Untersuchungsergebnisse und auf eine abschließende Beratung. Solche Gespräche erfordern viel Zeit, Verständnis und Erfahrung.

Möglichkeiten ausschöpfen, die die Medizin heute bietet.' In einem speziellen diagnostischen Institut in Jülich will er sich noch einmal genau mit dem Positronen-Emissions-Tomographen untersuchen lassen, einem Gerät, das das Gehirn und seine Stoffwechselvorgänge sichtbar machen kann. Auch einen Gentest will er machen lassen. Er weiß, daß ihm selbst diese Untersuchungen seine Ruhelosigkeit nicht endgültig nehmen können. Auch ein Gentest kann keine hundertprozentige Sicherheit geben, ob er die Anlage zu Chorea Huntington in sich trägt. Noch kennen die Ärzte lediglich den Sitz des kranken Gens, nicht aber die gestörte Funktion dieses Gens. Nur durch den Vergleich mit Blutproben möglichst vieler Verwandter mütterlicherseits kann mit etwa 95prozentiger Wahrscheinlichkeit gesagt werden, ob Thomas Böhmer das krankmachende Gen in sich trägt.

Thomas Böhmers Vertrauen in die Medizin ist groß. Wenn wirklich eines Tages die ersten Anzeichen von Chorea Huntington auftauchen, dann, so hofft er, 'gibt es bis dahin vielleicht schon ein Mittel, um mir zu helfen.' Der Glaube an den Fortschritt der Medizin hilft Thomas Böhmer und seiner Frau, über die Verzweiflung hinwegzukommen. Am Anfang habe er sich vorgenommen, sich von seiner Frau zu trennen, falls sich herausstellen sollte, daß er die Krankheit hat: 'Dann kann meine Frau eben das Kapitel abhaken und hat noch mal eine Chance.' An 'Abhauen, alles Liegenlassen' hatte auch Sylvia Böhmer gedacht, als die Krankheit bei der Schwiegermutter festgestellt wurde und als ihr klar wurde, daß sie eines Tages vielleicht zwei Schwerkranke, Mann und Sohn, betreuen müßte. Sie habe ihr Kind nicht mehr ansehen können, ohne zu weinen und Angst vor der Zukunft zu bekommen, erzählt sie. Zu der Angst vor der Krankheit, der Angst, die Familie mit ihrem Verkäuferinnenlohn nicht ernähren zu können, wenn ihr Mann einmal nicht mehr arbeiten kann, kam die Scham. Sie habe sich nicht getraut zu erzählen, warum ihr Mann ins Krankenhaus gegangen ist: 'Nervenkrankheit, da denken viele Leute doch an Geisteskrankheit.' Inzwischen kann sie mit guten Freunden darüber reden. Die Aussprachen erleichtern sie, 'denn im Stillen zu leiden, so wie mein Mann, das kann ich nicht.' Mittlerweile sei sie etwas ruhiger geworden, erzählt sie. Die letzten Tage seien eigentlich sehr schön gewesen, 'weil wir durch die Untersuchungsergebnisse wieder einen Funken Hoffnung bekommen haben.' Doch die Angst bleibt, 'die Unbeschwertheit von früher: daß man morgens aufwacht und alles ist gut, die ist weg und kommt auch nie wieder.'

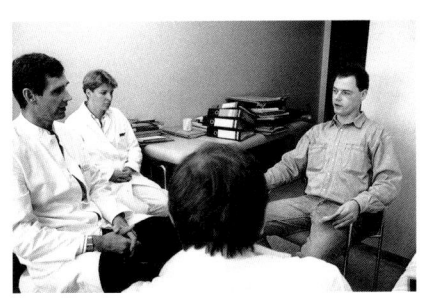

Der Kernspintomograph

Die Befunde der computer- und kernspintomographischen Untersuchungen jedes Patienten werden den einzelnen Kliniken in einer gemeinsamen Konferenz vorgestellt. Die Ärzte werten die Bilder aus und berücksichtigen dabei alle übrigen Untersuchungsergebnisse. Weitere diagnostische und therapeutische Maßnahmen werden festgelegt.

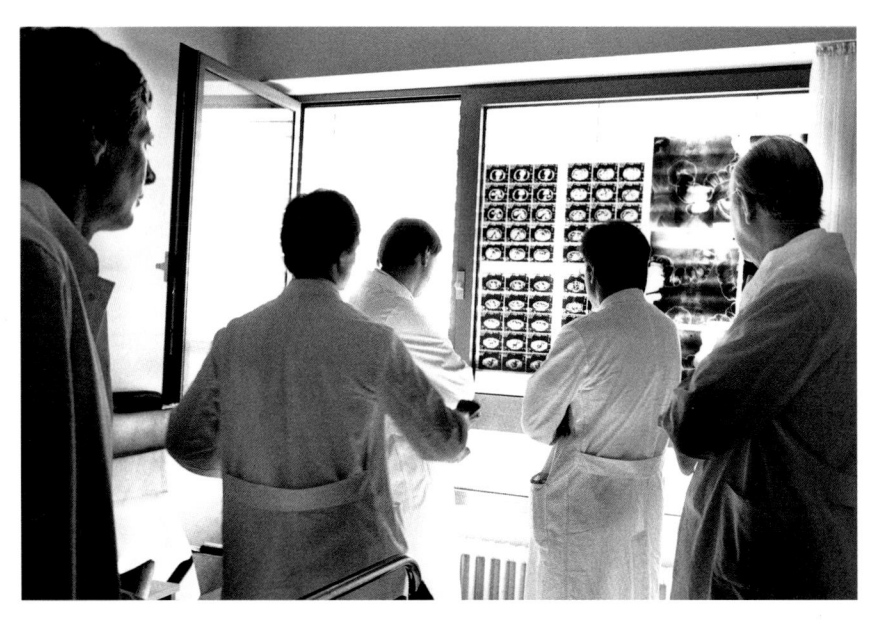

Der Kernspintomograph gehört mit seinem Magneten, der Hochfrequenzelektronik und den Computern zu den kompliziertesten medizinisch-technischen Großgeräten. Das riesige Gerät aus weiß lackiertem Stahl füllt einen ganzen Raum aus. Die runde Öffnung in seiner Mitte, im Inneren des Magneten, läßt an einen modernen Ofen denken. Kaum ein Patient, der sich nicht unbehaglich fühlte, wenn er auf einer flachen Liege hier hineingeschoben wird. Das Gefühl, dem Apparat ausgeliefert zu sein, Teil der seelenlosen Maschine zu werden, stellt sich ein. Allein im Bauch der Maschine, während in einem Nebenraum auf Monitoren Innenansichten des Körpers auftauchen: Viele, vor allem Kinder, Alte und Schwerkranke, überstehen das nur mit starken Beruhigungsmitteln oder unter Narkose.

Es ist die schiere Größe des Geräts, die Furcht einjagt. Sie scheint dem Gerät ein Eigenleben zu geben und täuscht darüber hinweg, daß der Kernspintomograph nicht mehr als ein Werkzeug ist, nichts anderes als auch Stethoskop oder Fieberthermometer, nur ungleich größer und komplizierter. Der Kernspintomograph ist ein Diagnosegerät. Er wird dort eingesetzt, wo Augen und Hände des Arztes nicht mehr weiterhelfen können. Wie Röntgengeräte oder Computertomographen liefert er Bilder aus dem Körperinnern. Diese Bilder erinnern an anatomische Abbildungen in medizinischen Atlanten. Sie übertreffen herkömmliche Röntgenbilder bei weitem an Qualität, Auflösungsvermögen und Aussagekraft. Und noch einen anderen Vorteil hat die Kernspintomographie: Im Gegensatz zur Röntgendiagnostik und Computertomographie werden bei diesem Verfahren keine ionisierenden Strahlen verwendet. Die Kernspintomographie ist also ein völlig unschädliches Verfahren. Nur Patienten mit implantiertem chirurgischen magnetischen Material, mit Herzschrittmachern oder sonstigen eingepflanzten elektronischen Geräten im Körper dürfen nicht in die Röhre gelegt werden. Der Kernspintomograph würde ihnen das Metall fast aus dem Körper ziehen. Auch Scheckkarten mit Magnetstreifen und Uhren dürfen nicht zur Untersuchung mitgenommen werden. Sie würden zerstört; denn der Kernspintomograph besteht im wesentlichen aus einem riesigen Magneten. Das Magnetfeld, das er mit seinem Spulensystem um den Patienten herum aufbaut, ist 20 bis 30 000fach so stark wie das der Erde.

Von dieser Kraft spürt der Patient im Innern der Spule nichts. Und doch wirkt die Magnetkraft auf seinen Körper. Denn auch die Atome des menschlichen Körpers haben magnetische Kräfte. Wie im Planetensystem die Sonne, so drehen sich ihre Atomkerne um die eigene Achse. Dabei bewegen sie mit ihren Protonen auch elektrische Ladungen im Kreis und erzeugen damit ein kleines Magnetfeld. Atomkerne verhalten sich also wie magnetische Kreisel. Ihre Drehachsen liegen völlig ungeordnet im Raum. Durch das starke Magnetfeld des Kernspintomographen können die Drehachsen jedoch wie Kompaßnadeln in die gleiche Richtung gelenkt werden. Ein kurzer elektromagnetischer Hochfrequenzimpuls, mit dem man dann auf das Hauptmagnetfeld einstrahlt, ver-

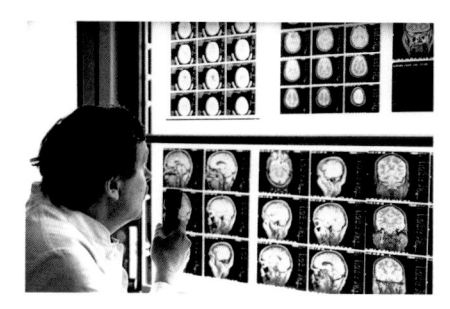

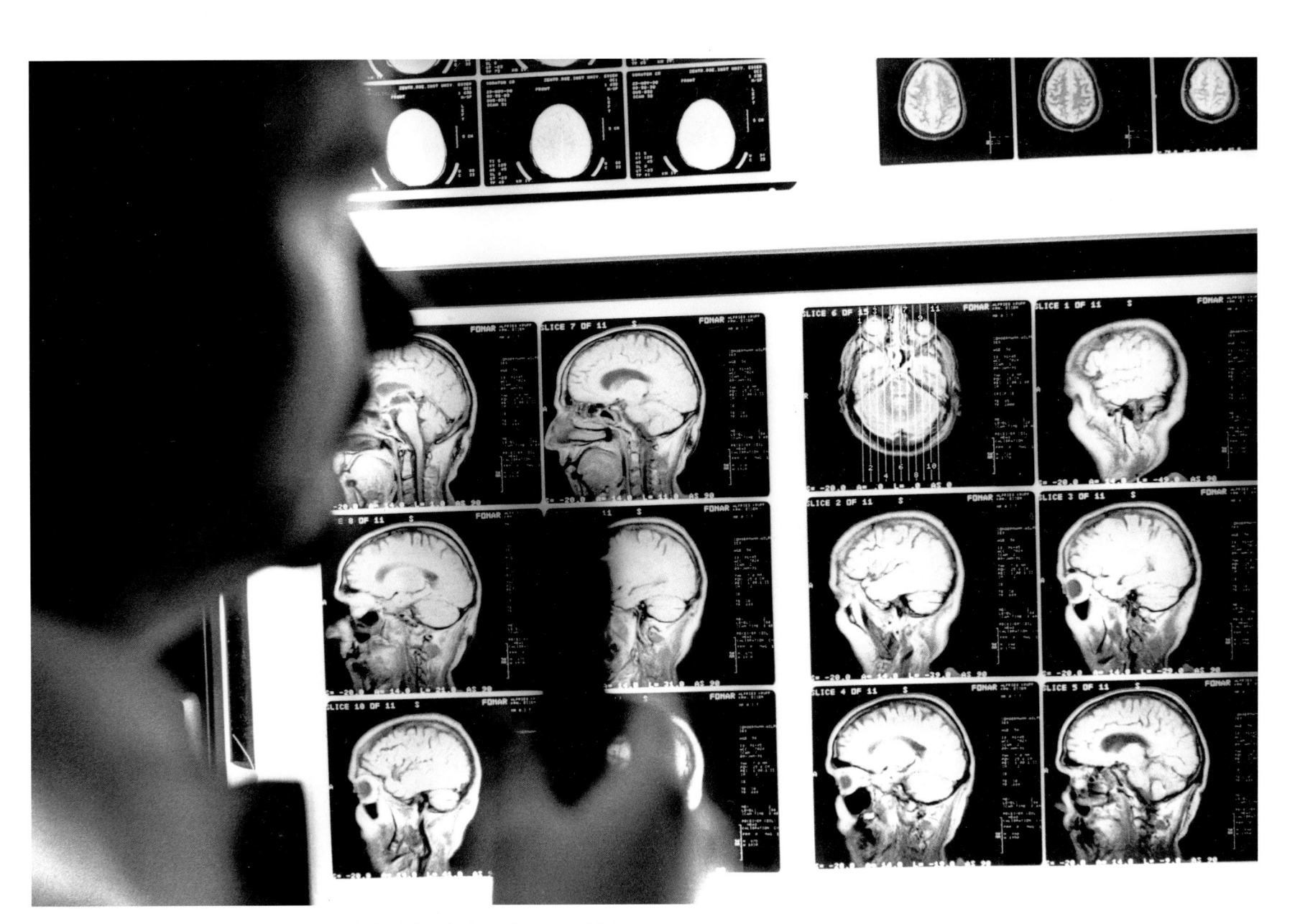

Die Ergebnisse der kernspintomographischen Untersuchung sind vom Monitor des Untersuchungsgerätes auf Röntgenfilme abfotografiert worden. An einem Betrachtungsgerät kann der Arzt Schicht für Schicht der untersuchten Körperregion analysieren. Anhand unterschiedlicher Darstellungsebenen gewinnt er dabei einen räumlichen Eindruck von dem untersuchten Organ und dem krankhaften Befund.

Das Äußere des Kernspintomographen erinnert an einen Hufeisenmagneten mit sehr großer Masse. In seinem Inneren befindet sich eine im Durchschnitt etwa 50 Zentimeter messende Öffnung, in die der Patient auf einer Liege geschoben wird. Er muß dort längere Zeit möglichst ruhig liegend verweilen.

setzt die Atomkernachsen ins Taumeln. Wie Kinderkreisel beschreiben ihre Drehachsen dann eine Art Trichter und fallen schließlich nach Abschalten des Hochfrequenzfeldes wieder in die Hauptfeldachse zurück. Dabei geben sie je nach Art des Atoms unterschiedlich starke Signale ab, die der Kernspintomograph blitzschnell mißt, umrechnet und zu Bildern zusammensetzt. Um beim Menschen noch Details von einem Millimeter zu erfassen, muß der Rechner des Kernspintomographen rund 256 Zeilen aufzeichnen, also 256 Einzelmessungen vornehmen. Früher dauerte das mehrere Minuten lang. In dieser Zeit durfte sich nichts bewegen. Aufnahmen vom Herzen, von den Lungen oder vom Darm waren deshalb nicht möglich. Nur Kopf oder Wirbelsäule konnten so ruhig gestellt werden, daß man wirklich scharfe Bilder erhielt. Inzwischen sind die Meßzeiten extrem kurz, und der Riesenmagnet kann alle Körperteile abbilden. Körperteile wie Herzklappen kann er sogar in den einzelnen Phasen ihrer Bewegungen erfassen.

Die Bilder, Querschnitte durch den Körper, erscheinen auf den Monitoren im Nebenraum. Schnittbilder liefert zwar auch schon der Computertomograph. Aber während er den Körper nur in Querschnitten – wurstscheibengleich – erfassen kann, erzeugt der Kernspintomograph Bilder jeder beliebigen Körperebene.

Mit einer geeigneten Kombination bestimmter Untersuchungsparameter können sowohl Arterien als auch Venen getrennt dargestellt werden. Bei neueren Geräten ist es sogar schon möglich, Organe, Knochen oder Tumoren als dreidimensionale Bilder auf dem Bildschirm erscheinen zu lassen und sie dort zu drehen und zu wenden. Operationen werden dadurch berechenbarer. Schicht für Schicht kann der Arzt das Gewebe 'abblättern', bis er beispielsweise die genaue Form und Ausdehnung eines Tumors erkannt hat. Dadurch kann er zum Beispiel den Operationszugang genau planen. Vor dem ersten Schnitt weiß der Chirurg bereits, was ihn erwartet. Er kann planen, wo er den Körper öffnet, wie tief er schneiden muß, und er sieht, wo die Risiken des Eingriffs liegen, wo Gefäße verletzt werden können und wo sich der Tumor bereits in andere Organe hineingefressen hat.

Längst sind nicht alle Untersuchungsmöglichkeiten ausgeschöpft, die die Kernspintomographie bietet. Eines der Anwendungsgebiete, das gerade erst erschlossen wird, ist die Kernspin-Spektroskopie, eine Unter-

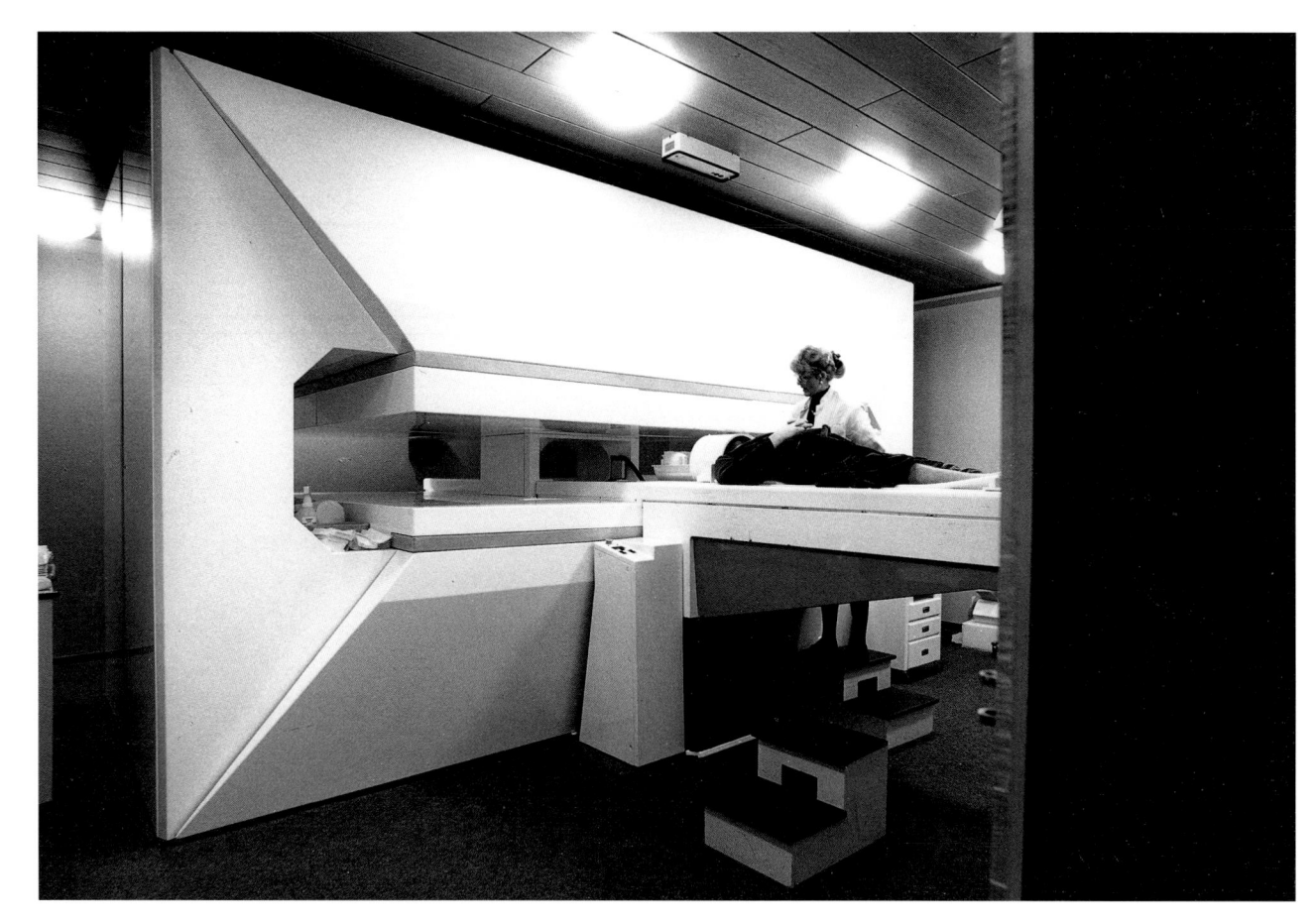

Während einer Untersuchung des Gehirns ist der Kopf des Patienten innerhalb des Magnetfeldes von einer Hochfrequenzspule umgeben. Sie sendet die Impulsfolgen, um die Wasserstoffkerne anzuregen, und empfängt auch die Kernresonanzsignale.

suchung von Stoffwechselvorgängen im Gewebe oder in einem Organ, vor allem im Gehirn. Damit ist es möglich, bösartige Tumoren zu entdecken und frühzeitig von anderen krankhaften Veränderungen zu unterscheiden. Denn bereits im allerfrühesten Stadium hinterlassen sie eine Spur, mit der sie sich verraten: Ihre biochemischen Prozesse sind anders als die gesunden Gewebes. Findet die Kernspin-Spektroskopie solche besonderen Stoffwechselvorgänge, hat sie damit auch die verursachende Krankheit vielleicht selbst gefunden. Für einige Formen der Epilepsie, für Gehirntumoren, schlaganfallgeschädigtes Gewebe und degenerative Leiden wie die Alzheimersche Krankheit könnten sich Hinweise auf den gestörten Stoffwechsel oder den Funktionsverlust ergeben. Auch die Wirkung von Medikamenten hofft man bald mit Hilfe des Magnetriesen überprüfen zu können. Der Arzt kann dann verfolgen, wie eine Substanz vom Körper aufgenommen wird. Manche Laboruntersuchungen können dann überflüssig werden.

Anders als bei Röntgenaufnahmen oder Ultraschallbildern, die einfach abbilden, muß der Arzt bei Kernspintomographien möglichst wissen, wonach er sucht. Der Riesenmagnet gibt nichts zufällig preis. Er zeigt nur das, wonach er 'gefragt' wird. Knochen, Gewebe oder Blut brauchen jeweils ein anderes Funksignal, um sichtbar zu werden. Genaue Voruntersuchungen sind also nötig. Kernspintomographien werden daher die schnelleren Röntgenuntersuchungen oder Computertomographien nicht überflüssig machen. Dagegen sprechen auch die Kosten: Zwischen 2 und 5 Millionen Mark kostet die Anschaffung eines Gerätes. Bis zu 20 Patienten können pro Tag untersucht werden. Durchschnittskosten einer Untersuchung: zwischen 600 und 1000 Mark.

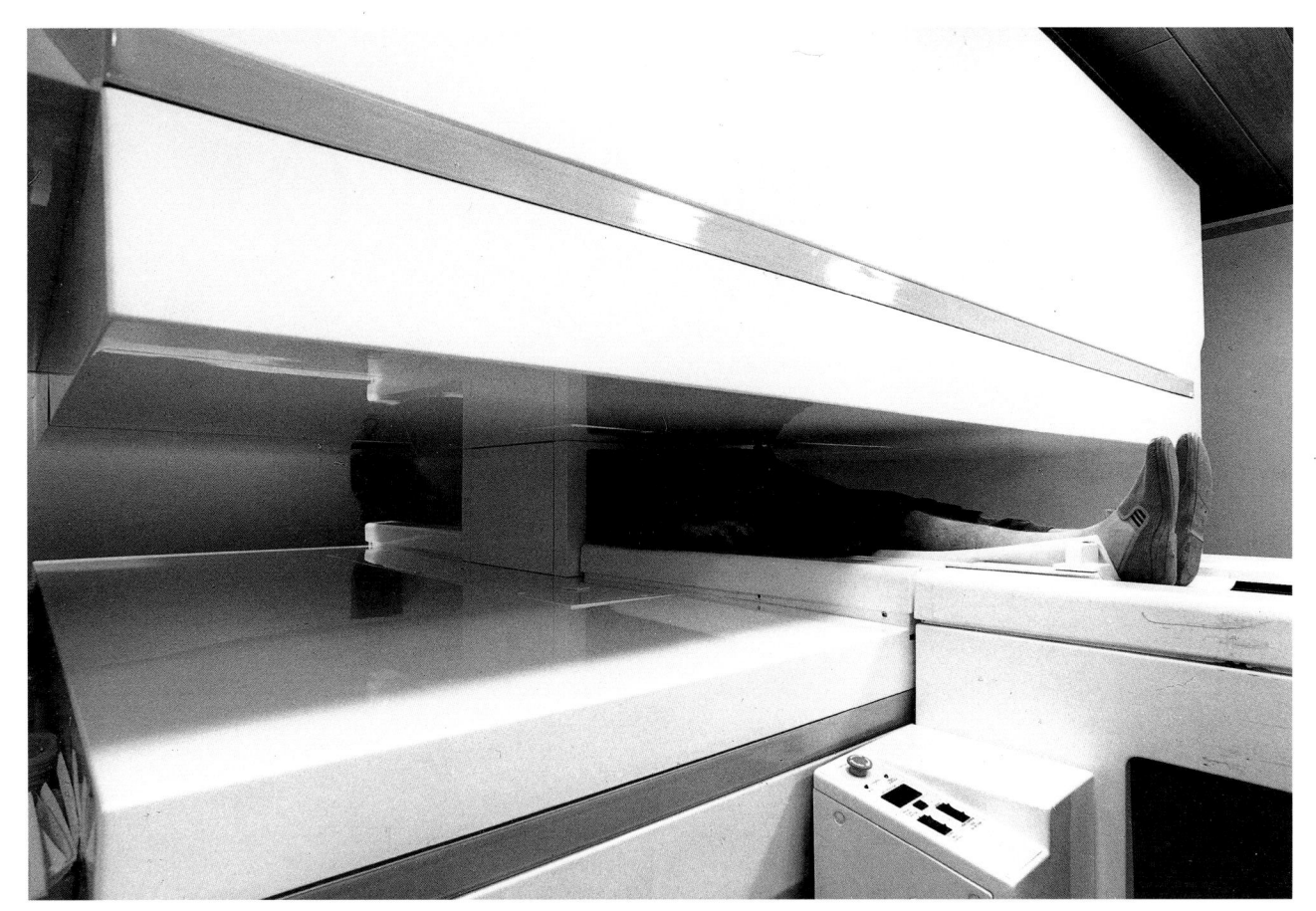

Verstummtes Gleichgewicht

Die Patientin leidet unter einer chronischen Mittelohrentzündung mit Schwindel; das Trommelfell ist durchlöchert. Vor der Ohroperation werden Gleichgewichtsuntersuchungen und Messungen durchgeführt, um einen Akustikustumor des inneren Gehörganges auszuschließen. In das Ohr wird ein Ton geleitet. Elektroden, die im Gesicht der Patientin angebracht sind, messen die Reaktion des Hörnervs auf diesen Ton. Bei Druck auf den Nerv verändert sich der Kurvenverlauf.

'Ist ja nichts Schlimmes', sagt Susanne Eickholdt. 'Nur eine Art Reparatur, die ich jetzt endlich mal hinter mich bringe.' Die 27jährige Bankangestellte lacht fröhlich. Sie freut sich darauf, in wenigen Tagen wieder auf beiden Ohren hören zu können. Denn seit vor fünfzehn Jahren als Folge einer Mittelohrentzündung ihr Trommelfell geplatzt ist, ist ihr linkes Ohr fast taub. Was das bedeutet, können sich Hörende wohl nur schwer vorstellen: immer mit größter Anspannung zu hören, immer Angst zu haben, etwas Wichtiges nicht mitzubekommen. Besonders Telefonieren sei schlimm gewesen, berichtet Susanne Eickholdt. Mit dem gesunden Ohr am Hörer seien Gespräche zwar möglich gewesen.

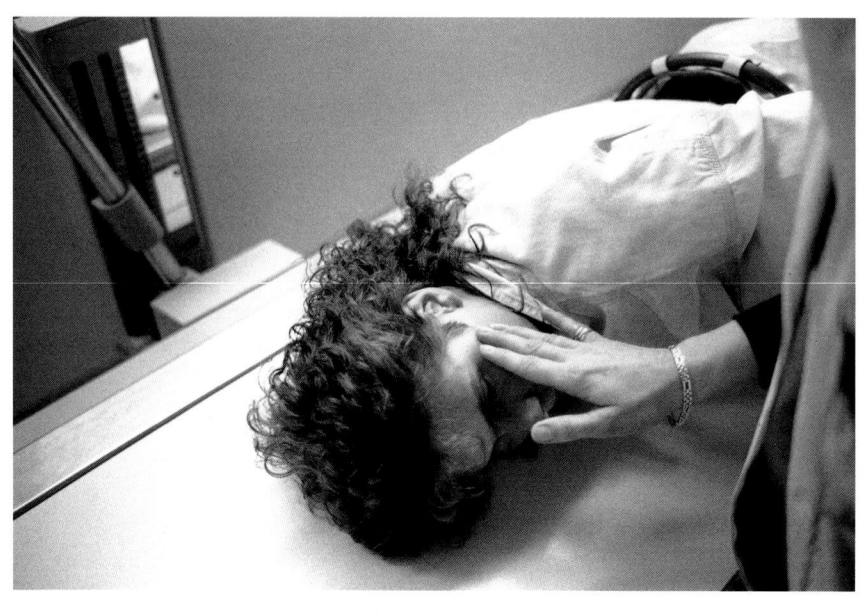

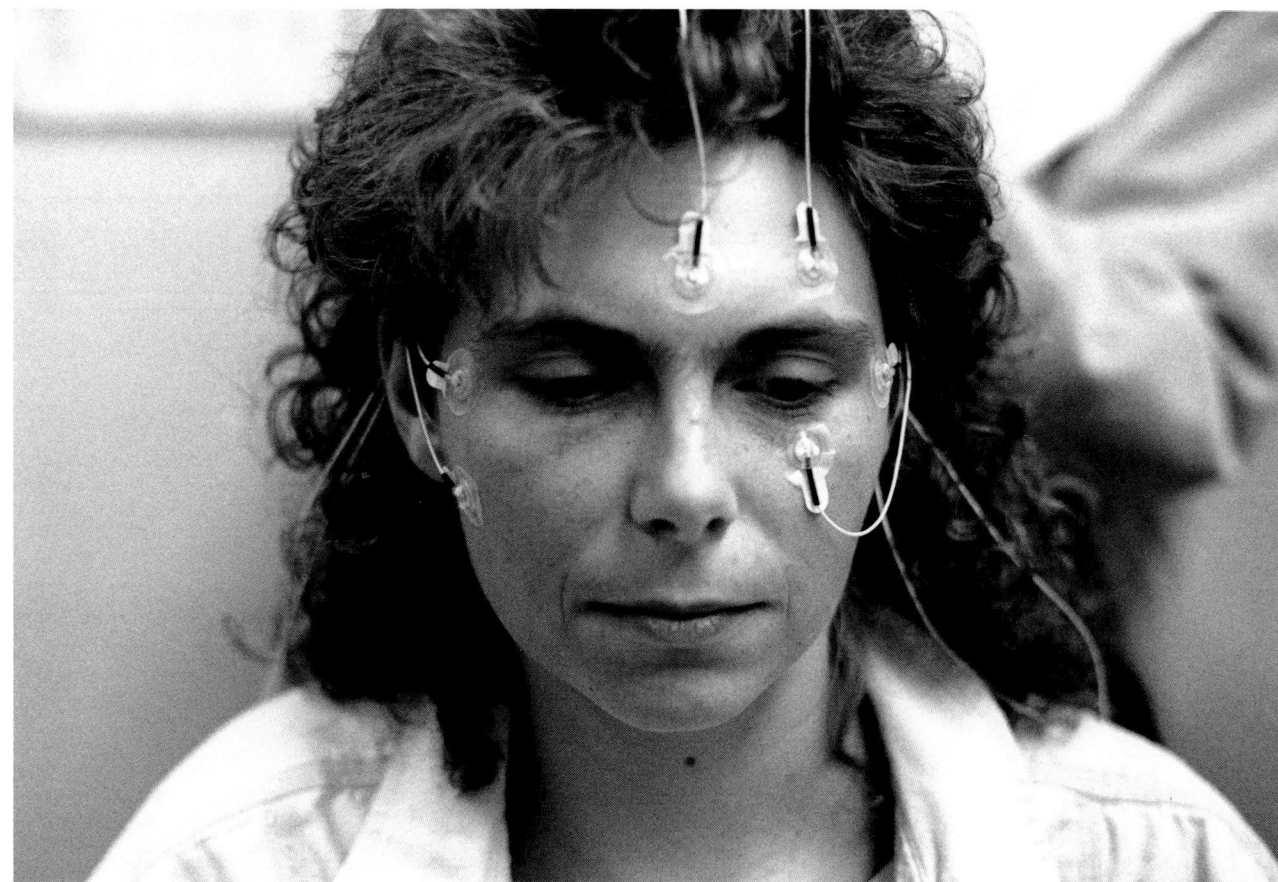

Vergleichende Röntgenaufnahmen beider Ohren werden angefertigt, um die Ausdehnung der chronischen Entzündung im Seitenvergleich zu dokumentieren. An der unterschiedlichen Zellstruktur kann der Arzt die Zerstörung im Felsenbein sehen.

Außengeräusche habe sie dann jedoch nicht mehr wahrnehmen können. So etwas macht unsicher und ist lästig. Wenn während eines Kundentelefonats Kollegen mit kurzen Zwischenfragen an ihren Arbeitsplatz kamen, habe sie sich wirklich taub gefühlt, erzählt die Bankangestellte. Nicht alle Töne gingen an dem verletzten Ohr vorbei. Einige setzten sich auch in dem Ohr fest. Die Töne mancher Türglocken schwangen noch minutenlang in dem durchlöcherten Trommelfell nach. 'Grausam war das', sagt Susanne Eickholdt. Die größte Behinderung sei aber der mangelnde Gleichgewichtssinn gewesen. Sobald durch das Loch im Trommelfell Wasser ins Ohr gelaufen sei, habe sie ihre Orientierung verloren. Einmal sei sie beim Schwimmen fast ertrunken, habe auf einmal nicht mehr gewußt, wo der Grund gewesen sei. Susanne Eickholdt spricht über ihre Behinderung, als sei sie längst Vergangenheit.

'Ich bin guten Mutes, daß das hier alles reibungslos läuft', sagt sie, als Stationsschwester Klara sie nach Anamnese und Blutabnahme zum Röntgen schickt. In der Röntgenabteilung muß Susanne Eickholdt das verletzte Ohr auf eine Röntgenplatte legen. Die Radiologieassistentin Christa Herrmann versucht, das Ohr so zu legen, daß die winzig kleinen Gehörknöchelchen des Innenohres später auf dem Bild gut zu erkennen und zu unterscheiden sind. 'So liegenbleiben. Prima. Nun zum Vergleich das andere Ohr. Und jetzt noch den Hinterkopf. Bitte ein bißchen schräg halten. Danke.' Am Fußende des Tisches erscheinen die fertigen Aufnahmen. Sie werden von Dr. Norbert Roer befundet und dann weiter in die Hals-, Nasen-, Ohren-Klinik geschickt. Dort gehen auch die Untersuchungen der Patientin weiter. Vor der Operation soll eine

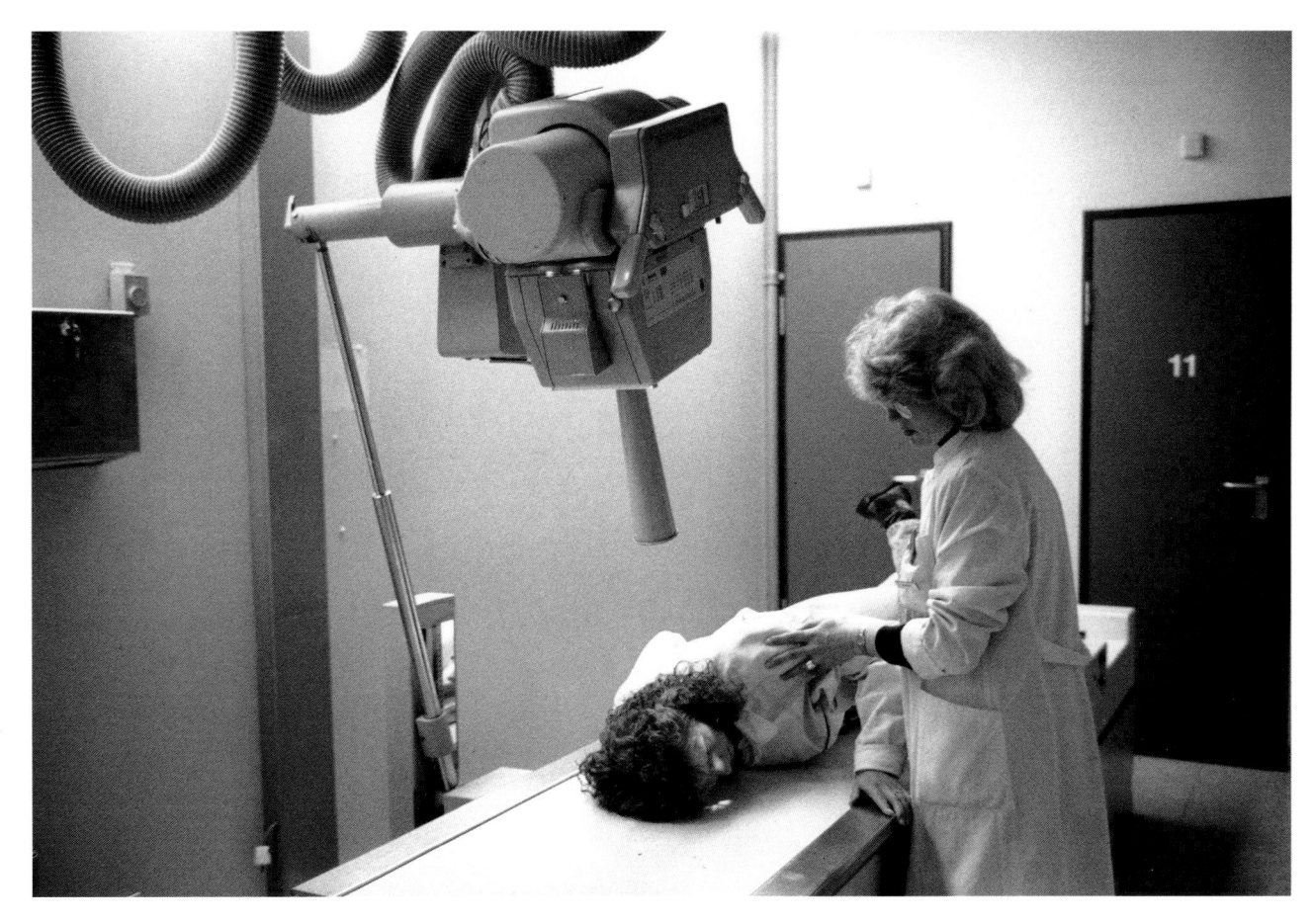

Um scharfe Röntgenbilder zu gewinnen, ist es wichtig, das Zielgerät genau einzustellen und den Kopf gut zu fixieren. Auch Verletzungen der Bogengänge und des Gesichtsnervs im Ohr können bei feiner Darstellung im Röntgenbild erkannt werden.

Bei der Innen- und Mittelohrmessung sitzt die Patientin in einer schallisolierten Kabine. Damit der Ton zum Innenohr geleitet werden kann, muß für die Innenohrmessung der Tongeber für den Knochen auf der Felsenbeinspitze hinter dem Ohr gut anliegen. Die Audiometristin gibt deshalb genau an, wo die Patientin den Tongeber plazieren muß.

Bei der Mittelohrmessung gelangt der Ton vom Kopfhörer über die Mittelohrübertragung in das Innenohr. Sobald die Patientin einen Ton wahrnimmt, drückt sie auf einen Knopf. Gleichzeitig leuchtet eine Lampe auf, die der Audiometristin, die in einem Nebenraum sitzt, die Reaktion signalisiert. In einem Audiogrammformular dokumentiert sie ihre Messung.

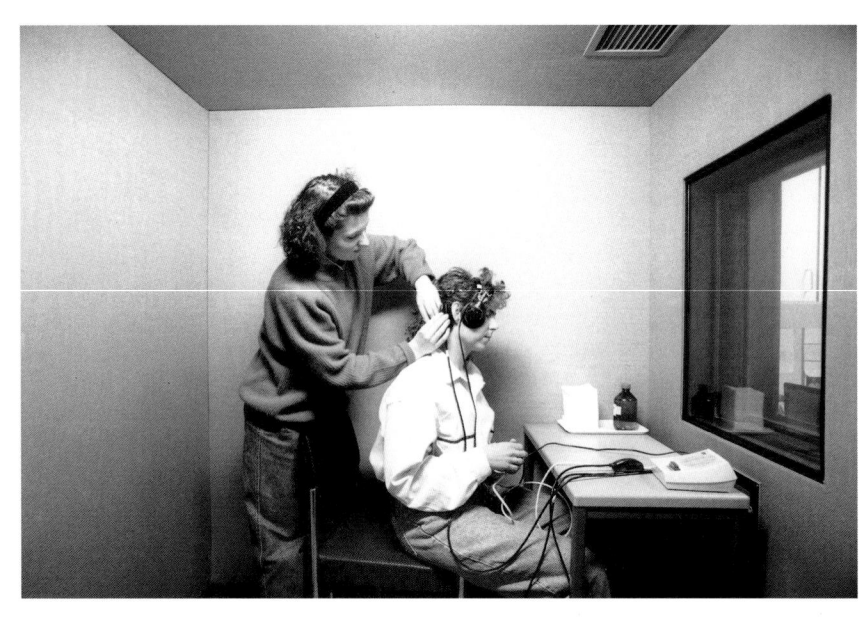

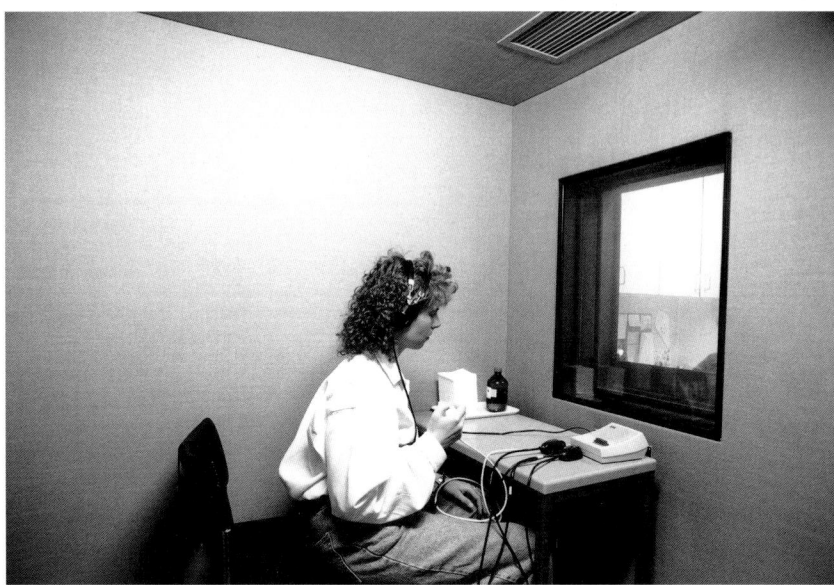

gründliche Bestandsaufnahme des restlichen Hörvermögens gemacht werden. Die Audiometristin Eveline Urban schickt Susanne Eickholdt in eine kleine schalldichte Kabine und spielt ihr über Kopfhörer verschiedene hohe Töne in steigenden Lautstärken zu. Die Töne, die die Patientin hört, zeichnet sie in ein Kurvenblatt ein. In dem Audiogramm ist das unterschiedliche Hörvermögen der beiden Ohren deutlich zu sehen.

Im Untersuchungszimmer richtet Professor Joachim Heermann, der Chef der Hals-, Nasen-, Ohren-Klinik, ein Operationsmikroskop auf das Ohr der Patientin. 6 Millimeter groß ist das Loch im Trommelfell, schätzt er. Er schlägt Stimmgabeln an und setzt sie der Patientin auf den Schädel. Die Patientin gibt an, in welchem Ohr ihr der Ton lauter erscheint. Anschließend wird die Stimmgabel vor das kranke Ohr gehalten, und die Patientin gibt an, wie lange sie den Ton noch hört. Mit einer Lärmtrommel betäubt er das gesunde Ohr, nachdem zuvor die Patientin aufgefordert wurde, Zahlwörter aus verschiedenen Entfernungen nachzusprechen, bis die Zahlen nicht mehr richtig verstanden werden. Professor Heermann prüft die Durchgängigkeit der Eustachischen Röhre. Diese Tube vom Rachen zum Ohr muß durchgängig sein, damit nach Verschluß des Trommelfelles das Mittelohr ausreichend belüftet werden kann, zum Beispiel bei Luftdruckänderungen beim Fliegen.

Der Professor will ausschließen, daß es außer dem Loch im Trommelfell noch andere Ursachen für die Schwerhörigkeit gibt und läßt deshalb von den Audiometristinnen die Hörnerven und die Sinneszellen des Gleichgewichtsorganes untersuchen. Die letzte Messung an diesem Morgen ist das Tympanogramm. Ein Computer errechnet die Schwingfähigkeit des Trommelfells. Anschließend empfängt Dr. Bernhard Saxler die Patientin zur Anamnese. Er fragt nach Familienkrankheiten, Kinderkrankheiten, Allergien und welche Beschwerden durch das Loch im Trommelfell auftreten. Nachdem er den Hals der Patientin von außen und von innen gründlich untersucht hat, erklärt er den Verlauf der Operation und die Nachbehandlung. 'Ich muß Sie auch über Risiken, die auftreten können, informieren', sagt er. 'Es können zum Beispiel Entzündungen auftreten. Wir werden Ihnen deshalb ein Antibiotikum geben. Bei Veränderungen an den Labyrinthfenstern kann sich in seltenen Fällen das Gehör verschlechtern. Bei sogenanntem Knochenfraß oder anderen Geschwülsten kann in äußerst seltenen Fällen trotz sorgfältiger Präparation der Geschwulst unter dem Mikroskop eine meist nur vorübergehende Gesichtslähmung auftreten. Wird der Nerv wegen der Geschwulst entfernt, sind wir aber in der Lage, durch ein Nerventransplantat den fehlenden Bereich mikrochirurgisch zu ersetzen. Das wird jedoch für Sie höchstwahrscheinlich nicht zutreffen.' 'Wird schon gutgehen!' Susanne Eickholdt lacht und unterschreibt die vorher sorgfältig durchstudierte Einverständniserklärung für die Operation.

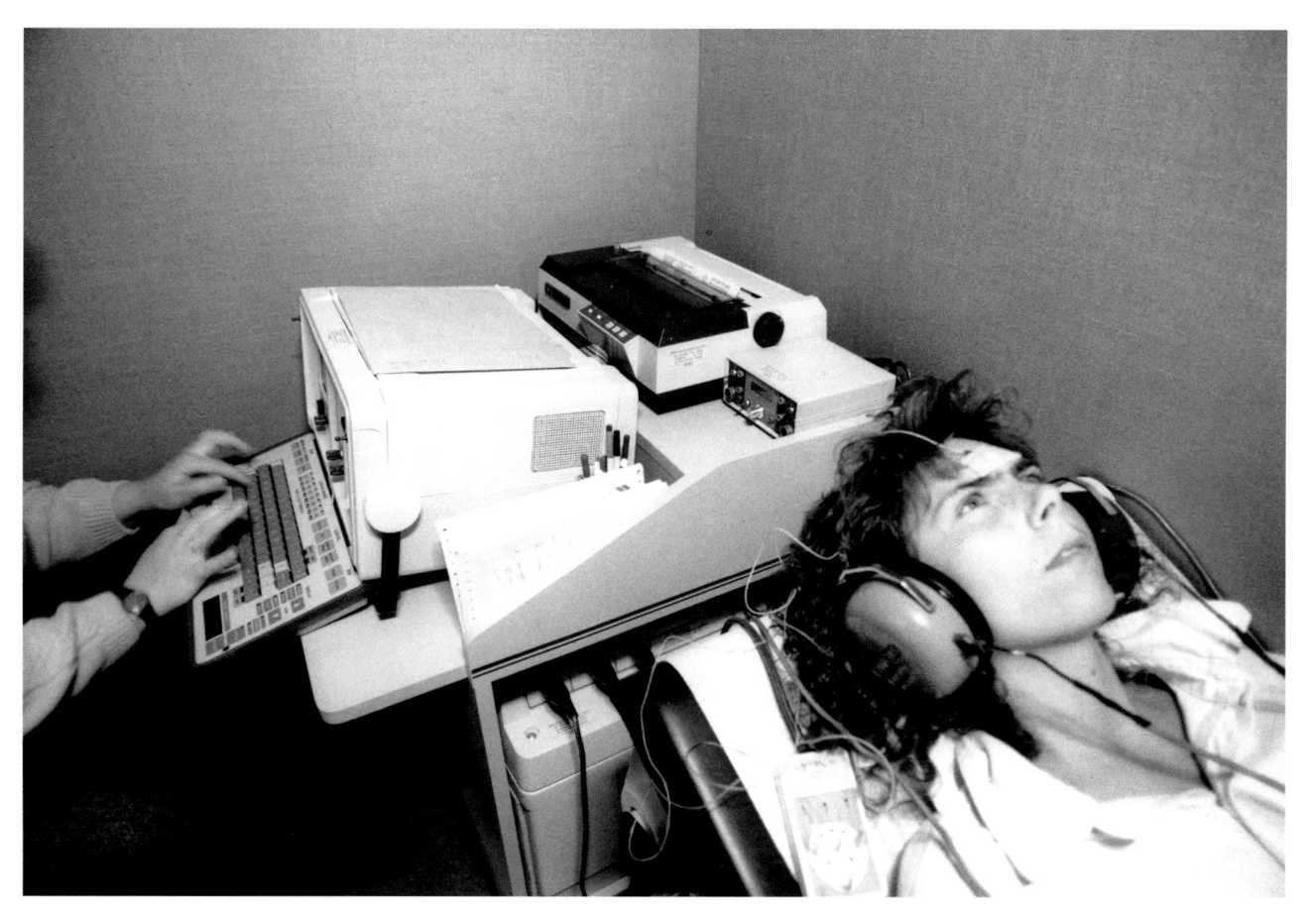

Zu den Untersuchungen, die der Operation vorausgehen, gehört die Beramessung. Mit der Beramessung werden Hirnströme erfaßt, die durch akustische Reize ausgelöst werden. Sie dient dazu, Geschwülste im inneren Gehörgang auszuschließen.

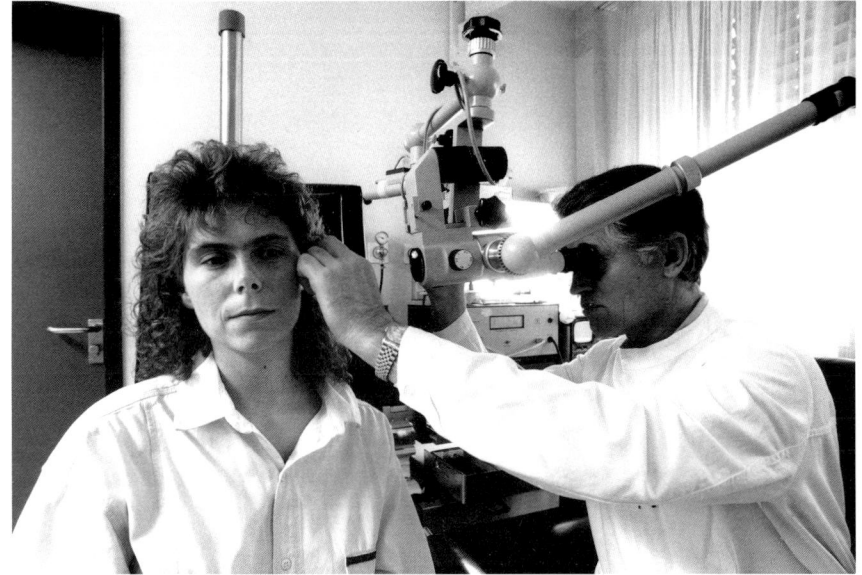

Das binokulare Operationsmikroskop ist beweglich aufgehängt. Bei der Untersuchung des Trommelfells kann der Arzt mit dem Kopf die Tiefenschärfe im Mittelohr steuern.

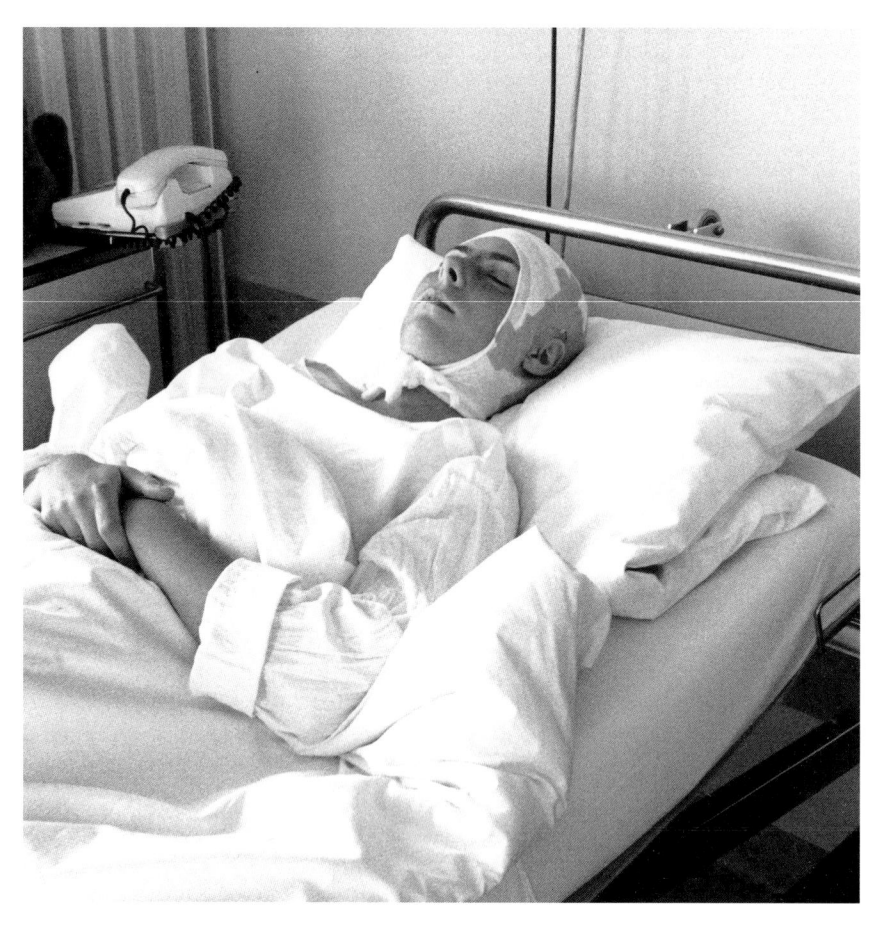

Durch einen Kopfverband werden alle längeren Haare vom Ohr fortgehalten. Nur wenige Haare hinter dem Ohr sind von der Schwester zur besseren Sterilität des Operationsfeldes abrasiert worden.

Nachmittags betritt Schwester Simone das Krankenzimmer. 'Ich muß Sie jetzt hinter den Ohren rasieren, Frau Eickholdt!' Mit halb ernstem, halb gespieltem Entsetzen widersetzt sich die Patientin: 'Meine schönen Haare! Bloß nicht. Das habe ich nicht unterschrieben!' Schwester Simone versucht zu überzeugen, daß es ohne Rasur nicht geht. Sie verspricht, so wenig wie möglich von den Locken abzuschneiden: 'Mein Ehrenwort, Frau Eickholdt!' Susanne Eickholdt seufzt tief, und Schwester Simone nimmt ihr Rasierzeug zur Hand.

Am nächsten Morgen im Operationssaal: Von Susanne Eickholdts Haaren ist nun nichts mehr zu sehen. Ein weißer Verband ist um den Kopf gewickelt. Nur Gesicht und linkes Ohr sind noch frei. Die Patientin hat ein Schlafmittel bekommen und ist nur noch halbwach. Über die Armvene spritzt ihr die Anästhesistin Margarete Reinwald das Narkosemedikament. Schwester Petra und Schwester Sabine lagern ihre Arme in den Schutzmanschetten. Leise reden sie mit Susanne Eickholdt, um sie zu beruhigen.

'Sind Sie schon ein bißchen müde, Frau Eickholdt?' fragt die Anästhesistin. Die Patientin antwortet schwach. Nachdem sie eingeschlafen ist, wird sie mit Sauerstoff über eine Maske beatmet. Diese wird anschließend durch einen Beatmungsschlauch ersetzt, der durch Mund und Kehlkopf in die Luftröhre gelegt wird und über den eine Mischung aus Sauerstoff, Lachgas und Narkosegasen in die Lunge gelangt. Die Patientin wird aufgesetzt. Der Kopf wird festgeschnallt und leicht zur Seite geneigt. Schwester Petra besprüht das linke Ohr mit gelbem Desinfektionsmittel und schaltet das Licht aus. Bis auf einen winzigen Lichtkegel, der auf das Ohr und den Operationstisch gerichtet ist,

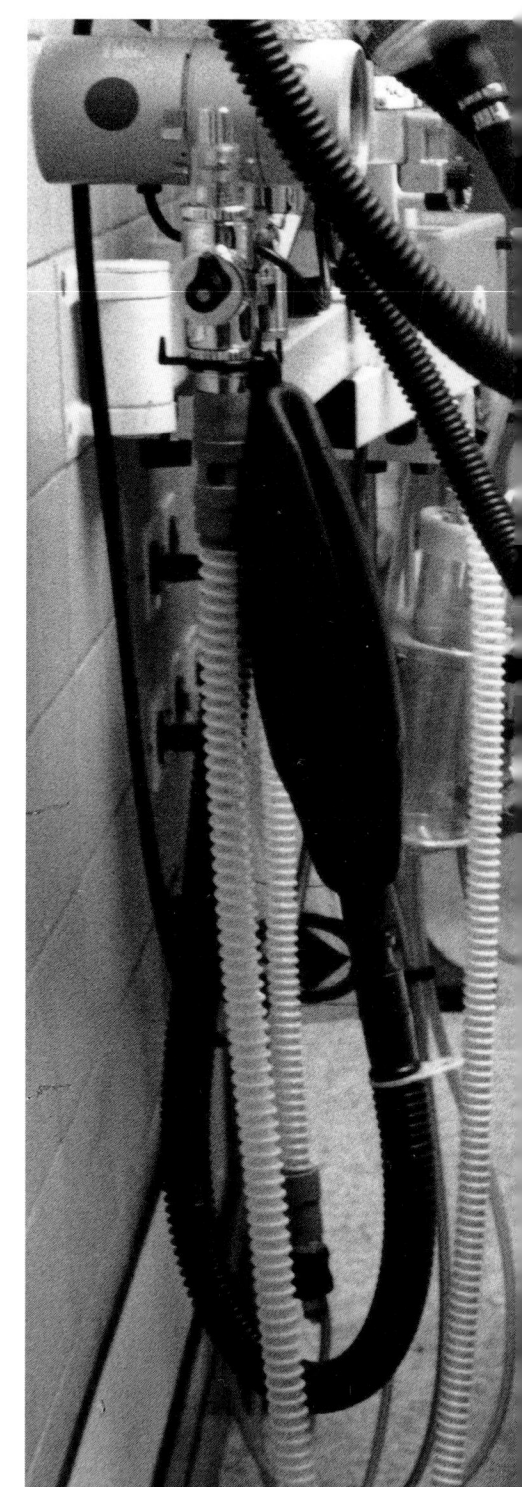

Vor jeder Operation befindet sich der Patient in einer Ausnahmesituation, die oft Gefühle von Ausgeliefertsein und Hilflosigkeit, Bedrohung und Angst in ihm auslösen. Ruhige und freundliche Zuwendung helfen, ein Gefühl der Geborgenheit zu gewinnen. Mit Beruhigungsmedikamenten mindert der Anästhesist in der Narkosevorbereitung Angst und Spannungen.

Der Narkoseschlaf wird durch Injektion des Einschlafmittels in den Blutkreislauf der Patientin ausgelöst. Der Übergang aus dem Wachsein erfolgt dabei rasch. In der Regel bleibt in der Einschlafphase von den Sinneswahrnehmungen das Gehör am längsten erhalten; es arbeitet am Ende der Narkose auch zuerst wieder.

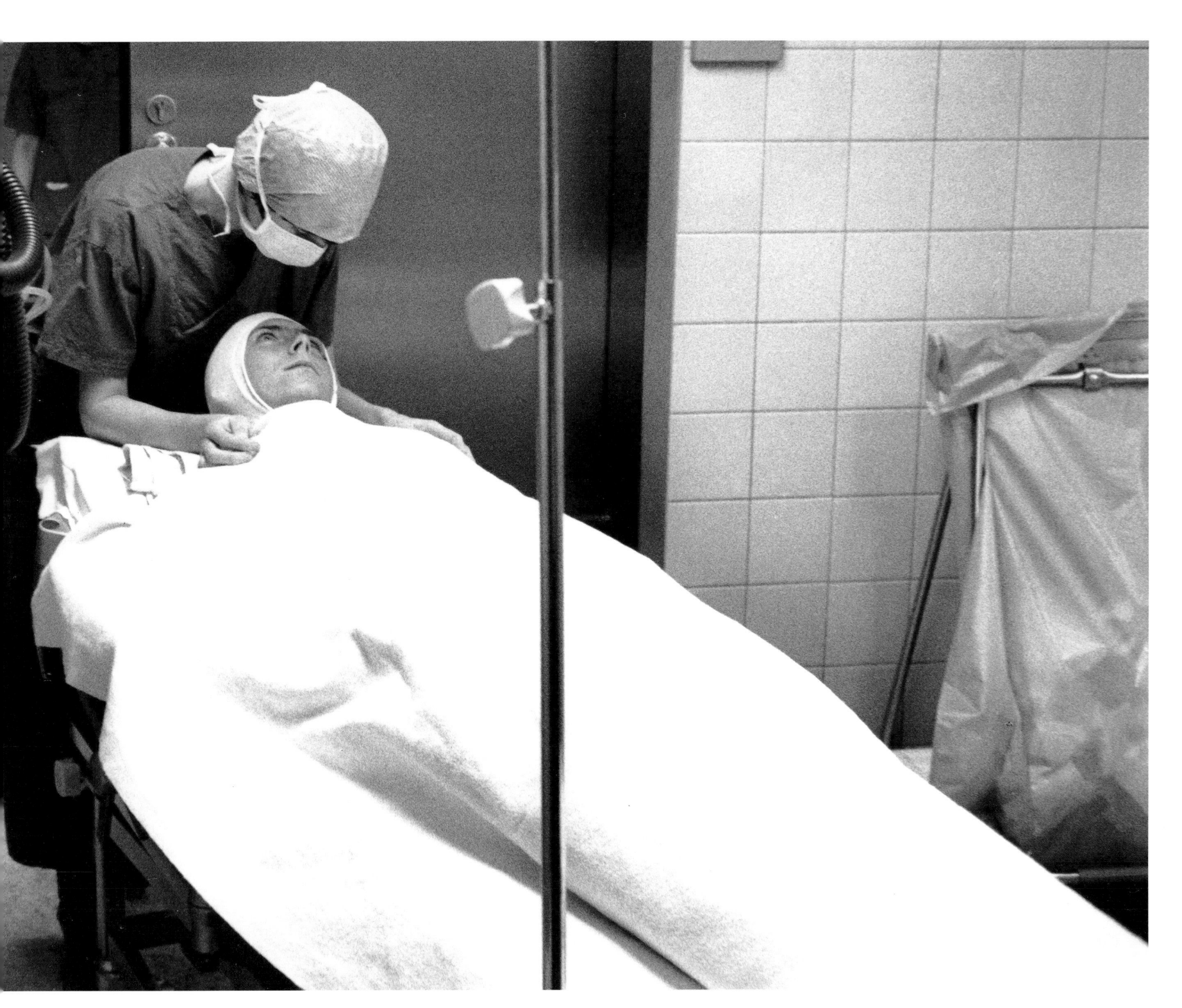

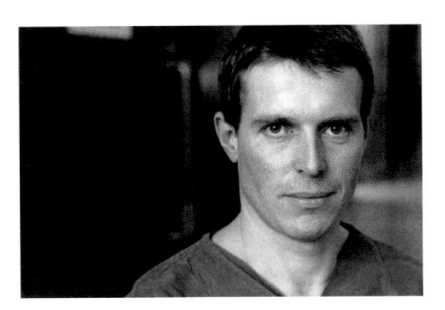

Während die Anästhesistin die Narkose einleitet, bereitet sich auch der Operateur auf den Eingriff vor. Wie es die Vorschrift verlangt, wäscht er sich zehn Minuten lang Hände und Unterarme mit einer Wurzelbürste in einer Seifenlösung. Danach werden die Hände mit Alkohol desinfiziert und mit sterilen Tüchern getrocknet. Während der Operation bedecken sterile Latexhandschuhe die Hände. Ihre langen Manschetten werden weit über den sterilen Kittel gezogen.

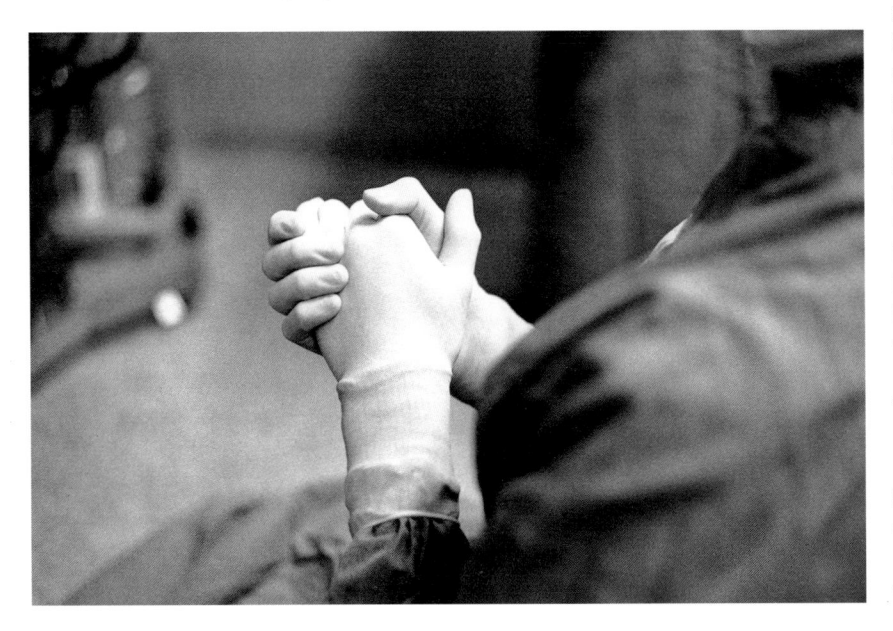

liegt nun der ganze Operationssaal im Dämmerlicht. Grüne Tücher bedecken die Patientin. Nur noch die Füße und das Ohr sind zu sehen. Der Operateur schaut durch das abgedeckte Operationsmikroskop auf das Ohr und gibt den Einsatz für den Beginn der Operation: 'Schnitt!'

Mit dem ersten Schnitt, dem Heermannschen Schnitt zwischen Ohrmuschel und kleinem Mittelknorpel, einer Erfindung des Vaters des jetzigen Leiters der Hals-, Nasen-, Ohren-Klinik, wird der Gehörgang bis hinter das Trommelfell erweitert. Vorsichtig präpariert Dr. Winfried Hohenhorst die Haut ab. Da die Gefäße vorher mit einem Medikament verengt wurden und der Blutdruck durch die Anästhesie niedrig gehalten wird, fließt kaum Blut dabei.

Unter der 16fachen Vergrößerung des Mikroskops sieht Dr. Winfried Hohenhorst, daß die Gehörknöchelchen, die normalerweise den Schall vom Trommelfell zum Innenohr leiten, teilweise von Haut überwuchert sind. Ließe man die Haut weiterwuchern, hätte sie in ein paar Jahren wahrscheinlich die Gehörknöchelchen, das Gleichgewichtsorgan und die Gesichtsnerven zerstört, vielleicht sogar zu einem lebensgefährlichen Gehirnabszeß geführt. Sorgfältig, damit keine einzige Hautzelle vergessen wird und Ausgangsort neuen Wachstums werden kann, entfernt der Arzt die Hautwucherungen. Von dem etwas zu langen Hammergriff, einem der drei Gehörknöchelchen, knipst er mit einer winzigen Zange zwei Millimeter ab. Erst dann wird das Loch im Trommelfell operiert. Hinter dem Ohr entnimmt der Arzt eine etwa daumennagelgroße Knorpelscheibe. Aus ihr schneidet er sieben winzige Späne, die er mit Hilfe mikrochirurgischer Instrumente zwischen den unteren und oberen Rand des Trommelfelloches

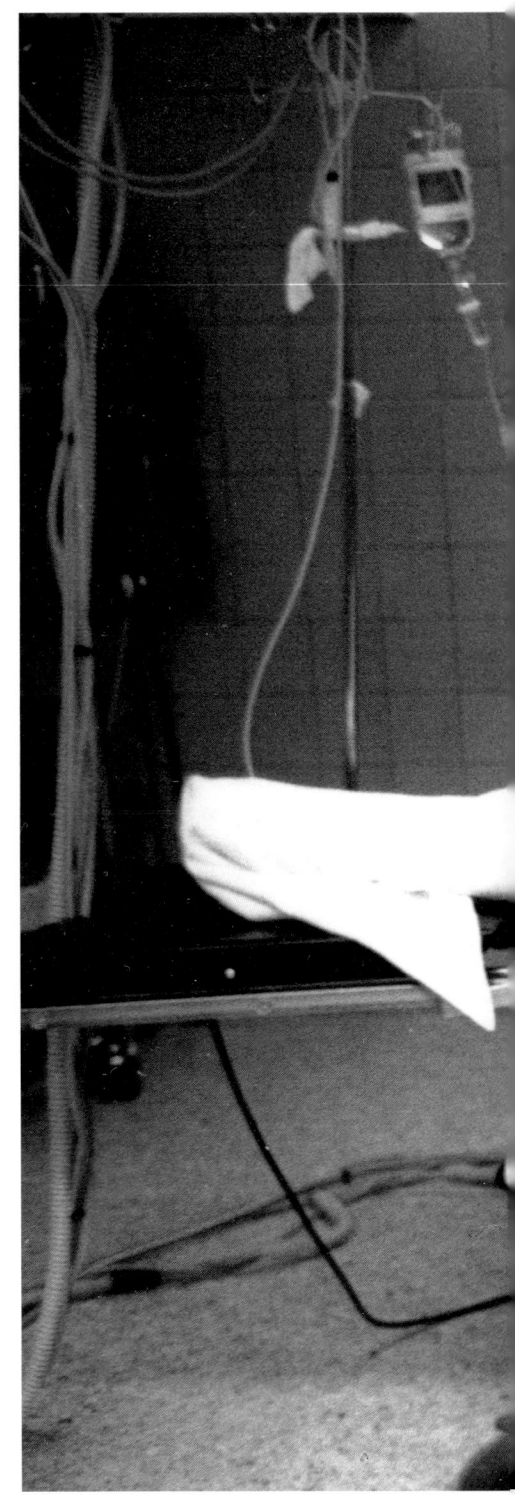

Bevor der Beatmungsschlauch eingeführt wird, liegt die Patientin auf dem elektrisch beweglichen Operationstisch bereits in intravenöser Narkose. Die horizontale Lage des Körpers erleichtert es, den Schlauch einzuführen. Für den Eingriff selbst wird die Patientin in eine halbsitzende Position gebracht. Der Kopf wird mit einer besonderen Stütze fixiert.

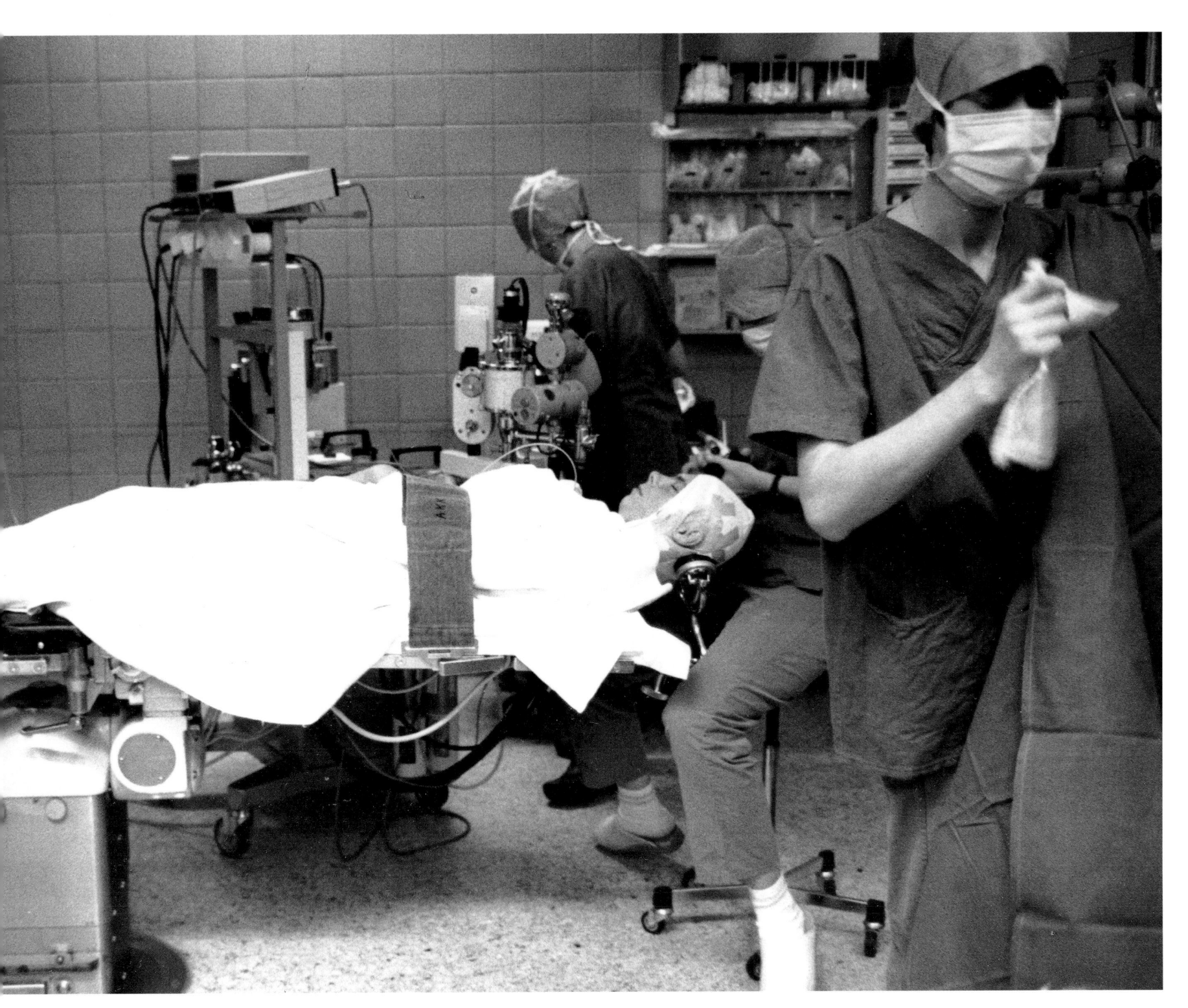

Der Operateur hat Knorpel aus der Ohrmuschel der Patientin entnommen. Auf einer Platte werden feine, palisadenförmige Stücke zurechtgeschnitten. Sie werden zum Wiederaufbau der Gehörknöchelchen verwendet. Diese neue Technik wurde in den letzten 30 Jahren im Alfried Krupp Krankenhaus entwickelt. Sie hat sich inzwischen besser bewährt als die früher angewendeten Faszien- und Hautplastiken.

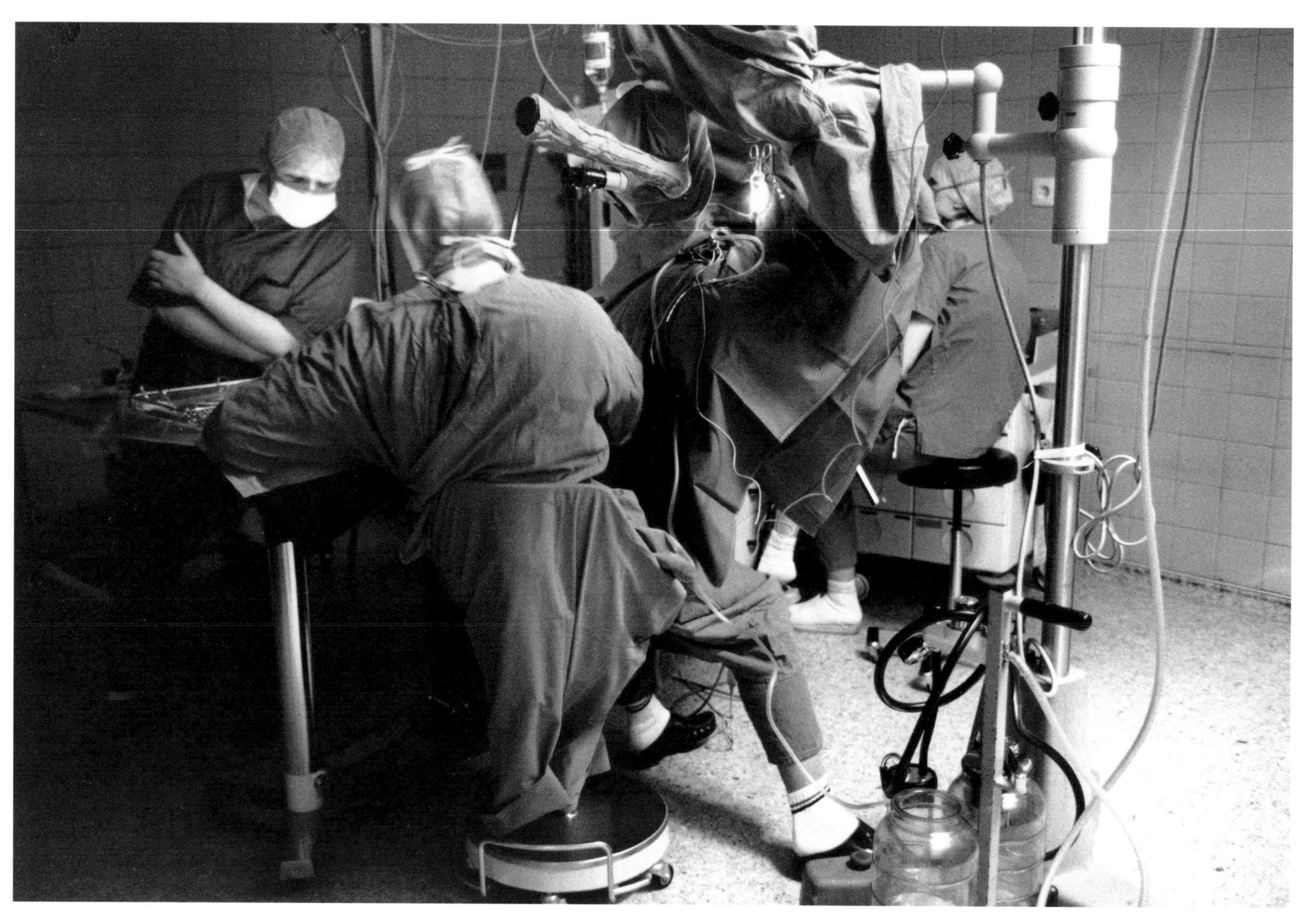

Die Faszie schrumpft innerhalb von zwanzig Jahren nach der Operation um mehr als 90 Prozent, der Knorpel dagegen nur um 20 bis 30 Prozent. Darüber hinaus bleibt der Knorpel ähnlich steif wie ein Trommelfell, während die Faszie in sich verschieblich ist und mit den Jahren ihre straffe Form verliert. Hierdurch kann es zu einer Verdünnung im oberen Bereich des Trommelfells und in manchen Fällen zu einer erneuten Durchlöcherung kommen.

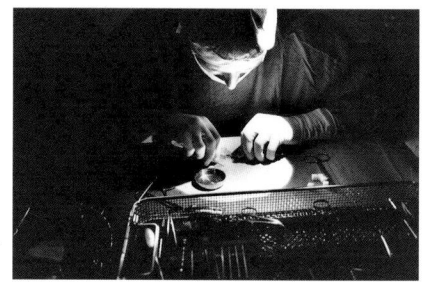

klemmt. Einen neben den anderen. Wie Palisaden füllen die Späne nach und nach das Loch aus. Sie sitzen so fest, daß sie selbst bei heftigen Kopfbewegungen später nicht aus dem Trommelfell fallen werden. In einiger Zeit wird Haut über das neue Trommelfell wachsen und es zusätzlich halten. Nach etwas mehr als einer Stunde ist der Eingriff beendet. Der Gehörgang wird mit kleinen Antibiotikum-getränkten Gelatinewürfeln und mit Mulltamponaden ausgestopft. Die Schnitte werden geklammert. Über das Ohr legt Schwester Petra einen Druckverband. Das Beatmungsgerät wird abgeschaltet.

Allmählich wacht Susanne wieder aus der Narkose auf, sie hört wie aus weiter Ferne die Stimme der Anästhesistin: 'Frau Eickholdt, atmen Sie ruhig ein und wieder aus'. Die Schwestern heben Susanne Eickholdt in ein frisches Bett und bringen sie in den Aufwachraum. Dort wird sie noch eine Stunde lang von der Anästhesieschwester Sabine beobachtet. Erst dann kommt sie zurück in ihr Stationszimmer, wo bereits ihre Mutter wartet und sich Sorgen macht. Als nach drei Stunden Dr. Hohenhorst kommt, ist sie noch etwas verschlafen. 'Frau Eickholdt?! Alles okay? Müde? Sind Sie schwindelig?' fragt der Arzt. 'Nur müde', murmelt die Patientin. 'Ich halte Ihnen jetzt eine Rassel ans gesunde Ohr und spreche Zahlen ins kranke. Sie antworten mir, ja?!' Langsam spricht der Arzt ein paar Zahlen. Mühsam versucht Susanne Eickholdt durch ihren Dämmerschlaf hindurch zu horchen. Mit leiser Stimme wiederholt sie die Zahlen. Die Operation ist geglückt. 'Sehr gut, Frau Eickholdt', ruft der Arzt. 'Und dann noch etwas: Wenn Sie niesen, müssen Sie den Mund weit aufmachen. Zweitens: Sie dürfen sich nicht schneuzen, sonst war alles umsonst. Das sage ich

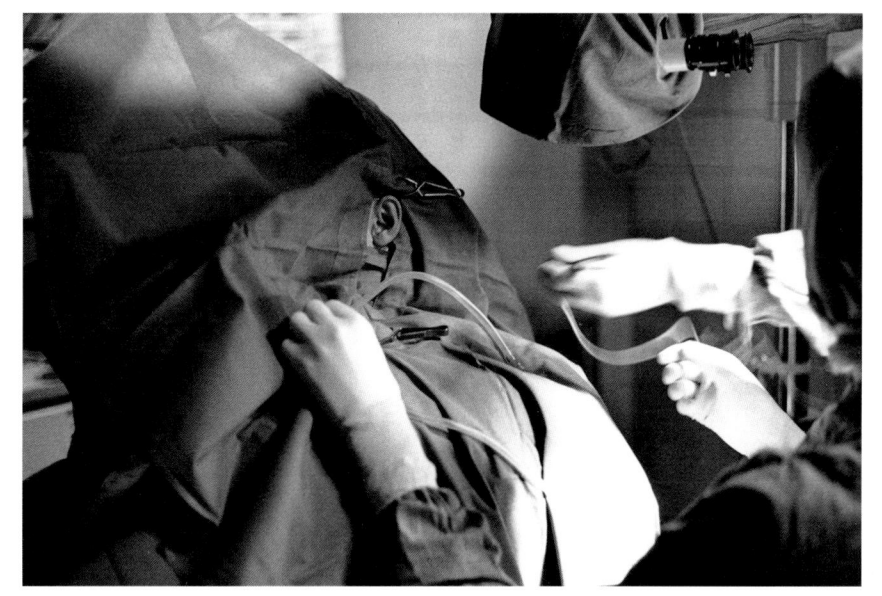

Die Patientin ist für die Operation in Position gebracht worden. Die halbsitzende Stellung hat mehrere Vorteile. Der Operateur sieht die Anatomie wie bei der Voruntersuchung. Flüssigkeiten laufen spontan aus dem Gehörgang.

Junge Ärzte oder Gastärzte können die Operation durch eine Seitenoptik mit einem langen Rohr am Operationsmikroskop beobachten.

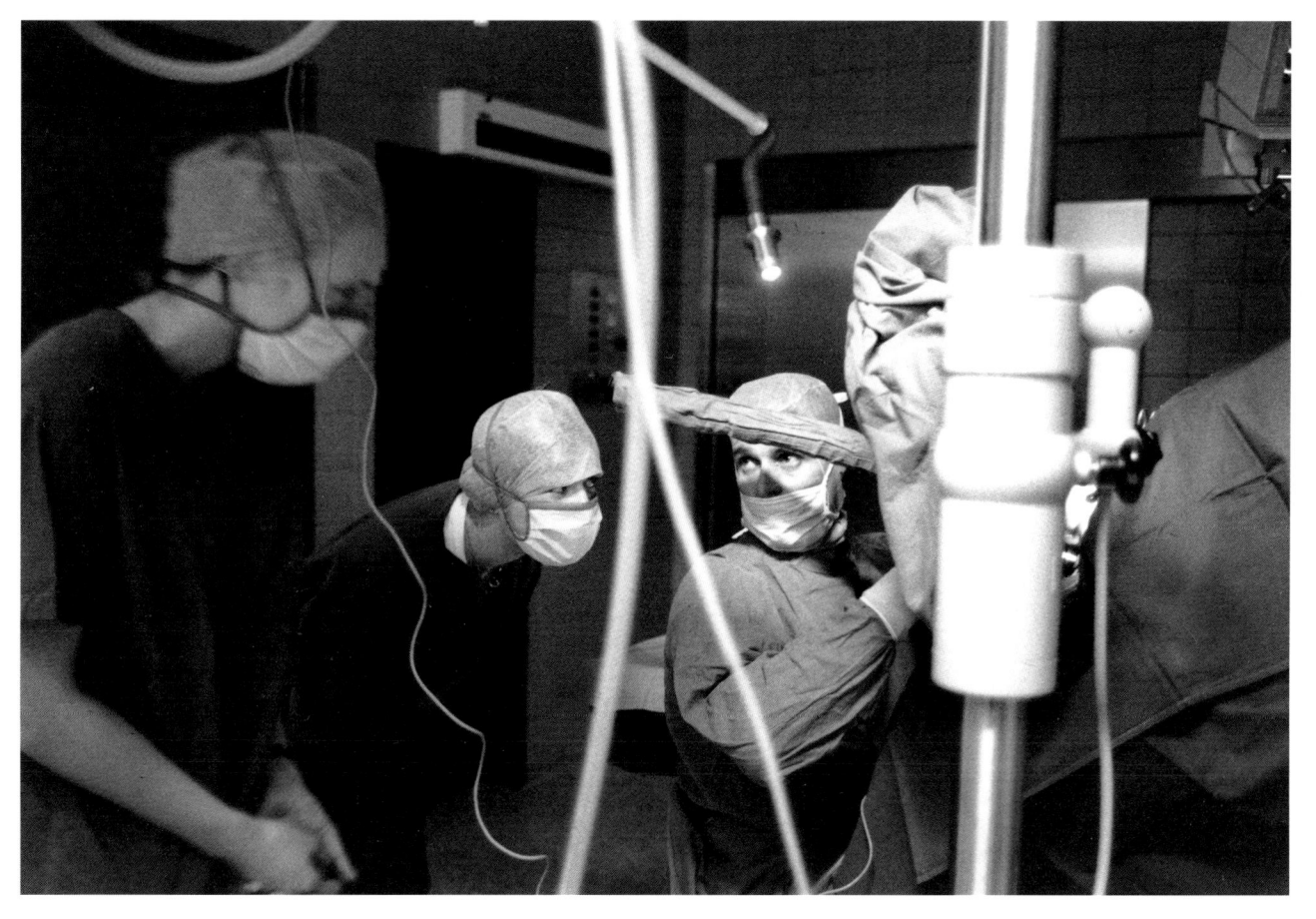

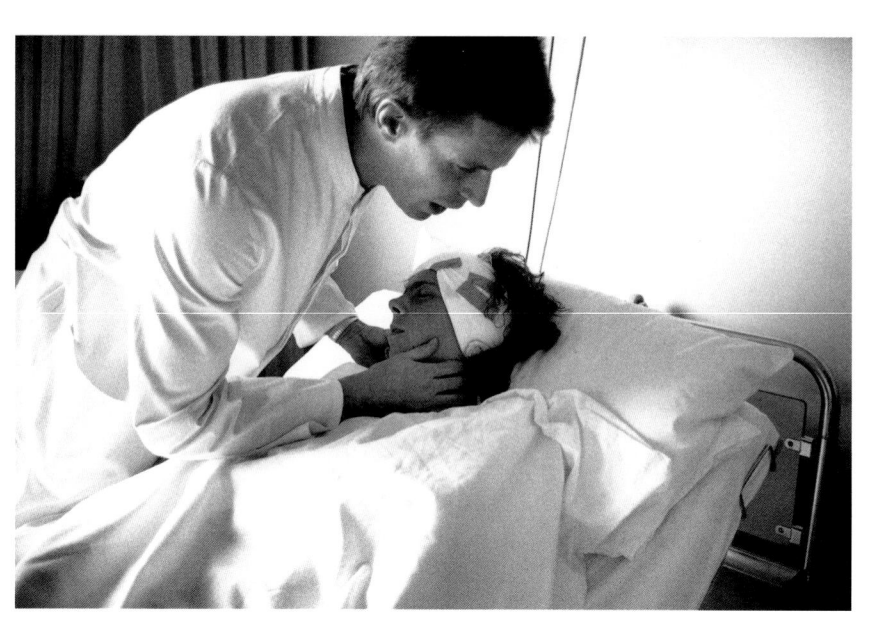

Einige Stunden nach der Operation prüft der Arzt am Krankenbett das Gehör der Patientin mit Zahlwörtern. Eine Lärmtrommel schaltet dabei das gesunde Ohr aus. Das Gehör des kranken Ohrs hat sich merklich gebessert. Auch die Funktion des Gesichtsnervs wird untersucht: Er ist unversehrt geblieben. Der Arzt stellt keine Ausfälle bei der Gesichtsbewegung fest.

Ihnen allerdings später noch einmal. Und dann achten Sie darauf, ob es im Ohr knackt. Morgen werde ich Sie danach fragen. Dann muß sich schon etwas getan haben.'

Die erste Visite bleibt Susanne Eickholdt nur als vager Schatten im Gedächtnis. Die einzige Erinnerung aus der Zeit zwischen Traum und Erwachen, wird sie später sagen, war die Panik, daß sie mit gelähmtem Gesichtsnerv aufwachen würde.

Die Angst ist unbegründet. Der Gesichtsnerv ist intakt geblieben. Am nächsten Tag geht die Patientin bereits mit ihrer Mutter spazieren. Sie erschrickt fast darüber, wie gut sie plötzlich mit dem linken Ohr hört. Durch den dicken Verband und die Tamponaden hindurch vernimmt ihr linkes Ohr Geräusche, die es früher nicht wahrgenommen hat. 'Ich kann's noch gar nicht glauben,' sagt sie immer wieder.

Jeden Tag wechseln die Ärzte nun den Verband und kontrollieren, ob die Patientin gut hören kann und ob die Wunde gut heilt. 'Achten Sie darauf, daß es knackt, also ob Luft an das Trommelfell kommt,' ermahnt Dr. Bernhard Saxler bei den Visiten.

Nach nicht einmal einer Woche wird Susanne Eickholdt entlassen. Im Ohr steckt noch die Tamponade.

Sie soll erst in vierzehn Tagen entfernt werden. Zur besseren Beobachtung der Wundheilung wird die Patientin dann noch einmal für ein paar Tage ins Krankenhaus aufgenommen. Dr. Saxler entfernt die Tamponade, reinigt das Ohr von Blutresten und löst ein paar kleine Verwachsungen, damit das Trommelfell besser schwingen kann. Wieder wird das Gehör gründlich untersucht.

Mit den Ergebnissen sind die Ärzte zufrieden. Wegen eines operativ nicht zu beeinflussenden Innenohrschadens im Hochtonbereich wird Susanne Eickholdt extrem hohe Töne auch nach der Operation nicht besser hören können. Unterhalb 6000 Hertz, also auch in dem Bereich, in dem Menschen sprechen, kann sie wieder normal hören. 'Vor allem aber kann ich jetzt schwimmen und tauchen', sagt Susanne Eickholdt. Sie hofft auf einen warmen Sommer.

Bei der Visite am nächsten Tag kontrolliert der Arzt erneut das Gehör des kranken Ohres. Er gibt der Patientin ein Dokument, das die durchgeführte Operation nochmals erläutert und Hinweise enthält, die sie künftig beachten muß, um den Operationserfolg nicht zu gefährden.

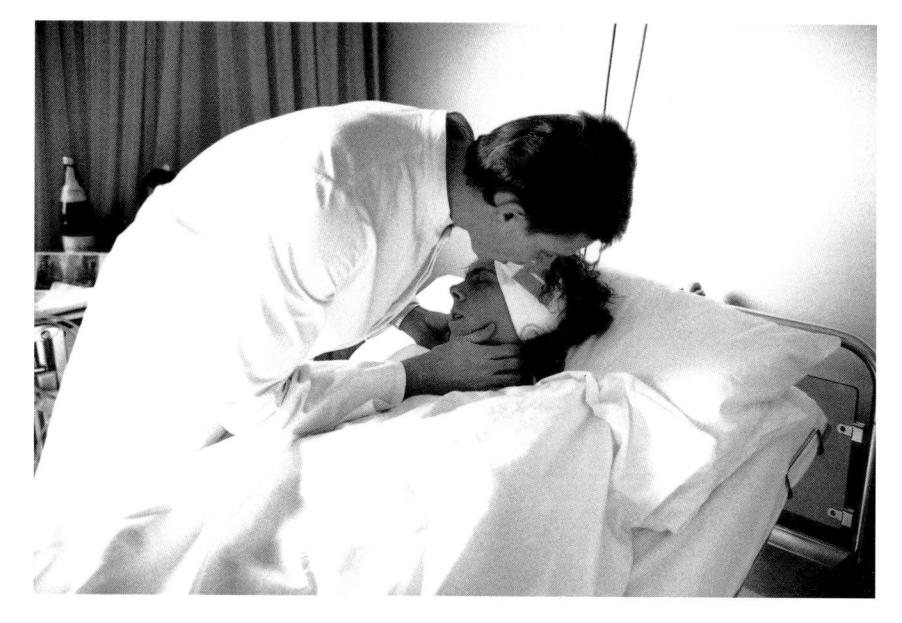

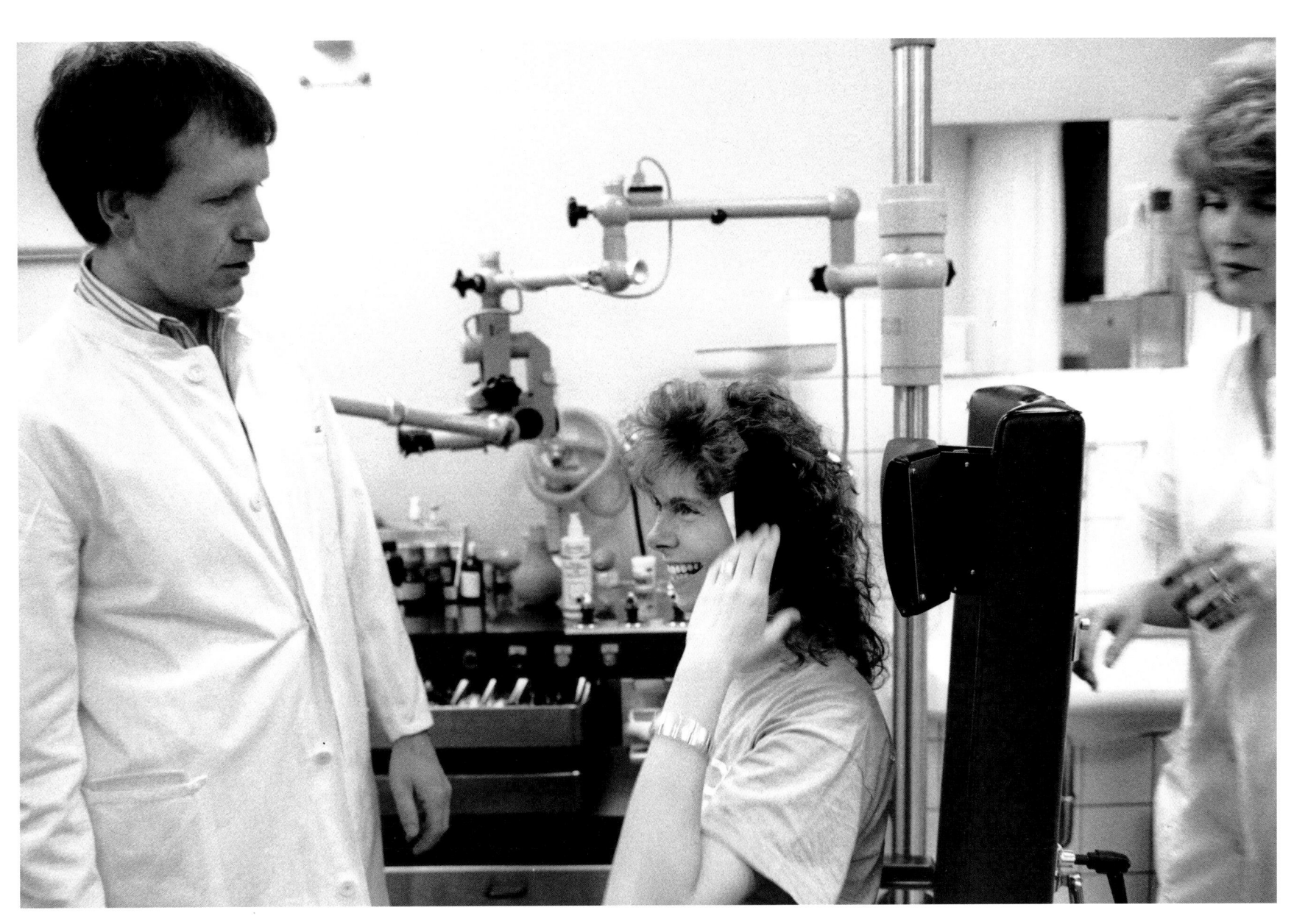

Das neue Hören: Der Arzt hat im Behandlungsraum den Kopfverband abgenommen, die Wundklammern entfernt und einen Ohrklappenverband angelegt. Das operierte Ohr vernimmt zum ersten Mal fast ungefiltert die Geräusche der Außenwelt.

Das Bett

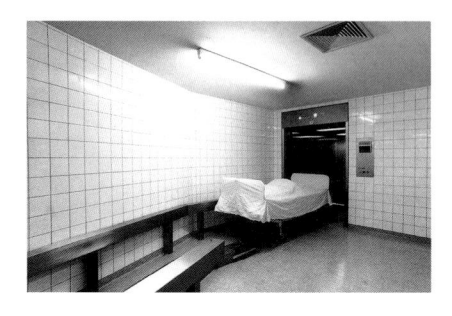

Über den Bettenaufzug gelangt das unreine Bett auf direktem Wege in die Bettenzentrale. In schmutzigen Laken und Kissen sind Bakterien, Keime und Sporen, die von der Haut und den Schleimhäuten der Kranken stammen. Einige sind unschädlich und sogar nützlich, andere verursachen Krankheiten, wenn sie durch Hautkontakt oder Schmierinfektionen auf andere Menschen übertragen werden. Da bei Krankenhauspatienten die Immunabwehr ohnehin geschwächt ist, muß die Übertragung solcher Krankheitserreger möglichst ausgeschlossen werden. Sie müssen abgetötet werden, bevor das Bett erneut benutzt werden kann.

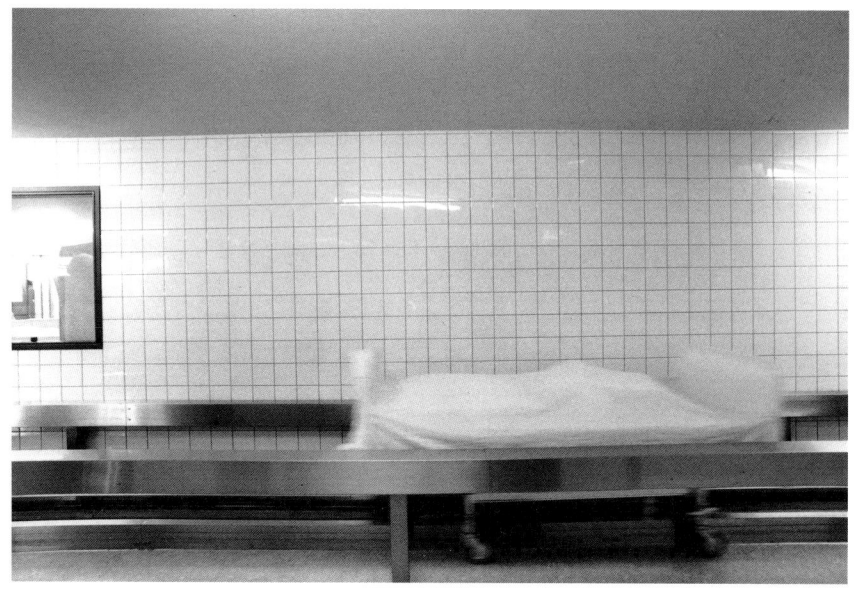

In Krankenbetten schläft man nicht. In Krankenbetten liegt man. Man liest, dämmert, starrt Löcher in die Luft. Morgens wechseln die Schwestern die Bettwäsche. Wer sich nicht aufrichten kann, den rollen sie vorsichtig hin und her, heben ihn behutsam an und ziehen dabei schnell die frischen Laken glatt. Dreimal am Tag stellt die Schwester das Kopfende auf und schiebt die Nachtschrankablage mit dem Essenstablett darauf quer über das Bett. 'Guten Appetit'. Dann geht's einem schon gut. Man ißt im Bett, wird gewaschen. Der Pfleger bringt die Pfanne. Die Visite kommt. Ärzte und Schwestern stehen ums Bett. 'Wie geht's?' Schon besser, aber noch hat man Schmerzen, kann das Bett nicht verlassen. Bis man geheilt ist, vergehen noch Tage, vielleicht auch Wochen. Eine Ewigkeit, so scheint es manchmal. Gut, daß man da sein Bett hat. Die Bettdecke bis über die Nase ziehen, das Gesicht tief in die Kissen vergraben, alle Selbstbeherrschung fahren lassen und einfach weinen. Unter sich spürt man die feste Matratze mit dem straff gezogenen Laken. Etwas wie Geborgenheit stellt sich ein. Man hat eine Zuflucht, nicht viel größer als man selbst. Einen Ort, den man kennt. Das tröstet.

Nachts, manchmal tagsüber schläft man auch im Krankenbett. Aber es ist nicht der gewohnte Schlaf. Man ist krank, schläft schlechter, hat andere Träume. Man hört die Geräusche des Bettnachbarn. Aber es ist auch das

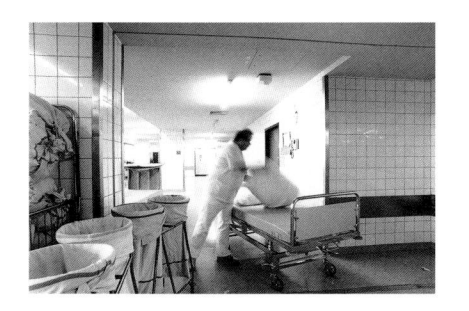

Das 'abgerüstete' Bett: Übrig bleibt das nackte Edelstahlgerippe. Seine Konstruktion ist ganz auf seine Funktion ausgerichtet, stabil und dennoch leicht fahrbar. Nirgendwo sind Fugen oder Hohlräume, in denen sich Krankheitserreger dauerhaft einnisten können. Kopf- und Fußende sind verstellbar. Vorne befindet sich eine Vorrichtung, um den 'Galgen' anzubringen, ein Bügel, an dem sich Patienten im Bett hochziehen können, um zu sitzen.

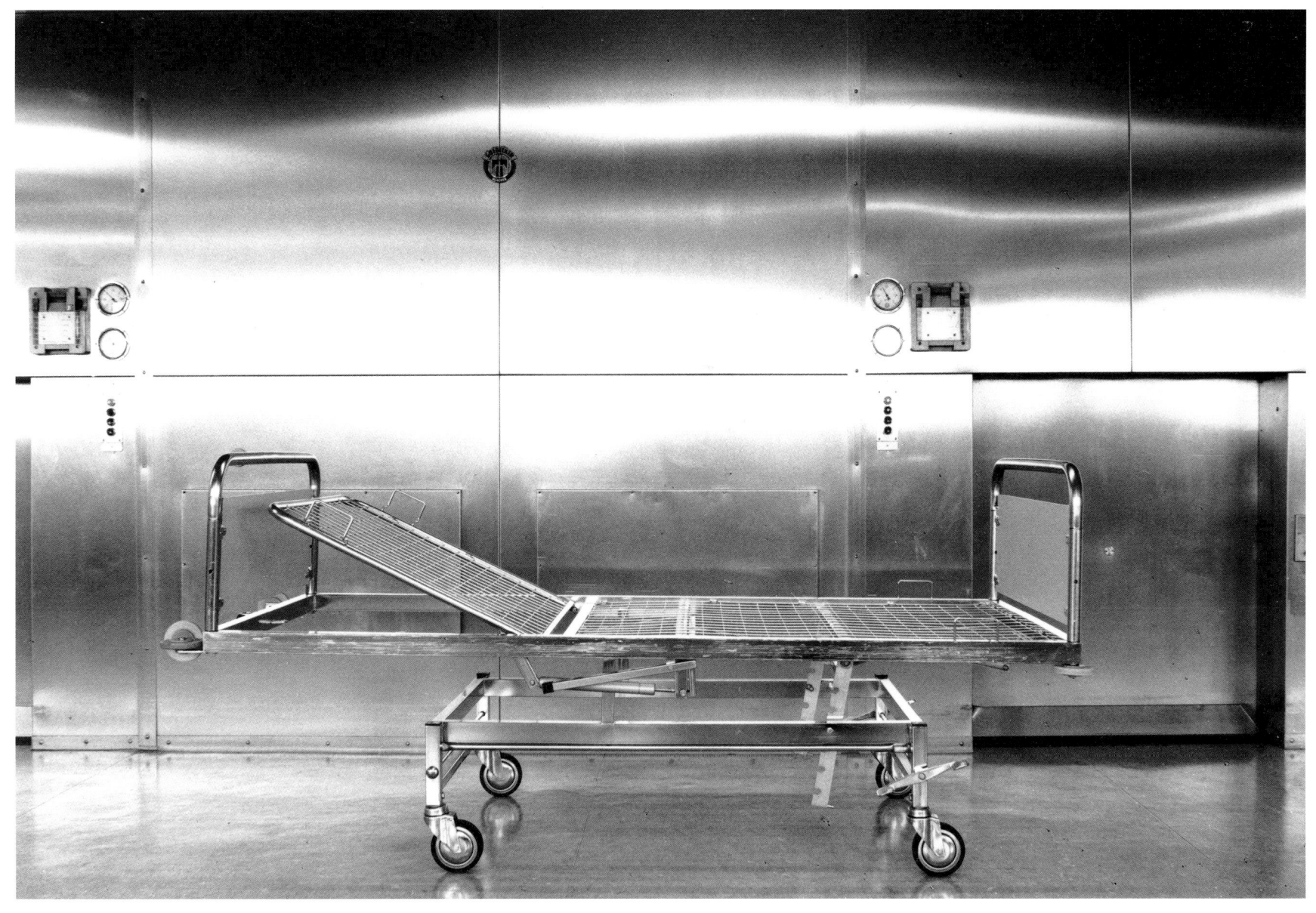

Kissen und Matratzen werden bei 105 Grad desinfiziert, das Bettgestell wird mit 80 Grad heißem Wasser, mit Reinigungs- und Desinfektionsmitteln behandelt. Durch diese Verfahren werden Krankheitserreger so geschädigt, daß sie nicht mehr infizieren können. Eine Sterilisation, bei der alle Mikroorganismen einschließlich ihrer Sporen vernichtet werden, ist daher nicht nötig.

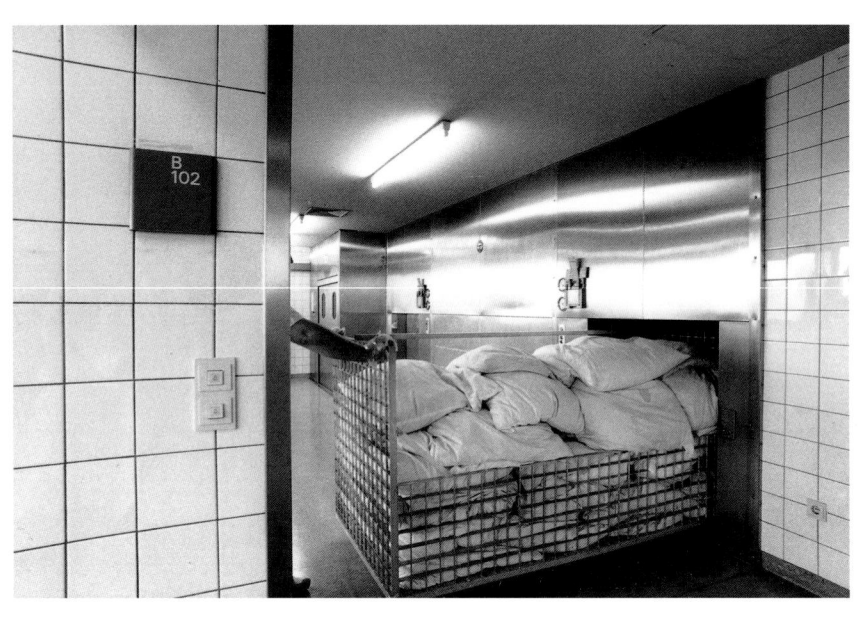

Die Idee, Krankheitserreger unschädlich zu machen, gab es schon im Altertum. Damals wurden Gegenstände und Räume ausgeschwefelt. Vom Mittelalter bis weit ins 19. Jahrhundert hinein, als man sich den Ansteckungsstoff als Gas vorstellte, versuchte man, dieses durch Gerüche zu vertreiben oder durch Ausräuchern mit Essig oder Chlor zu vernichten. Die heutigen Desinfektionsverfahren wurden erst entwickelt, nachdem die Krankheitserreger als niedere Organismen entdeckt waren.

Bett selbst, sein Edelstahlgerippe, die schnörkellose Form, die Räder, die den Schlaf verändern: Das Krankenbett ist bequem und vertrauenserweckend, aber es ist kein behagliches Möbel, in dem man sich vorm Einschlafen noch einmal wohlig räkelt. Es ist ein technisches Gerät, in dem Kranke aufbewahrt und gepflegt werden, fahrbar, verstellbar, feststellbar. Das Bett ist der wichtigste Bestandteil des Krankenhauses. Krankenhäuser sind so gebaut, daß man überall mit einem Bett hindurchfahren kann. Das Krankenbett ist die Einheit, in der die Größe eines Krankenhauses gemessen wird, und es hat dem Krankenhaus den Namen gegeben. Das Wort 'Klinik' leitet sich aus dem griechischen Wort 'kline' ab und bedeutet 'Bett'.

Krankenbetten sind die Verkörperung der Grundidee des Krankenhauses: Hygiene. Frisch bezogen, mit blitzendem Gestänge stehen sie da, fast feierlich. Man sieht ihnen nicht an, wie viele Patienten in ihnen gelegen und gelitten haben. Wie viele sich in Fieberträumen zwischen den Laken gewälzt und auf ihre Heilung gewartet haben. Wie viele in ihnen gestorben sind. Krankenbetten bewahren keine Erinnerungen.

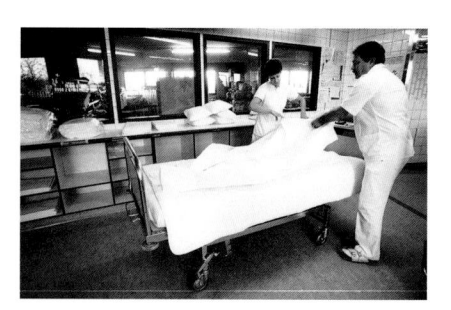

Der Ort im Alfried Krupp Krankenhaus, an dem die Erinnerungen getilgt werden, ist die Bettenzentrale. Der langgestreckte Raum im ersten Stock des Krankenhauses ist in zwei voneinander abgeschlossene Hälften geteilt, in eine reine und eine unreine. Dazwischen die Waschstraße. Sie ist als Schleuse gebaut. Die Türen zur unreinen und zur reinen Seite hin können nie gleichzeitig geöffnet werden. Eine Automatik verhindert das, damit Krankheitserreger nicht von der unreinen auf die reine Seite gelangen. Das System erinnert an den menschlichen Kreislauf. Wie das sauerstoff-

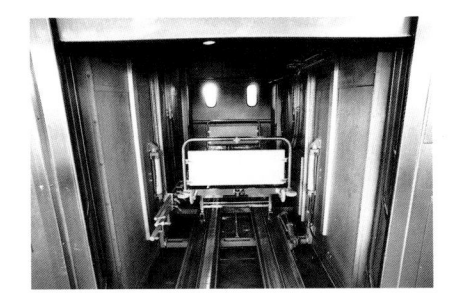

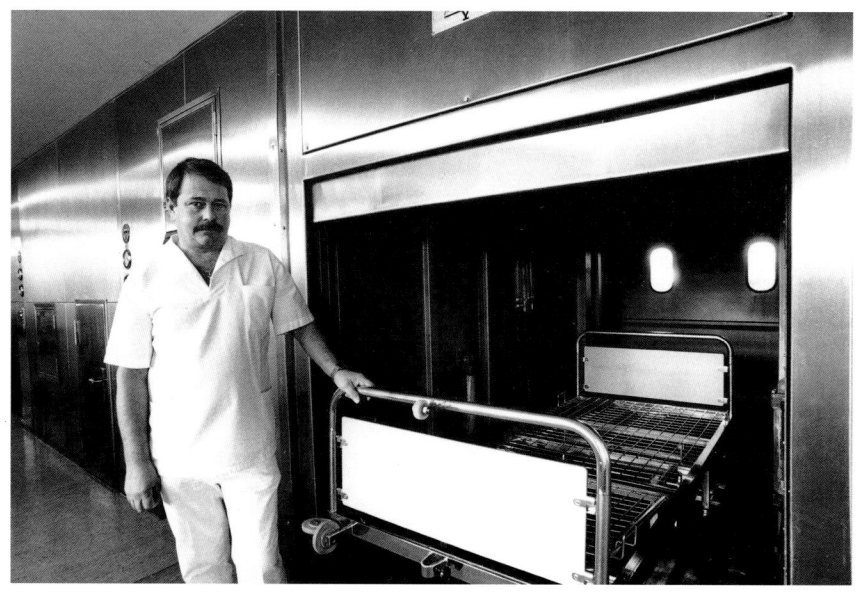

Das Bettgestell wird mit Bettzeug 'aufgerüstet' und anschließend mit frischer Wäsche bezogen. Dabei ist es wichtig, das Laken so stramm wie möglich über die Matratze zu ziehen. Die Liegefläche muß völlig glatt sein. Es dürfen keine Falten entstehen. Sie würden vor allem bei Patienten, die dies nicht spüren, Hautschäden verursachen, die nur schwer wieder heilen.

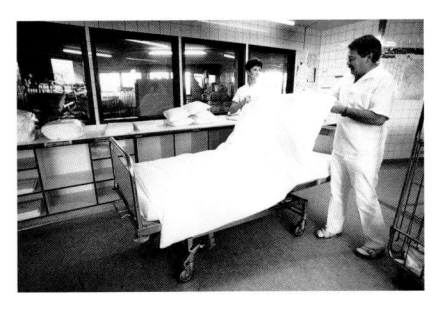

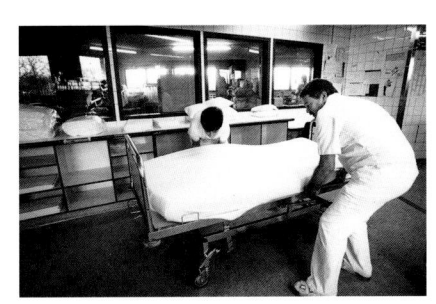

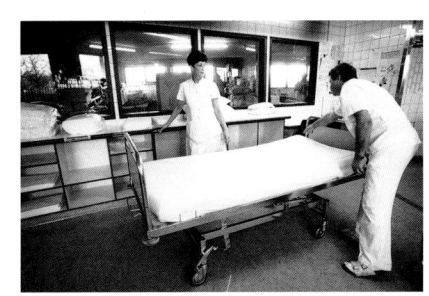

arme 'verbrauchte' Blut über die Venen in die rechte Herzkammer fließt, um dann in der Lunge wieder mit Sauerstoff angereichert und über die linke Herzseite erneut in die Arterien gepumpt zu werden, so kommt auch das gebrauchte Bett auf der unreinen Seite der Bettenzentrale an, wird gesäubert und desinfiziert und auf der reinen Seite wieder in das System eingefädelt.

Die Aufzugtür öffnet sich. Ein flacher, an Ketten installierter Kasten, der 'Dackel', schiebt sich unter das Bett, zieht es langsam ruckelnd heraus. Auf dem Bett, zwischen den zerdrückten Kissen und schmutzigen Laken stecken Krankheitserreger. Horst Rosenau, der das Bett nun 'abrüstet', trägt deshalb Handschuhe. Er reißt die schmutzige Bettwäsche herunter, wirft sie in große Wäschesäcke, die später in eine Großwäscherei gebracht und dort gereinigt werden. Matratze und Bettdecke wirft er auf den 'Matratzenwagen'. Das volle Gefährt schiebt er in die Vakuum-Dampf-Anlage. Die Tür schließt sich. In der Anlage beginnt die automatische Reinigung. Ein Vakuum wird gesaugt. Düsen öffnen sich, und 105 Grad heißer Dampf strömt aus. Füllt den luftleeren Raum, durchdringt das Gewebe der Matratzen und Bettdecken und tötet alle Krankheitskeime ab. Nach insgesamt 35 Minuten sind Bettdecken und Matratzen desinfiziert. Pumpen saugen den Dampf ab. Auf der reinen Seite verläßt der Ma-

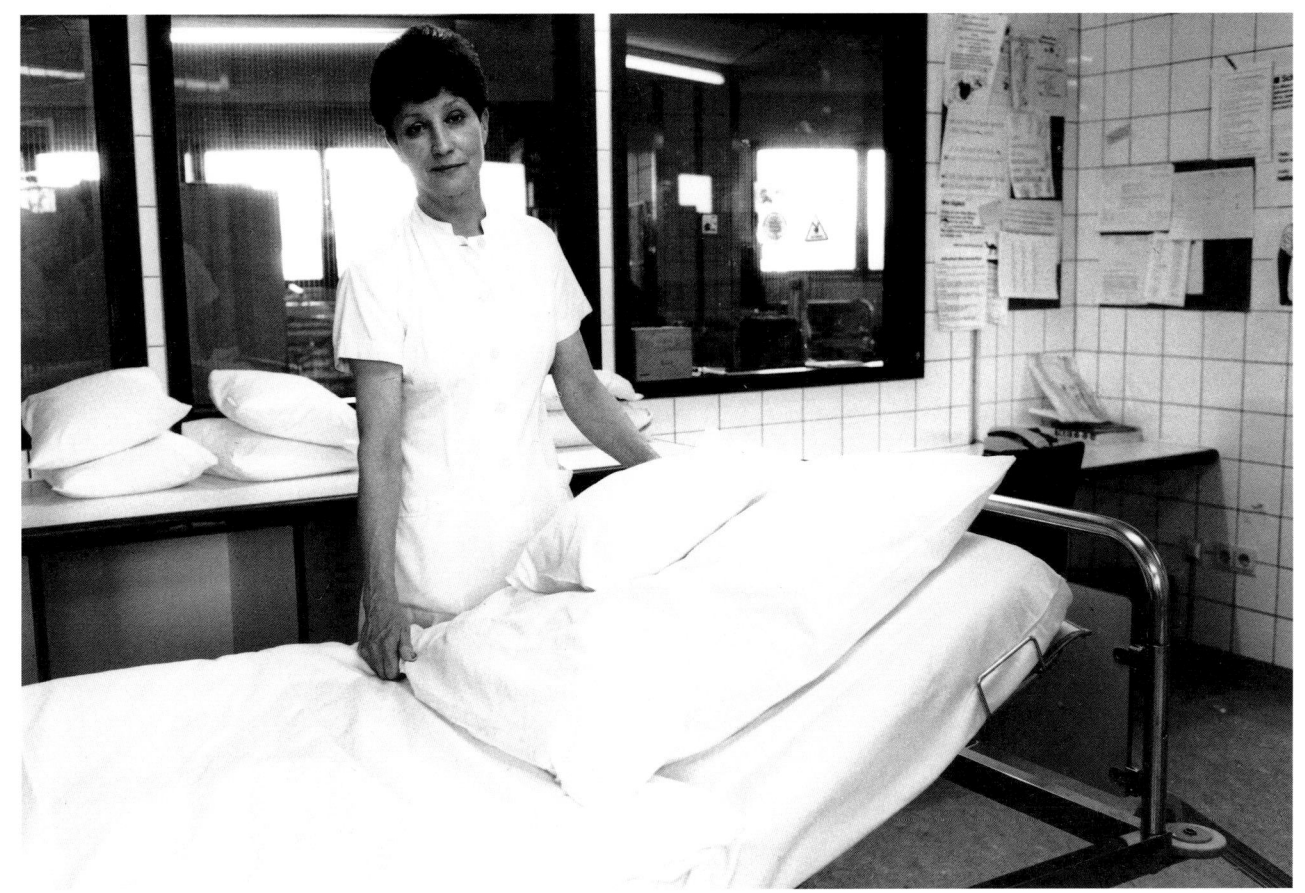

Die Tätigkeit der Mitarbeiter in der Bettenabteilung erleichtert später den Schwestern auf den Stationen die Arbeit. Dort werden die Betten nach Bedarf neu bezogen: spätestens alle fünf bis sechs Tage, in der Regel jedoch in kürzeren Abständen.

tratzenwagen die VDV-Anlage. Wenig später folgt der Kopfkissenwagen.

Das vollkommen 'abgerüstete' Bettgestell durchläuft nun ebenfalls die Waschstraße. Wenn sich die Edelstahltür der unreinen Seite schließt, setzen sich an den beiden Seitenwänden der Kammer Schlitten in Bewegung. Während sie auf und ab gleiten, schießen aus ihren Düsen 80 Grad heißes Wasser, Reinigungs- und Desinfektionsmittel. Nach vier Minuten wird die zweite Tür der Kammer geöffnet, und das Bett rollt hitzedampfend, blitzsauber und keimfrei auf die reine Seite. Während der Wäsche haben sich die Edelstahlteile des Bettes so aufgeheizt, daß die Restfeuchtigkeit nun selbständig verdunstet.

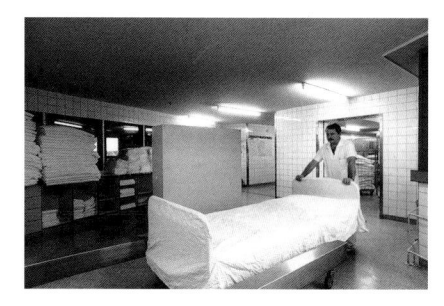

Das Bett ist bereit zur erneuten 'Aufrüstung'. Im Gleichtakt, von zwei Seiten, legen Karl-Heinz Böhmer, der Desinfektor, und seine Kollegin Brunhilde Fischer eine Matratze auf das Bettgerüst, darüber ein frisches Betttuch. Feucht gemangelt, aber nicht gestärkt, denn Stärke ist ein idealer Nährboden für alle Arten von Bakterien. Unter der Matratze stecken Brunhilde Fischer und Karl-Heinz Böhmer die Ecken des Bettuchs fest, so daß sich das Laken straff spannt. Die Bettdecke wird 'eingezogen'. Die Kollegen drehen den Bettbezug 'auf links', streifen ihn sich wie einen Handschuh über einen Arm, fassen die oberen Ecken von innen, greifen nach einer Ecke der Bettdecke und stülpen den Bettbezug darüber. Das Kopfkissen wird auf die gleiche Weise eingezogen und dann auf der Matratze zurechtgerückt. Als letztes die Betthaube: ein dünnes Tuch mit Auswölbungen an Kopf und Fußende, das über das gereinigte und frischbezogene Bett gebreitet wird.

Zusammen mit zwei anderen Kollegen rüsten Brunhilde Fischer und Karl-Heinz Böhmer an jedem Werktag zwischen 100 und 120 Betten auf, samstags und sonntags etwa 50 bis 60. 560 Betten zählt das Krankenhaus. Sie sind fast rund um die Uhr belegt. Die Statistik verzeichnet eine 96prozentige Auslastung. Das bedeutet: Für jeden Patienten, der das Krankenhaus nach durchschnittlich elf Tagen verläßt, wird spätestens wenige Stunden danach bereits ein neuer Patient aufgenommen. Wenn er auf die Station kommt, muß längst ein frisches Bett bereitstehen. 660 Betten sind daher tatsächlich im Einsatz. Dazu 30 'vollröntgenbare' und nach allen Seiten hin verstellbare Betten für die Intensivpflegeabteilung.

Ein Teil der Betten, die in der Bettenzentrale gereinigt und frisch bezogen worden sind, werden direkt in den OP-Bereich gebracht, um die Patienten nach der Operation aufzunehmen. Um den Wirkungen der Narkose vorzubeugen, bekommen sie zusätzlich zu der Grundaufrüstung routinemäßig Stecklaken und Gummiunterlage. Die meisten Betten jedoch erhalten lediglich die Grundaufrüstung und kommen damit auf die Stationen. Dort entscheiden die Schwestern, ob sie zusätzlich noch ein Stecklaken oder eine Gummiunterlage für das Bett brauchen. Wasser- oder Luftmatratzen, auf die Patienten mit wunder Haut gelegt werden, Betten mit Verlängerungsgestell für besonders große Kranke müssen extra angefordert werden. Vor einigen Jahren gehörte noch das 'Fritzchen', ein kleines festes Kopfkissen, zur Grundausstattung der Stationsbetten. Bis sich beim Nachzählen der Bestände herausstellte, daß das 'Fritzchen' offenbar von vielen Patienten als Souvenir hoch geschätzt wurde. Seitdem gibt es das kleine Kissen nur noch auf besonderen Patientenwunsch.

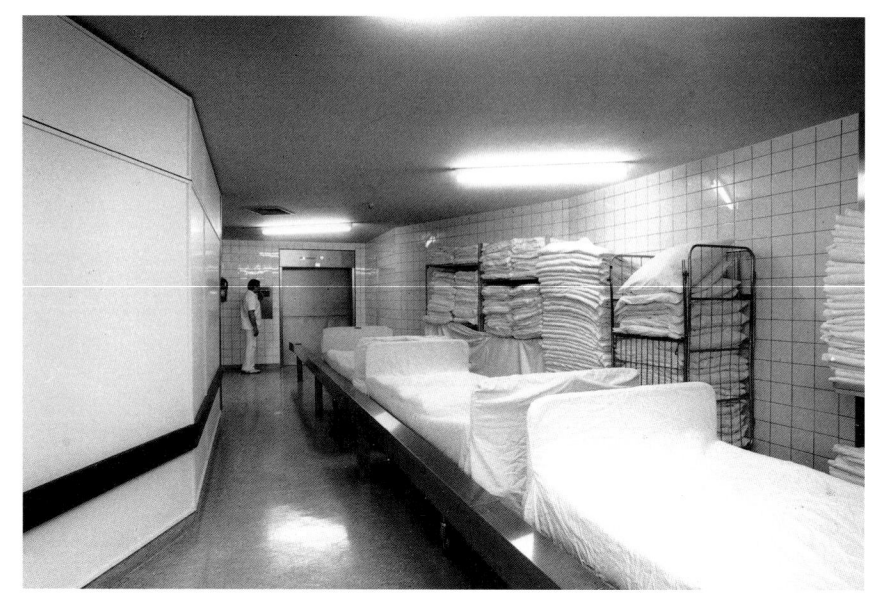

Die aufgerüsteten Betten werden bis vor den Aufzug der reinen Seite geschoben. Dort bleiben sie stehen, bis auf irgendeiner Station ein frisches Bett benötigt wird. Die Stationsschwester schickt einen Mitarbeiter des Etagendienstes zum Aufzug der reinen Seite. Während sie sich ihrer eigentlichen Aufgabe, der Krankenpflege, widmen kann, 'zieht' der Mitarbeiter das frische Bett. Das geht ganz ohne Formalitäten, ohne Anforderungsschein und ohne besondere Rücksprache mit der Bettenzentrale. Mit Hilfe eines Spezialschlüssels holt der Mitarbeiter des Etagendienstes den Aufzug. Er enthält ein frisches Bett. Wenn es herausgezogen wird, fährt der leere Aufzug zurück in die Bettenzentrale. Die Tür öffnet sich. Automatisch zieht der 'Dackel' ein neues Bett in den Aufzug. Die Betten im Speicher rücken nach. Ein Kreislauf, der nie endet.

Das frische Bett: Die Betthaube schützt es vor Staub und Keimen. Durchschnittlich elf Tage wird es dauern, bis es erneut zur Reinigung und Desinfektion in die Bettenzentrale kommt. Mit dem Kreislauf, den die Betten durchlaufen, ist ein zweiter Kreislauf verbunden: der des Wassers. Zum Schutz der Umwelt wird auch das Wasser, mit dem das Bett gesäubert wird, aufbereitet und wiederverwendet.

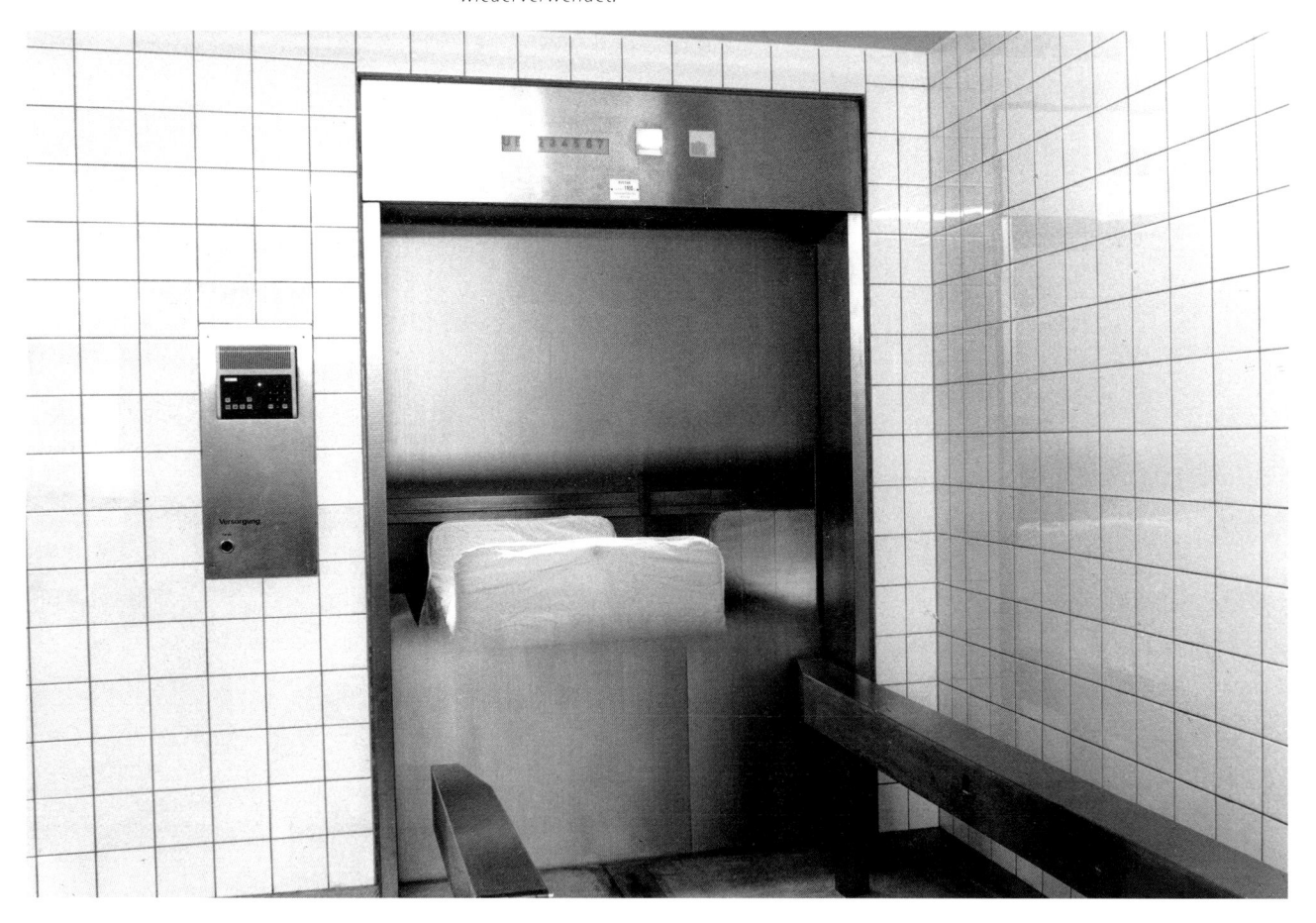

Plötzliche Bedrohung

Mit dem Notarztwagen wird der Patient ins Krankenhaus gebracht. Kranke mit akutem Herzinfarkt müssen so schnell wie möglich ärztlich versorgt werden. In den ersten Stunden nach Eintritt des Infarkts sind sie durch schwere Rhythmusstörungen des Herzens, durch Pumpversagen oder plötzlichen Herzstillstand besonders stark gefährdet.

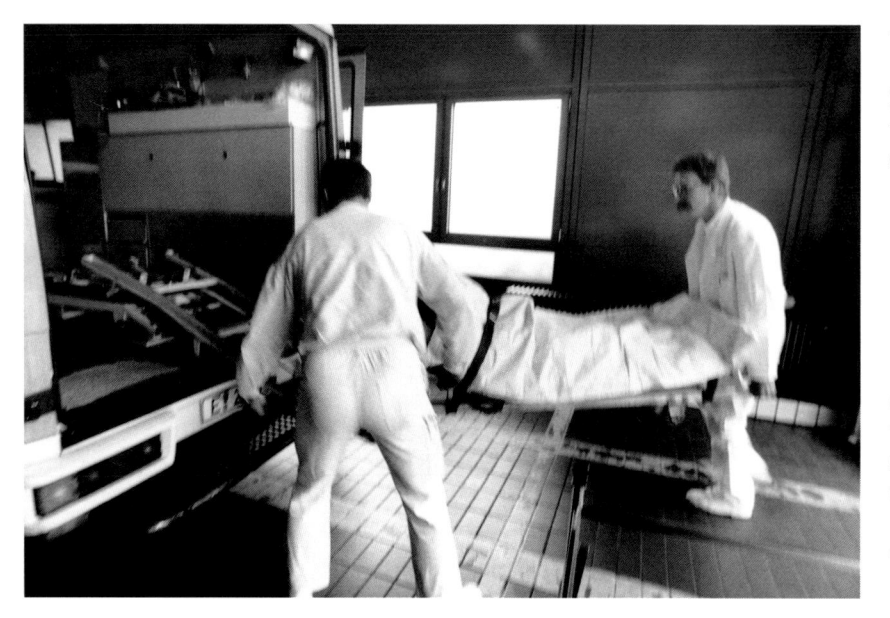

Die Schmerzen begannen an einem Samstag abend, kurz nach neun Uhr. Karl Werling hatte im Wohnzimmer gesessen und sich im Fernsehen die Musiksendung eines ostdeutschen Opernsängers angesehen, als sein Herz plötzlich aufhörte, im gewohnten Rhythmus zu schlagen. Es war, als hätte der Brustkorb sich gegen das anströmende Blut zusammengezogen, als wäre er auf einmal zu eng geworden für das wild stolpernde Herz. Ein scharfes Stechen, das hinter dem Brustbein begonnen hatte, strahlte in den ganzen oberen Bauchraum aus und nahm den Atem. Karl Werling wurde es übel. Es gelang ihm nicht mehr, an etwas anderes als den gewaltigen Schmerz in seiner Brust zu denken.

Seit einem Angina-pectoris-Anfall vor einigen Jahren hat der 72jährige einen Vorrat von Herzmedikamenten zu Hause. Doch diesmal helfen die Nitro-Kapseln nur kurze Zeit. Dann setzt der rasende Schmerz wieder ein. Schließlich ruft Frau Werling den Notarztwagen. Karl Werling wird ins Alfried Krupp Krankenhaus gebracht. Dort, in der Notaufnahme, wird eine tausendfach geübte und erprobte Erstversorgung eingeleitet, die seine Schmerzen lindert und ihm das Gefühl gibt, in rettenden Händen zu sein. Alles geht schnell und reibungslos. Jeder Griff der Ärzte, Schwestern und Pfleger sitzt. Als erstes bekommt Karl Werling ein Nitro-Spray, um die Herzkranzgefäße zu entkrampfen. Dann wird ein EKG geschrieben. Seine Kurven und wenig später auch die Laborbefunde seines Blutes zeigen deutlich einen Prä-Infarkt, die Vorstufe zu einem Herzinfarkt. Auf der Intensivstation bekommt Karl Werling über die Armvene Medikamente, die das Herz entlasten und die Herzkranzgefäße entspannen. Eine Sauerstoffmaske soll ihm das Atmen erleichtern,

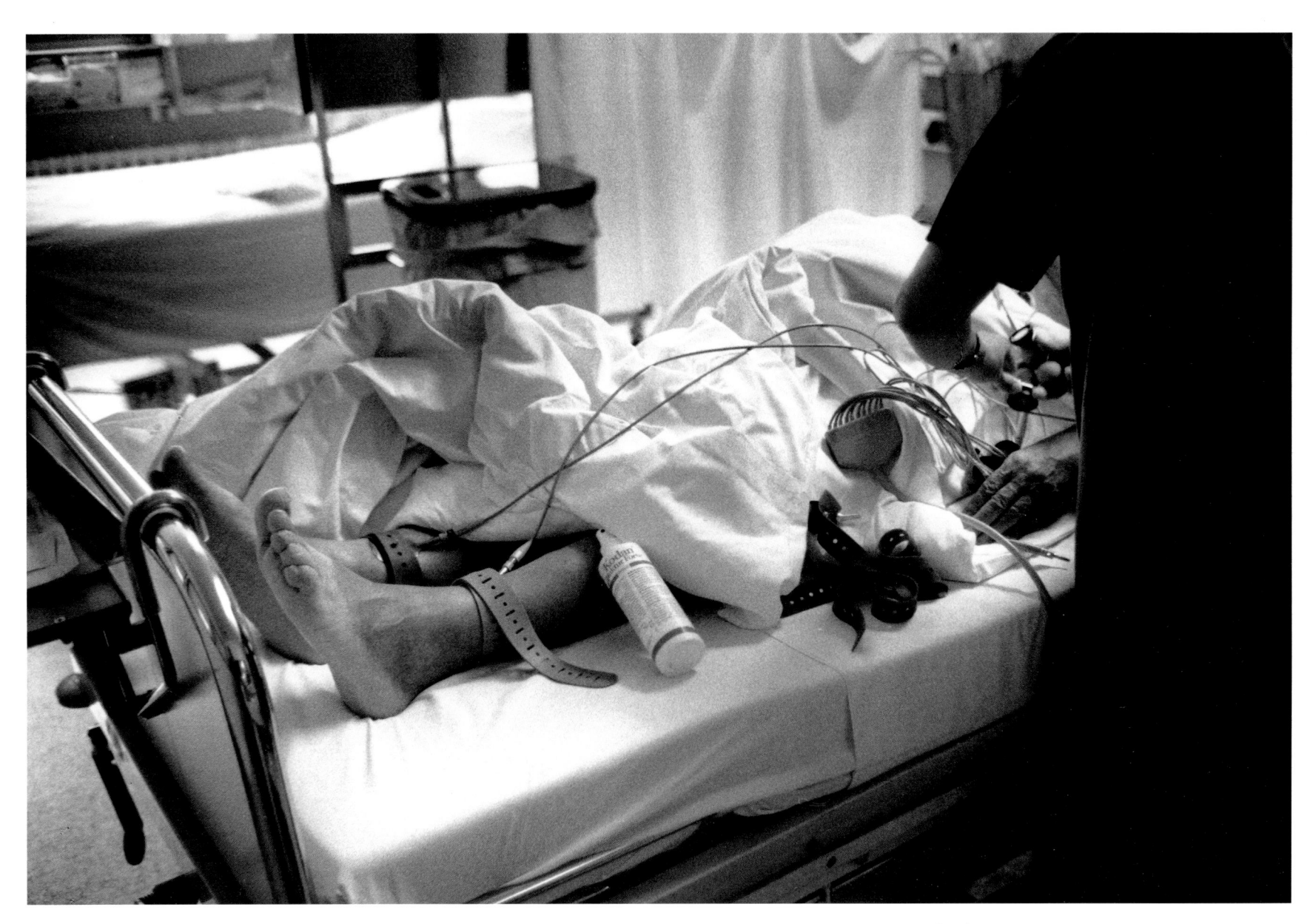

Zur Ableitung des Elektrokardiogramms (EKG) werden Kabel an Beinen, Armen und Brustkorb des Patienten angelegt. Elektroden zeichnen elektrische Ströme des Herzens auf. Veränderungen des Stromkurvenverlaufs geben Hinweise auf eine Erkrankung und ermöglichen eine schnelle Diagnose.

Zur Sicherung der Diagnose müssen über Stunden hinweg mehrere Elektrokardiogramme angefertigt werden. Aus dem Vergleich der Stromkurven kann der Arzt die Ursache der Herzschmerzen deutlich erkennen.

Mit Hilfe des Röntgenbildes können die Ärzte krankhafte Veränderungen des Herzens und der Lunge feststellen. Geröntgt wird mit einem fahrbaren Röntgengerät. Die Betten der Intensivstationen sind so konstruiert, daß alle Untersuchungen durchgeführt werden können, ohne daß der Patient umgelagert oder beeinträchtigt wird.

Die Krankenschwester auf der Intensivstation spricht mit dem neu aufgenommenen Patienten. Sie erklärt ihm den Sinn der Überwachungseinrichtungen und bemüht sich, ihm die Angst vor der Vielzahl der medizinisch-technischen Einrichtungen zu nehmen.

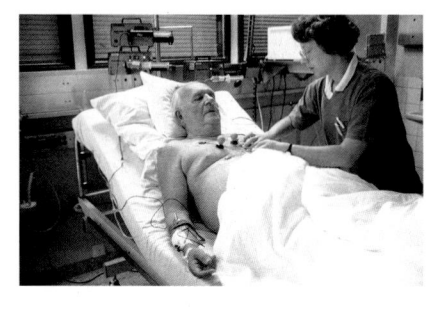

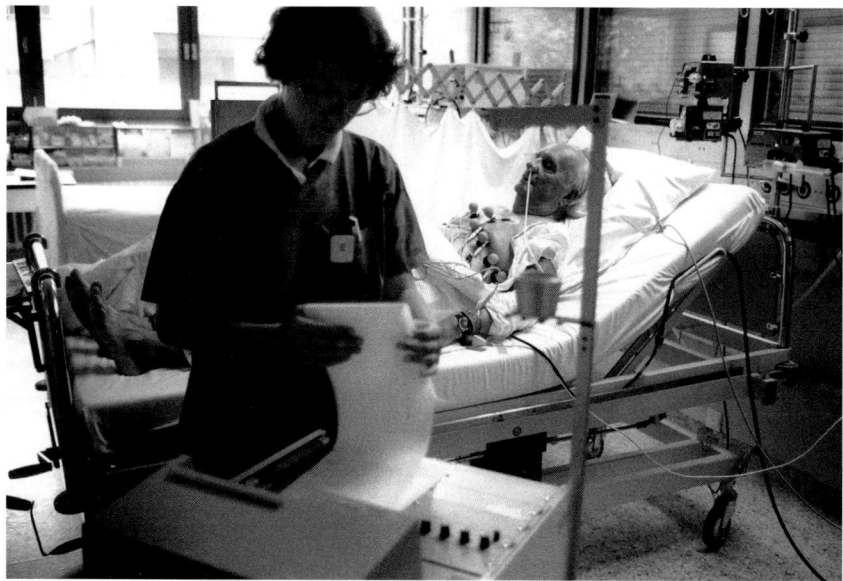

Neben der Aufzeichnung des Elektrokardiogramms ist eine Reihe weiterer Untersuchungen nötig. Dazu gehört auch das Röntgen des Brustkorbes.

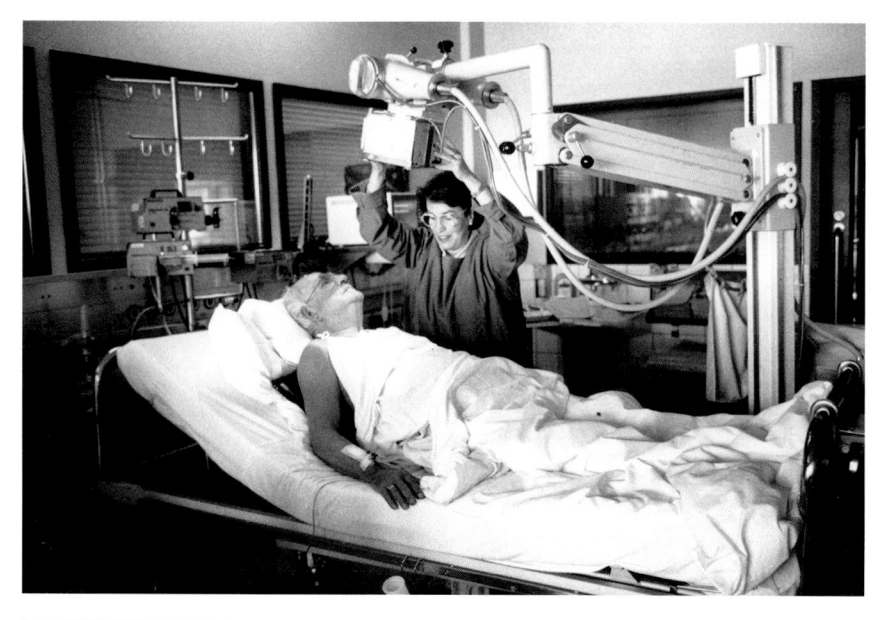

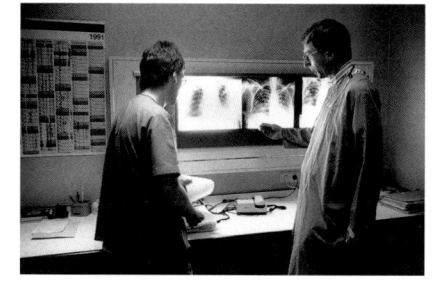

EKG-Elektroden messen seine Herztätigkeit.

Schlaf findet Karl Werling in dieser Nacht nicht. Seine Schmerzen und die fremde Umgebung der Intensivstation, die ungewohnten Geräusche, das Licht und die Schwestern, die immer wieder nach ihm schauen, halten ihn bis weit in den nächsten Morgen wach. Erst mittags findet er endlich in den Schlaf.

Karl Werlings Zustand bessert sich schnell. Nach der zweiten Nacht auf der Intensivstation wird er auf die Normalstation verlegt. Doch der plötzliche Krankenhausaufenthalt macht seinem Selbstbewußtsein zu schaffen. Dem lebensfrohen Mann fällt es schwer, sich plötzlich an sein Leben als Patient zu gewöhnen. Sein Lebtag lang habe er noch nie ein Krankenhaus von innen gesehen. 'Schließlich bin ich keiner, der wegen jeder Kleinigkeit gleich zum Arzt springt,' rechtfertigt er sich immer wieder. Die Ärzte erklären ihm jedoch, daß er sich richtig verhalten habe.

'Aus dem Vorboten eines Herzinfarktes kann sich unter Umständen sehr schnell ein Herzinfarkt mit tödlichen Folgen entwickeln. Deshalb war es gut, daß Sie gleich Ihr Medikament genommen und den Notarztwagen gerufen haben,' sagt Oberarzt Dr. Werner Pfeifer. 'Die Schmerzen eines Prä-Infarkts sind ein ernstes Zeichen dafür, daß die Herzkranzgefäße, die den Herzmuskel mit Blut und Sauerstoff versorgen, bereits durch Kalkablagerungen geschädigt sind. Denn Beschwerden verursachen sie erst in weit fortgeschrittenem Zustand, wenn das Blutgefäß schon um die Hälfte und mehr verengt ist. Ist bereits ein Infarkt eingetreten, der die Blutzufuhr ganz unterbindet, sind die Heilungsaussichten viel geringer,' erklärt der Arzt.

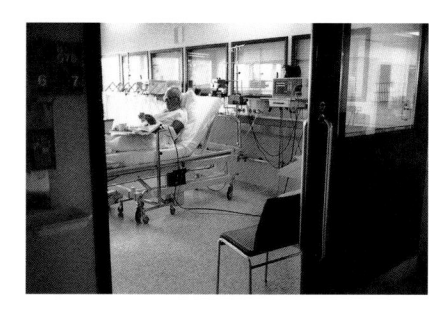

Gelingt es dann nicht, während der ersten Stunden das Gerinnsel mit Medikamenten aufzulösen, das verschlossene Gefäß zu öffnen und die Durchblutung des Herzmuskels wiederherzustellen, wird Herzmuskelgewebe unwiederbringlich zerstört. Vernarbungen entstehen, die die Leistung des Herzmuskels einschränken.

Der Herzanfall habe ihm nicht wirklich Angst gemacht, sagt Karl Werling, 'nach acht Jahren russischer Gefangenschaft kann das nichts und niemand mehr.' Doch die furchtbaren Schmerzen des Prä-Infarkts werde er wohl sein Leben lang nicht mehr vergessen. 'Das war ein Warnschuß,' meint er ernst. 'Jetzt müßte ich mir ja wohl auch das Rauchen abgewöhnen.' So hat er auch keine Einwände, als ihm Dr. Pfeifer ankündigt, daß er noch ein paar Tage im Alfried Krupp Krankenhaus bleiben soll. Oft zeigen sich Infarkte erst Tage später im EKG, erklärt ihm der Arzt, deshalb werde man seinen Zustand zur Sicherheit noch eine Weile überwachen. Zudem wolle man den Aufenthalt dazu nutzen, den

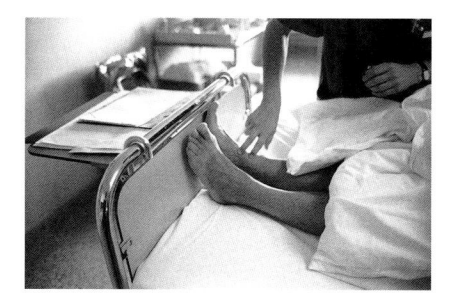

Der Arzt untersucht mit Hilfe des Ultraschalls die Größe und Beweglichkeit des Herzens, um das Ausmaß des Herzinfarktes genau beurteilen zu können.
Patienten mit Herzinfarkt leiden auch häufig unter Durchblutungsstörungen in anderen Regionen des Körpers. Nachdem sich ihr klinischer Zustand stabilisiert hat, werden deshalb auch die Gefäße des Beines und des Halses mit Ultraschall untersucht.

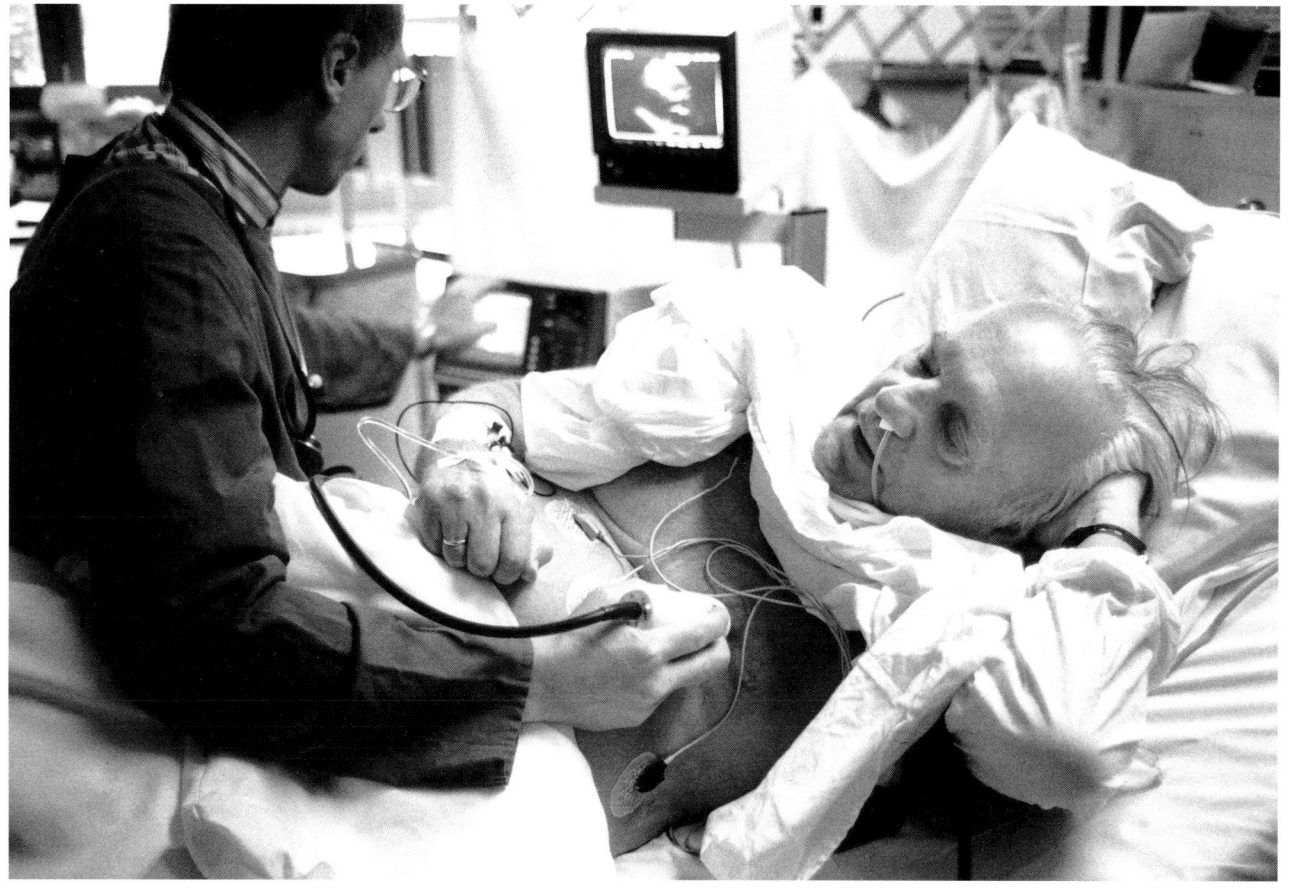

Schweregrad seiner Gefäßschädigung zu bestimmen, herauszufinden, wie stark der Patient belastbar ist und wie hoch das Risiko ist, bei leichter Anstrengung wieder Schmerzen zu bekommen.

Vor allem die Herzkranzgefäße sollen untersucht werden. Mit einem Katheter, den er von der Leiste über die Bauchschlagader zum Herzen vorschiebt, sucht der Herzspezialist Dr. Matthias Benn nach Gefäßverengungen. Über den Schlauch wird ein Kontrastmittel in die Herzkranzgefäße gespritzt. Auf dem Röntgenschirm sind sie danach deutlich zu sehen: ein seltsam körperloses Gespinst von Blutbahnen. An einer Stelle ist eine Verengung zu sehen: die Ursache für den Herzanfall. Die Ärzte suchen mit Ultraschallgeräten nach weiteren verkalkten Stellen in den Bein- und Halsarterien, sie untersuchen, ob der hohe Blutdruck des Patienten die Nieren geschädigt hat und ob die Lungen gesund sind. Mit Hilfe eines 24-Stunden-EKGs wird geprüft, ob es zeitweilige schmerzlose Minderdurchblutungen oder Rhythmusstörungen gibt, von denen der Patient nichts merkt, die ihn aber in Gefahr bringen können. 'Die Untersuchungsergebnisse sind zwar allesamt gut ausgefallen, aber sie geben isoliert betrachtet noch kein zuverlässiges Bild', warnt Dr. Pfeifer. 'Wir müssen dazu die Risikokonstellation, die persönlichen Lebensumstände des Patienten, das

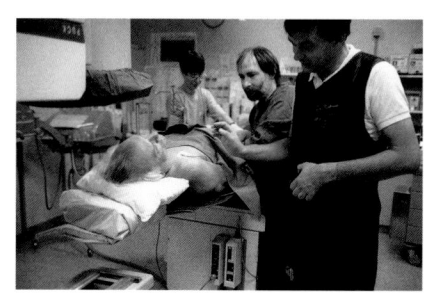

Mit einer Herzkatheteruntersuchung werden die Herzkranzgefäße dargestellt: Kleine Schläuche werden in die Arterien des Patienten eingeführt und bis zu den Herzkranzgefäßen vorgeschoben. Kontrastmittelinjektionen in die Kranzgefäße machen Veränderungen im Röntgenbild sichtbar.

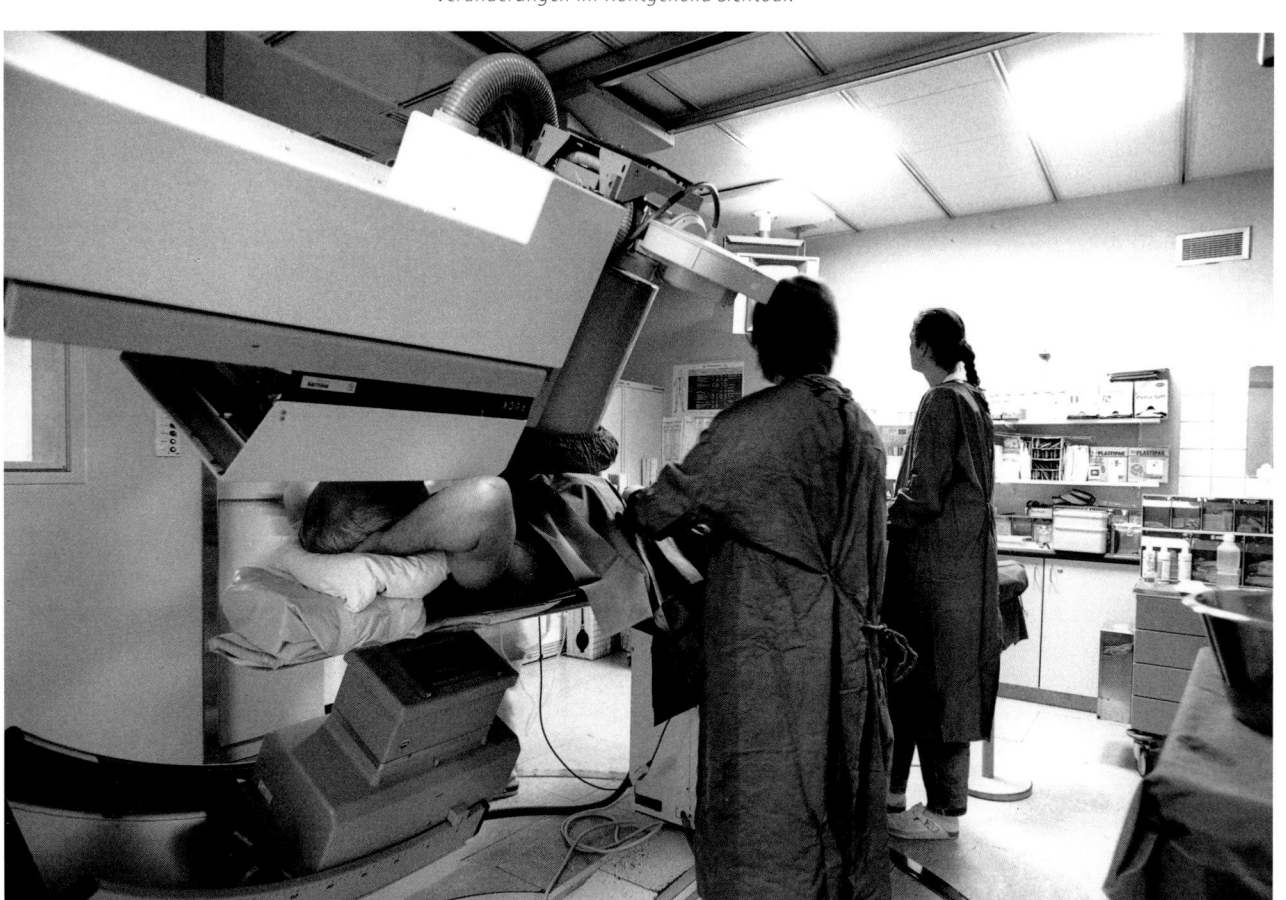

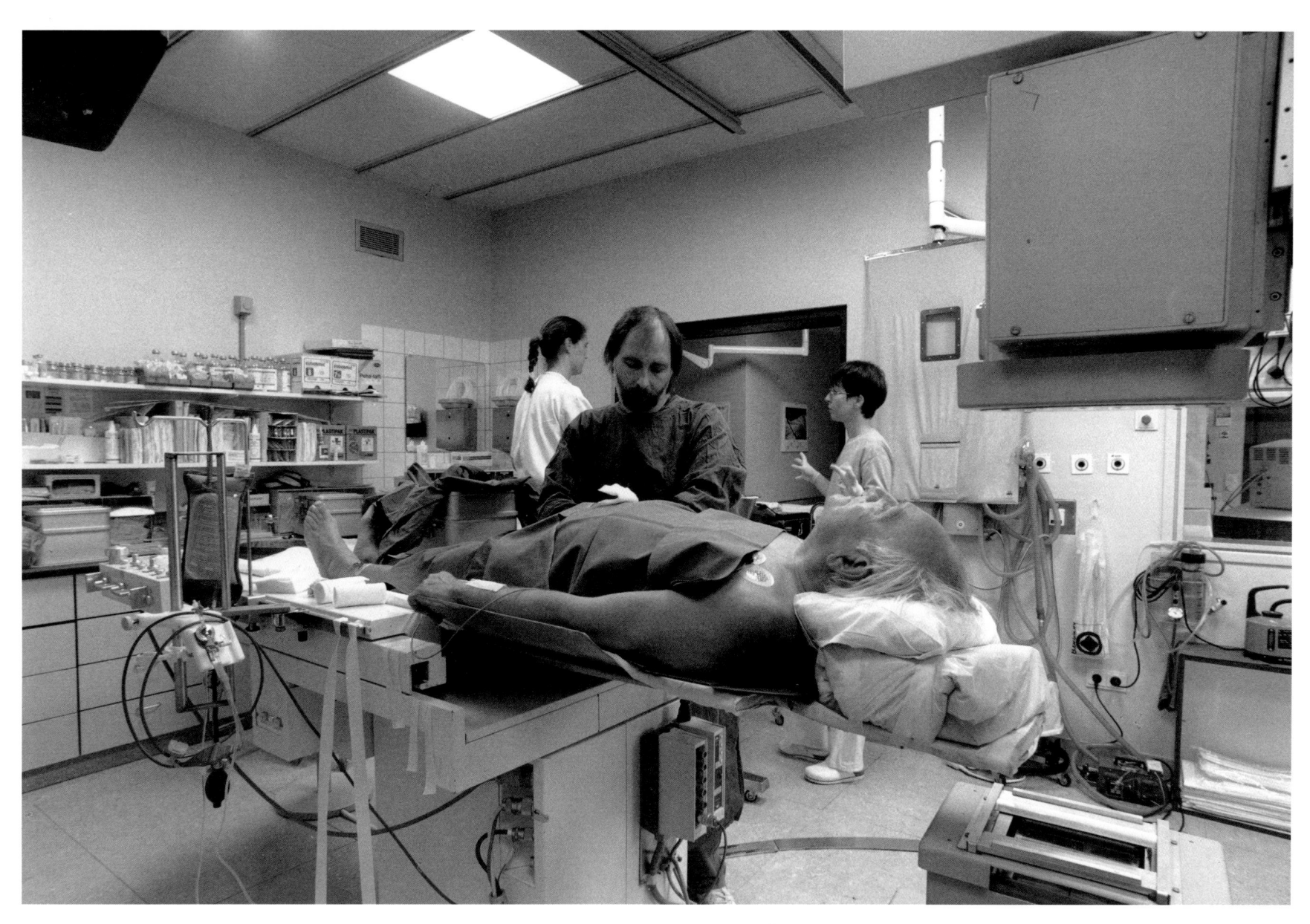

Mit speziellen Überwachungseinrichtungen kontrolliert der Arzt die Kreislauffunktionen des Patienten. So können auch mögliche Nebenwirkungen der Herzkatheteruntersuchung, wie etwa Kontrastmittelreaktionen oder plötzliche Herzrhythmusstörungen, schnell erkannt werden.

Beim Belastungs-EKG werden die Stromkurven über Kabel abgeleitet, die am Oberkörper aufgeklebt werden. Ein Arzt kontrolliert während der sich steigernden Belastung ständig den Blutdruck des Patienten. Die Untersuchung gibt dem Arzt Aufschluß darüber, ob das Herz auch unter Belastung ausreichend mit Sauerstoff versorgt wird.

Alter und die Fähigkeit, Neues aufzunehmen, betrachten, die Beschwerden deuten und dann schauen, was zu machen ist. Denn solange der Infarkt noch nicht eingetreten ist, hat man die besten Behandlungsmöglichkeiten.'

Karl Werling versammelt in klassischer Weise fast alle Risikofaktoren, die zu Herz- und Gefäßerkrankungen führen. Mit einem Gewicht von 90 Kilo verteilt auf 172 Zentimeter ist er viel zu dick. Sein Blutdruck ist zu hoch. Und er raucht. Doch er hat gute Vorsätze gefaßt. Blutdrucksenkende Präparate und Herzmedikamente allein werden ihn nicht gesund halten können, weiß er. Er muß seine Ernährung umstellen.

Herz- und Gefäßpatienten bekommen im Alfried Krupp Krankenhaus cholesterinarme Kost. Doch eine Ernährung, die durch jahrelange Gewohnheit, Werbung und das Warenangebot der Konservenindustrie geprägt ist, gegen neue, gesündere Eßgewohnheiten auszutauschen, ist schwierig. Zusätzlich beraten deshalb der Internist Dr. Detlef Pape und eine Diätassistentin die Patienten. Kurz vor der Entlassung besuchen sie auch Karl Werling. 'Haben Sie eine Ahnung, was Cholesterin ist, Herr Werling?' Irgend etwas mit Fett müsse es zu tun haben, erinnert sich der Patient. Dr. Pape nickt und beginnt zu erklären. Karl Werlings Cholesterinwert betrug 199. Das sind rund 35 Punkte unter dem deutschen Durchschnitt, also erfreulich. Neuere medizinische Forschung hat allerdings herausgefunden, daß es die Zusammensetzung des Cholesterins ist, die über die Schädlichkeit entscheidet. Wichtig ist vor allem das Verhältnis der zwei Cholesterin-Hauptbestandteile LDL, Low Density Lipoprotein, und HDL, High Density Lipoprotein, zueinander und zum Gesamtcholesteringehalt des Blutes.

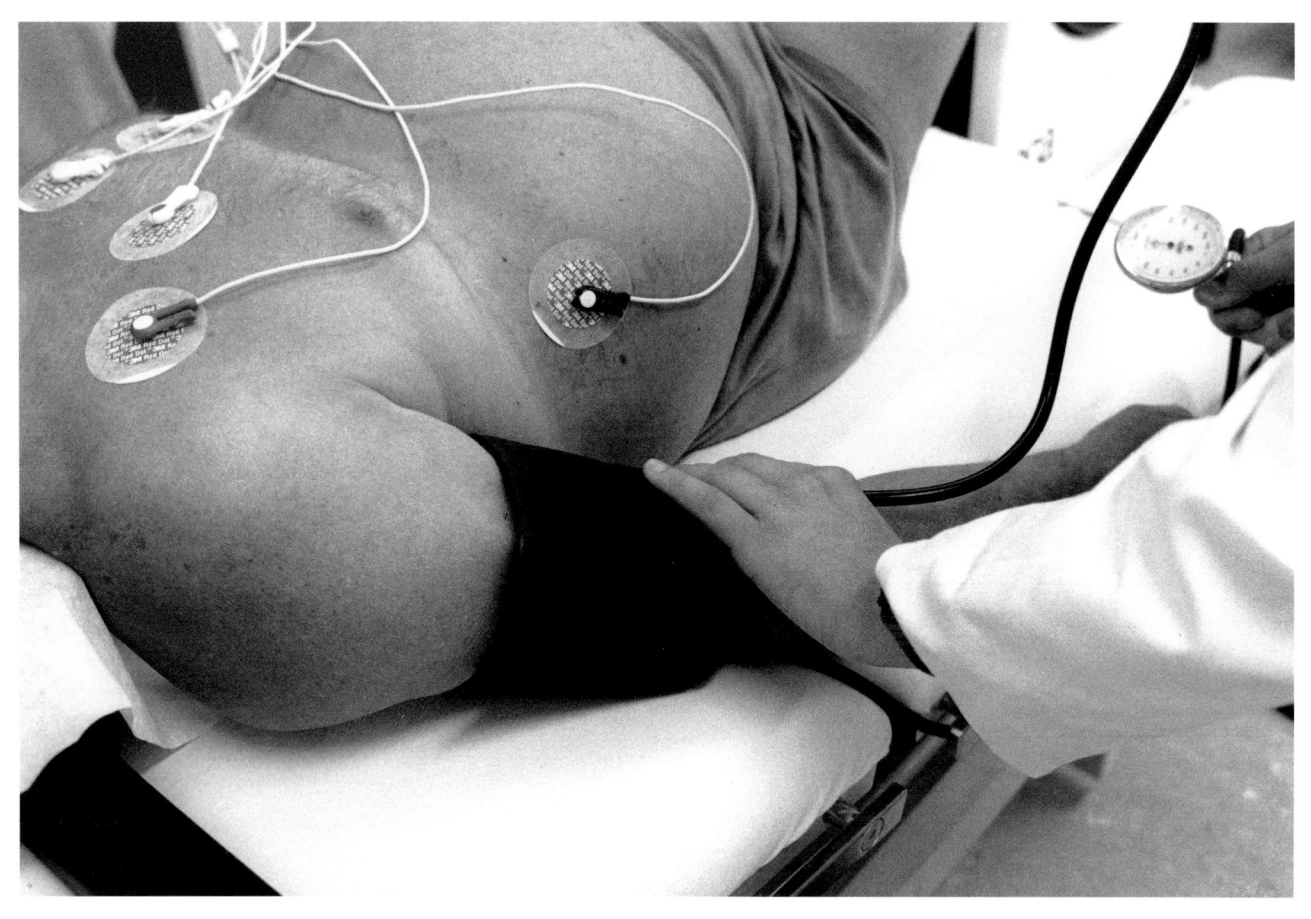

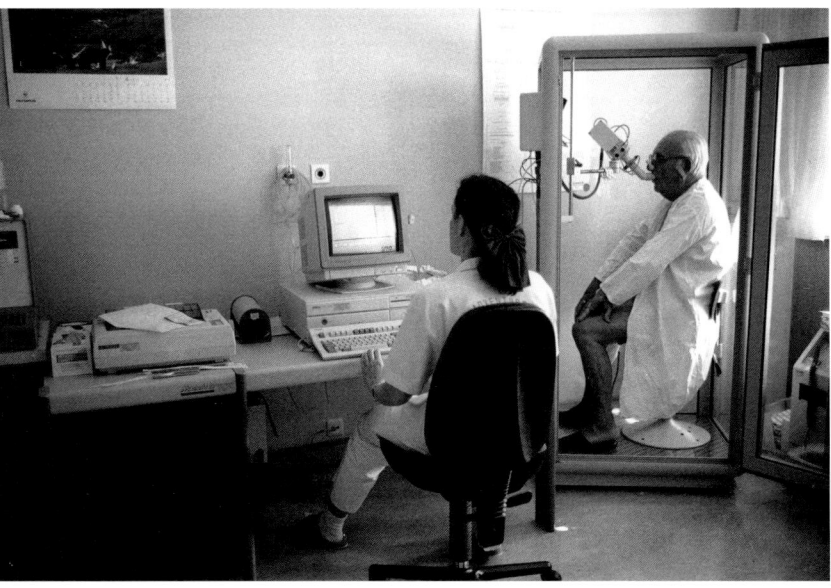

Bei der Lungenfunktionsprüfung wird die Atemfunktion des Patienten mit computergesteuerten Systemen gemessen. So werden Daten des Atemstoßes, der Atemtiefe, verschiedene Volumina der Atemluft und die Zusammensetzung der Atemgase gewonnen.

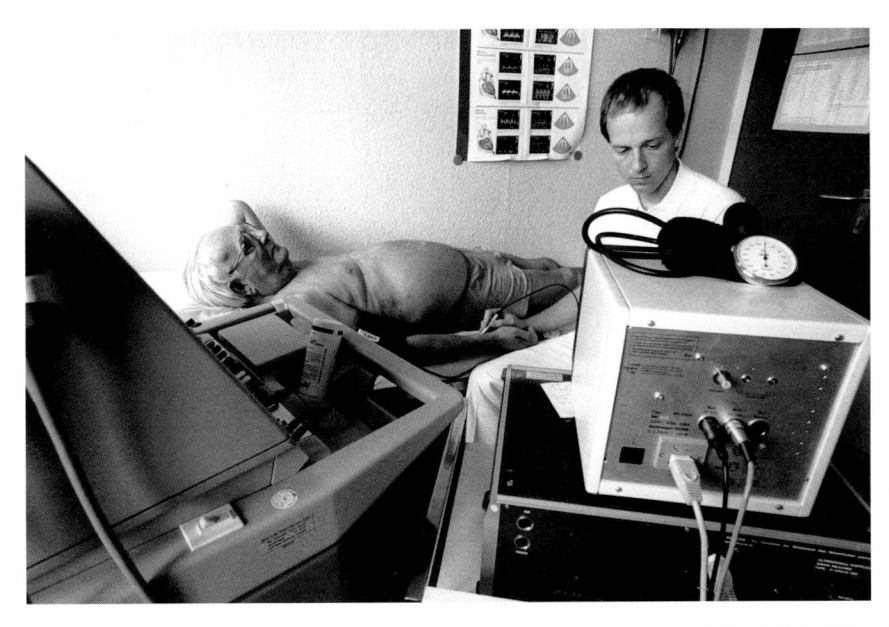

Mit Ultraschall können sowohl das Herz als auch die Organe des Bauchraumes untersucht werden. Ultraschallaufnahmen sind nicht nur eine sehr informative Untersuchungsmethode; sie sind auch jederzeit durchführbar, ohne daß der Patient beeinträchtigt oder gefährdet wird. Sie ersparen dem Patienten viele der früher notwendigen schmerzhaften und auch risikoreichen Untersuchungen. Ihre Qualität ist in besonderem Maße von der Erfahrung des untersuchenden Arztes abhängig.

Während zuviel LDL zu Kalkablagerungen entlang der Gefäßwände führen kann und deshalb als das 'böse' Cholesterin gilt, nimmt man vom HDL heute an, daß es überschüssiges Cholesterin im Blut 'aufsaugt' und unschädlich macht. In den USA gilt inzwischen ein Cholesterinspiegel von unter 200 als ideal, darüber liegende Werte als riskant, ab 240 sogar als gefährlich. Der LDL-Wert sollte 130 nicht überschreiten.

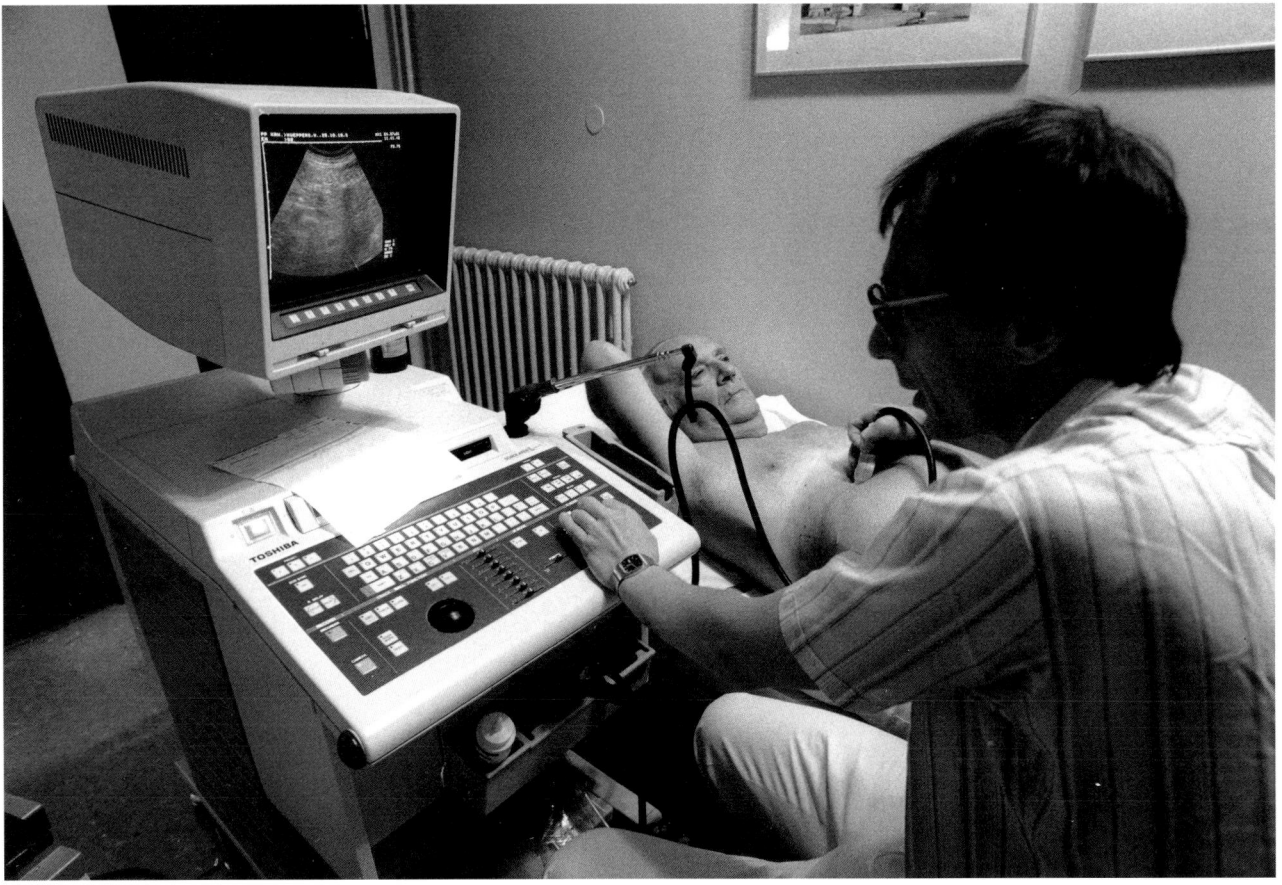

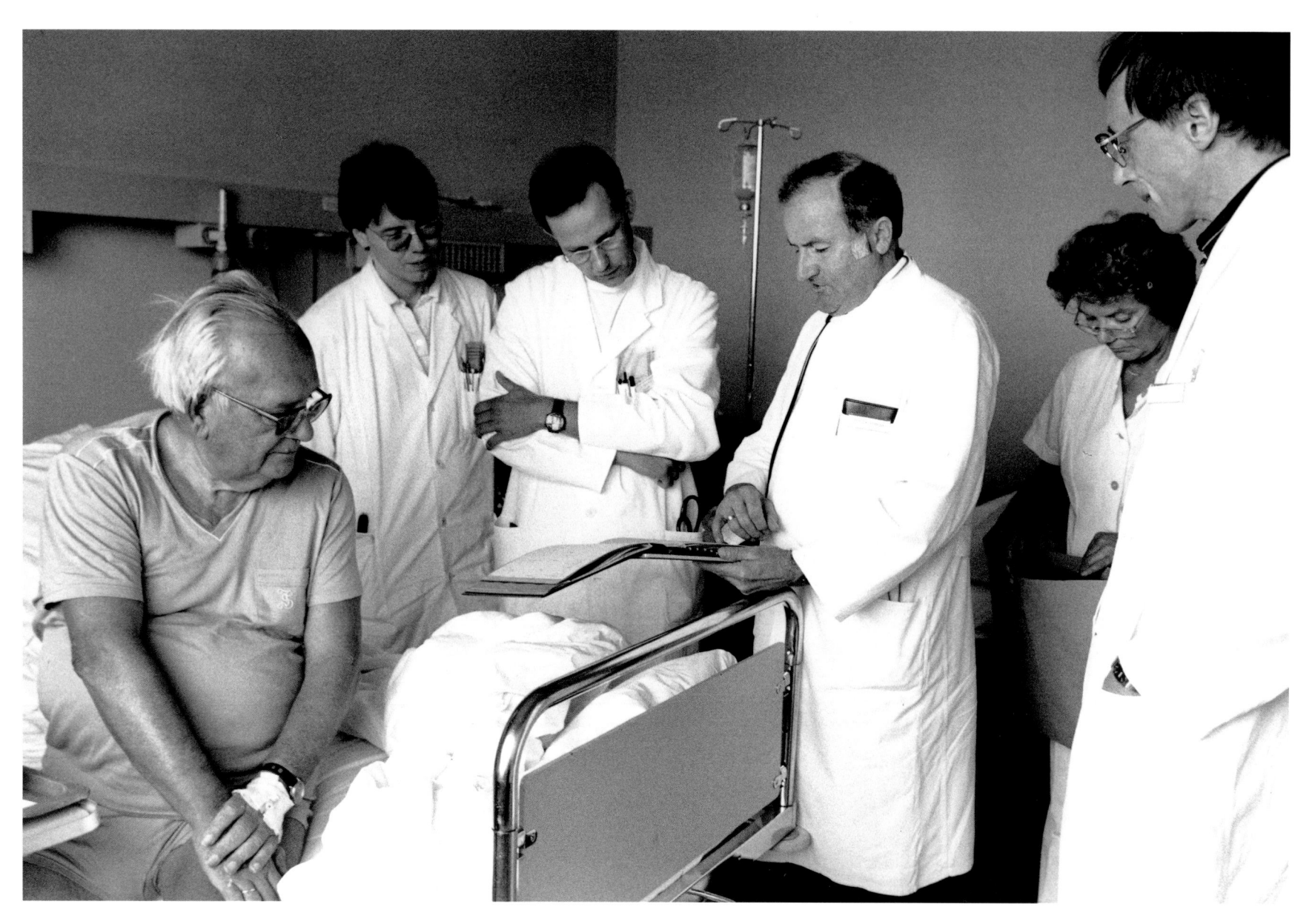

Die tägliche Visite am Krankenbett ist ein wichtiger Bestandteil der ärztlichen Tätigkeit in der Inneren Medizin. Während der Visite werden alle Befunde des Patienten zusammenfassend beurteilt. Folgerungen für zusätzliche Untersuchungen und die Therapie werden mit dem Patienten besprochen. Bevor er entlassen wird, erhält der Patient einen genauen Plan, in dem die weitere Behandlung außerhalb des Krankenhauses festgelegt wird.

Dr. Pape und seine Assistentin versuchen, Karl Werling die Scheu vor der gesunden Kost zu nehmen. Von nun an im Reformhaus teuer einzukaufen, sei nicht nötig, beruhigen sie den Patienten. 'Gesunde, cholesterinarme und ballaststoffreiche Lebensmittel gibt es auch in ganz normalen Läden, es sind eben nur andere Lebensmittel, als Sie bisher wahrscheinlich gekauft haben. Vor allem mehr frisches Gemüse und Obst, Fisch außer Muscheln und Schalentieren, Vollkornbrot und das an ungesättigten Fettsäuren reiche Olivenöl.' Mit den richtigen Nahrungsmitteln könne man viele Schäden auch einfach 'wegessen', sagt Dr. Pape. Zum Beispiel mit Haferprodukten. Er zeigt auf den Prospekt eines Getreideherstellers, in dem das Korn mit all seinen gesunden Bestandteilen abgebildet ist. 'Haferflocken', erklärt er, 'enthalten nicht nur jede Menge wertvoller Nährstoffe, sie binden auch das überschüssige Cholesterin im Darm und nehmen es mit hinaus. Schädlich sind dagegen Fleisch in großen Mengen, besonders auch Innereien, Zucker, Alkohol und Butter. Vor allem aber Eier. Der Dotter eines Eis enthält bereits 270 Milligramm Cholesterin. 300 Milligramm ist die Cholesterinhöchstmenge, die man täglich mit der Nahrung aufnehmen sollte. Margarine, auch Diätprodukte meidet man am besten ebenfalls, denn sie enthalten gefährliches an gesättigten Fettsäuren reiches Kokos- oder Palmöl. Dünn gestrichene Butter ist gesünder.' Karl Werling lauscht den Ausführungen aufmerksam, aber er kann nicht verbergen, daß er Mühe hat, der Ernährungskunde richtig zu folgen. Vielleicht sollte der Arzt mal mit seiner Frau darüber sprechen, schlägt er schließlich vor. 'Und die kann mir das dann alles zu Hause kochen.' Denn eigentlich, schließt er, habe er noch ein paar Jahre vor sich.

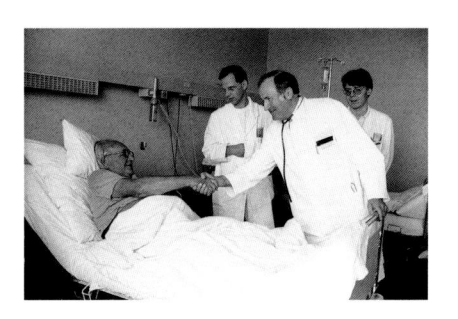

Die im Krankenhaus eingeleitete Diät sollte auch nach der Entlassung fortgesetzt werden. Die Diätassistentin gibt dafür Hinweise.

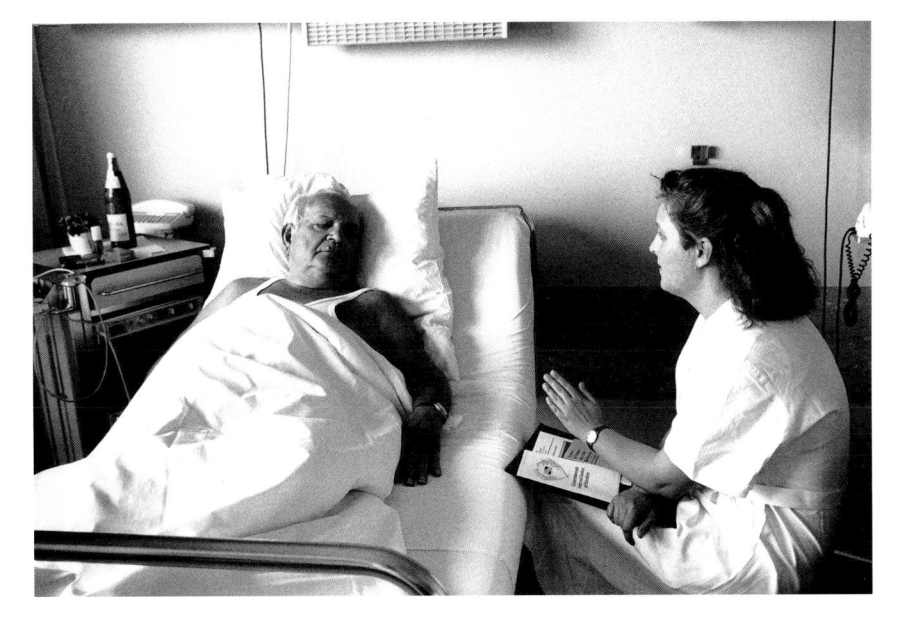

Das Zentrallabor

Gruselig sind sie alle, die Geschichten, die um Blut kreisen, die Mythen und alten Märchen. Sie sind gruselig, weil sie von weither kommen und immer wieder daran erinnern: Blut ist ein ganz besonderer Saft.

Blut ist überall. Es rinnt durch alle Riten und Sagen; denn im Blut ist die Seele.

Aber Blut ist auch etwas Körperliches. Etwa 7,7 Prozent des Körpergewichtes wird von Blut gebildet. Es fließt unablässig vom Herzen in die Lunge, zum Herzen zurück, in den Körper und von dort wieder zurück ins Herz. Es führt Sauerstoff und Nährstoffe mit sich, bringt Abfallprodukte des Stoffwechsels aus den Geweben in die Ausscheidungsorgane und liefert Abwehrzellen, wenn es auf seiner Reise durch den Körper auf Krankheitsherde trifft. Im Blut spiegelt sich der körperliche Zustand des Menschen. Ein Röhrchen voll Blut kann dem Arzt Aufschluß darüber geben, ob der Mensch Krankheitskeime in sich trägt, ob seine Organe arbeiten und ob fremde Stoffe, zum Beispiel Medikamente, in seinem Körper wirken.

Im Zentrallabor des Alfried Krupp Krankenhauses werden jeden Tag neben Körperflüssigkeiten wie Urin, Punktaten und Sekreten rund 1000 Blutproben auf ihre Zusammensetzung untersucht. Sie geben den behandelnden Ärzten wichtige Hinweise für Diagnose und Therapie. Sie helfen ihnen, bis dahin unerkannte Krankheiten zu erkennen; sie geben Aufschluß darüber, wie eine Krankheit verläuft und wie der Körper auf die Therapie anspricht. Vor Narkosen, Endoskopien oder Operationen geben Blutproben Hinweise auf den Zustand einzelner Organe und ihre Fähigkeit, den Eingriff zu überstehen.

Die Arbeit des Zentrallabors findet im Hintergrund statt: schnell, präzise und rationell, losgelöst von der Stationsroutine und dennoch ganz auf deren Arbeitsabläufe abgestimmt. Rund 500 verschiedene Einzelanalysearten sind möglich. Einen großen Teil der Analysen, 70 Prozent insgesamt, übernehmen Maschinen, Automaten, die fast ohne menschliches Bedienungspersonal auskommen.

Der hohe Grad der Automatisierung schafft Freiraum für individuelle Anforderungen. Patienten kommen zu jeder Zeit ins Krankenhaus, ambulante Patienten und vor allem Notfallpatienten. Akute Spezialuntersuchungen, kapilläre Blutuntersuchungen, immunologische und bakteriologische Analysen müssen gemacht werden. Für Operationen und andere Eingriffe sind Blutkonserven vorzubereiten. Im Durchschnitt liefert das Labor für jeden Patienten mit 20 bis 50 Einzeltests Hinweise für Diagnose und Therapie, bei insgesamt 90 000 Blutabnahmen im Jahr mit 300 000 Blutröhrchen und 1,5 Millionen Einzelbefunden.

So ist der Regelfall: Gleich bei seiner Aufnahme ins Krankenhaus nehmen Arzt oder Schwester dem Patienten Blut ab. 10 bis 20 Milliliter Blut benötigt der Arzt in der Regel dafür. Aus dem Körper fließt es durch die Nadel in drei bis vier kleine Röhrchen. Jede Probe wird mit einer Codierung versehen, die den Namen des Patienten verschlüsselt; die Laborautomaten nehmen sonst keine Probe entgegen: Sicherheit gegen Verwechselungen. Im Labor wird das Blut etwa 15 Minuten lang zentrifugiert, um das Serum oder Plasma von den übrigen Bestandteilen zu trennen. Bestimmt werden erst einmal ein Blutbild, die Gerinnungsfaktoren und die Bestandteile des Serums.

Computer erfassen die Untersuchungsbestellungen, bündeln und sortieren sie zu Serien und verteilen die Proben auf die Analysegeräte, die ebenfalls elektronisch gesteuert ihre Arbeit verrichten. Sie mischen Probenmaterial und Reagenzmittel, messen die Reaktion, speichern die Ergebnisse und drucken die Befunde aus. Basiswerte, die Aufschluß über Mangelerscheinungen oder Überfunktionen des Körpers geben, wie Cholesterinkonzentration, Natrium-, Kalium- oder Kalziumgehalt, können so bestimmt werden. Die Analysegeräte arbeiten wie Roboter: Probenmaterial wird aus den Abnahmeröhrchen in Sekundärgefäße überführt, unterstützt durch Barcodenummern auf den Röhrchen zur Identifikation der Proben. Im richtigen Verdünnungsverhältnis werden Probe und Reagenz in Küvetten am Meßteil eingefüllt und die chemischen Reaktionen photometrisch verfolgt. Ein Mikroprozessor steuert die Gerätemechanik und den Zeittakt der Messung und rechnet die Meßsignale in Konzentrationsergebnisse um.

Nicht alles kann der Computer, viele Routineanalysen sind unverändert mit Handarbeit verbunden. Dazu gehören beispielsweise die Blutzuckerbestimmungen zur Diabetesbehandlung, das 'kleine Blutbild', das die Zahl der weißen und roten Blutkörperchen analysiert, oder das sogenannte Differentialblutbild, bei dem die Leukozyten gezählt und nach ihrer prozentualen Häufigkeit geordnet werden, um entzündliche Veränderungen und Blutkrankheiten nachzuweisen.

Auch bei vielen Gerinnungsuntersuchungen, die Aufschluß über die Blutungsneigung zum Beispiel bei Verletzungen oder Operationen geben, arbeitet das Labor noch nach althergebrachten Methoden. Das frisch einem Patienten abgenommene Blut wird durch einen Zusatz sofort ungerinnbar gemacht. Später wird ein gerinnungsaktiver Stoff hinzugefügt, um die Gerinnungszeit zu messen. Dafür werden auch heute immer noch mechanisch gesteuerte Meßgeräte verwendet.

Hat der Patient eine Infektionskrankheit, die etwa mit Antikörpern behandelt werden kann, so muß ein Immunstatus des Patienten aufgezeigt werden. Immunologische Untersuchungen werden gerade durch die Entwicklung modernster gentechnischer Methoden immer vielfältiger und wichtiger. Automation und 'Schnellanalytik' sind hierbei noch in den Anfängen und stecken voller Probleme. Immunologische Reaktionen erfolgen langsam und sind sehr empfindlich.

Der schnelle Zugriff auf Blutkonserven kann nach einem Unfall lebenswichtig sein. Rund 150 Blut- und 150 Plasmakonserven aller Blutgruppen sind im Blutdepot des Labors ständig für Transfusionen vorrätig. Der Blutspendedienst des Roten Kreuzes besorgt sie nach Bedarf. Auch Eigenblut der Patienten wird für das Alfried Krupp Krankenhaus von den Blutspendediensten hergestellt und steht dann bei Operationen im Blutdepot bereit. Regelmäßige Analysen sichern den einwandfreien Zustand des Spenderblutes während der Spende, bei der Lagerung und vor der Transfusion.

Längst ist es nicht mehr allein das Penicillin, das dem Kranken hilft, eine bakterielle Infektion zu bekämpfen.

Bei der Behandlung mit antibakteriellen Wirkstoffen, den Antibiotika, greifen die Ärzte heute auf eine ganze Palette von Wirkstoffen zurück.

Im mikrobiologisch-bakteriologischen Teil des Labors werden infizierte, entzündete Gewebeteile oder körpereigene Flüssigkeiten wie das Blut auf eine nährstoffhaltige Unterlage 'aufgeimpft' und bebrütet. Die dort vorkommenden Bakterien werden regelrecht gezüchtet. Hat sich die Bakterienkultur ausreichend entwickelt, werden diese Bakterien mikroskopisch, biochemisch und neuerdings auch gentechnisch analysiert, ihre entzündliche Wirkung wird bewertet. Die Labormitarbeiter testen, welche der gängigen Antibiotika auf die gefundenen Bakterienstämme wachstumshemmend oder tötend wirken. Die Vielzahl der in den vergangenen Jahren angelegten Kulturen hat im Krankenhauslabor darüber hinaus so etwas wie ein 'immunologisches Gedächtnis' geschaffen, als eigene Datenbank, die ein rasches Reagieren auf die verschiedenen bakteriellen Infektionen gestattet.

Das Zentrallaboratorium ist eine Welt für sich. Proben gehen hinein, Daten gehen hinaus. Mit ihren 24 Mitarbeiterinnen und Mitarbeitern – allesamt medizinisch-technische Laboratoriumsassistenten – steuert Laboratoriumsärztin Dr. Johanna Zickler ein kleines Reich von High-Tech-Geräten und von mit intelligenten Programmen gefütterten Automaten, ein Betrieb, der rund um die Uhr arbeitet. Der Patient im Krankenhaus sieht von alledem nichts. 'Die Befunde sind gut. Ihre Blutwerte sind in Ordnung', sagt ihm der Arzt vor der Entlassung.

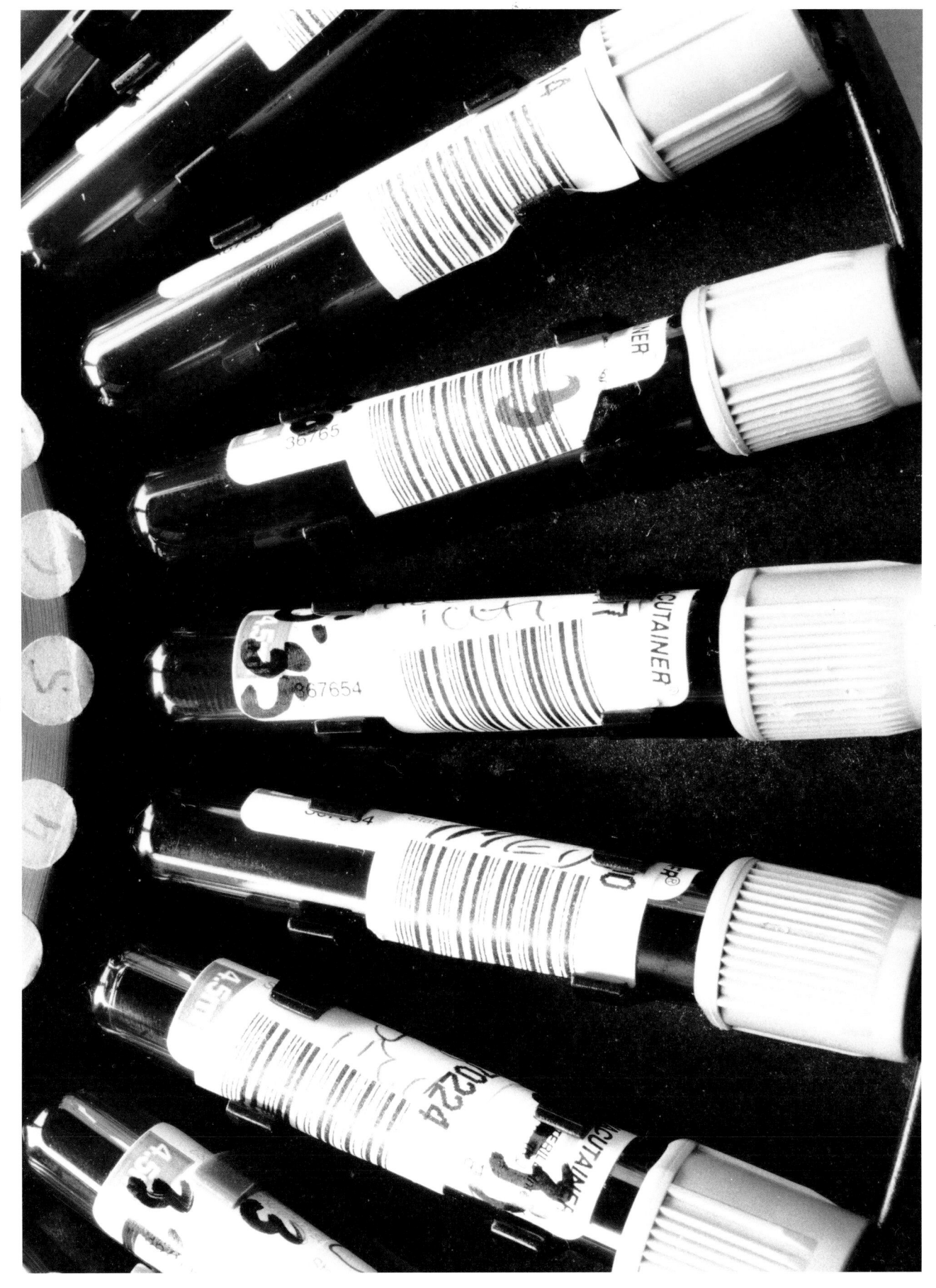

Diagnose Krebs

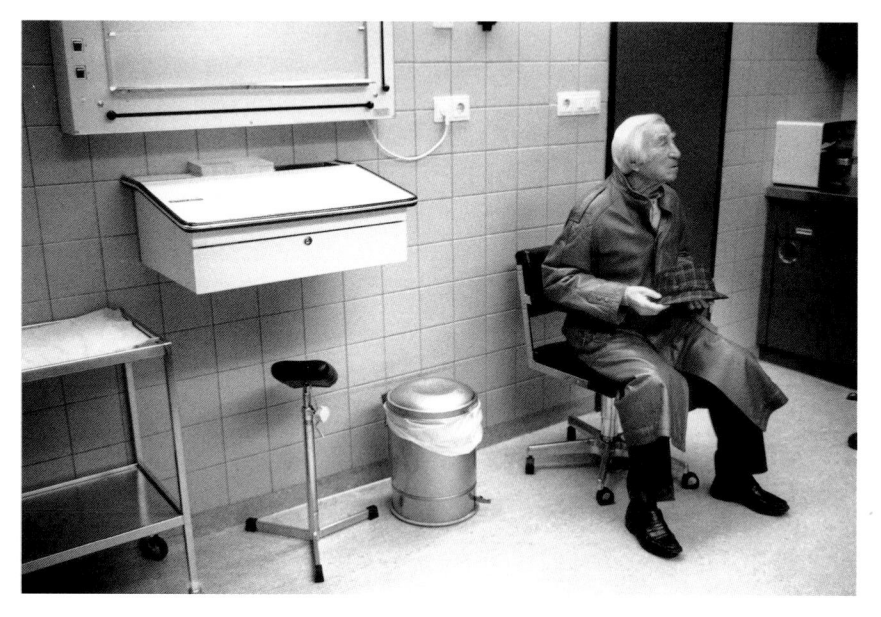

Der 78jährige Martin Keller will nicht wahrhaben, daß er krank ist. Im Untersuchungszimmer der chirurgischen Ambulanz sitzt er Oberarzt Dr. Notger Brüstle gegenüber und lächelt gedankenverloren. Nein, krank sei er eigentlich nie gewesen. Auch jetzt fühle er sich eigentlich wohl, erklärt er dem Arzt. Doch Lebensgefährtin Henriette und Tochter Mathilde, die ihn begleitet haben, wissen es besser. Immer sei er müde, berichten die beiden Frauen. Schon morgens lege er sich ins Bett, um sich 'gesund zu schlafen'. Außerdem habe der einst kräftige Mann in den letzten vier Monaten zwölf Kilo abgenommen. Seine Beschwerden verdränge er, weil er Angst vor der Diagnose 'Krebs', vor allem aber Angst vor einem künstlichen Darmausgang habe.

Dr. Brüstle nickt. Er blättert in der Patientenakte. 'Herr Keller, Ihr Hausarzt hat bei Ihnen eine Darmspiegelung durchgeführt. Wir haben Ihnen daraufhin Gewebeproben entnommen. Der Befund liegt uns jetzt vor, und wir gehen davon aus, daß Sie einen Dickdarmtumor haben.' Der Arzt

In der Zentralen Notaufnahme nimmt der Aufnahmearzt eine orientierende Untersuchung vor, um sich ein Bild vom Zustand des Patienten zu machen.

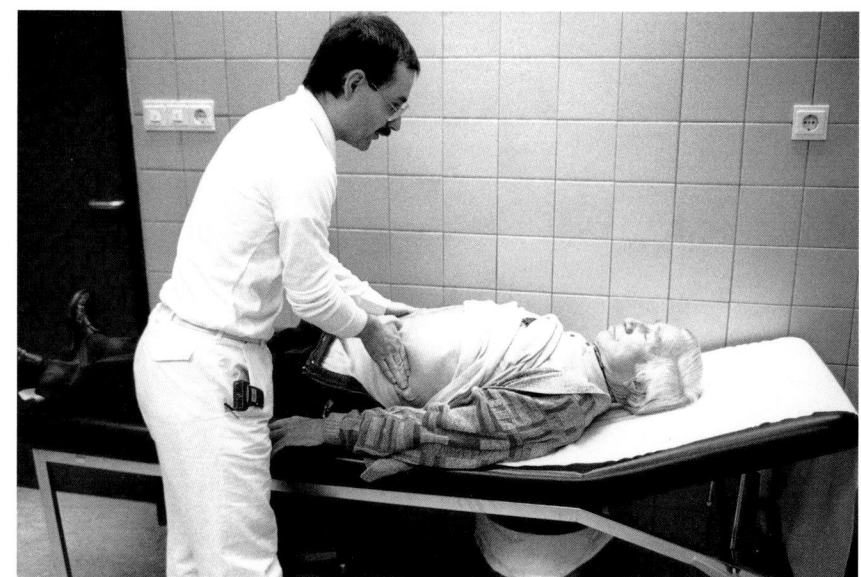

macht eine Pause und sieht Martin Keller an: 'Wir müssen also operieren.' Henriette Matzowski greift nach der Hand ihres Lebensgefährten und beginnt zu weinen. 'Wenn Sie sich nicht operieren lassen', fügt Dr. Brüstle hinzu, 'dann werden Sie einen Darmverschluß bekommen und als Notfall hier eingeliefert. Ich muß Ihnen das in aller Härte sagen, Herr Keller. Wenn Sie sich dagegen jetzt operieren lassen, haben Sie gute Chancen, an einem künstlichen Darmausgang vorbeizukommen.'

Sechs Tage später. Dr. Hans-Joachim Fischer und Schwester Sabine empfangen den Patienten, seine Tochter und seine Lebensgefährtin. Nachdem die beiden Frauen seine bisherige Krankengeschichte geschildert haben, bittet der Arzt Martin Keller, sich für eine erste Orientierungsuntersuchung auf die Liege zu legen. Er tastet den Bauch ab und untersucht den Enddarm. 'Herr Keller, wie ist denn Ihr Kreislauf? Können Sie Treppen steigen?' 'Wir wohnen Parterre', antwortet Henriette Matzowski, 'Nehmen Sie Medikamente?' Henriette Matzowski zieht aus ihrer Handtasche ein Sortiment Diabetesmedikamente. Dr. Fischer macht Notizen in die Krankenakte. 'Sie können dann zur Aufnahme gehen', schließt er das Gespräch. 'Danach fahren Sie auf Station 6 B, sechster Stock, grüner Trakt.'

Im Aufnahmebüro nimmt ein Computer Martin Kellers Personalien auf und druckt sie auf Etiketten, mit denen später Laborproben und Medikamente gekennzeichnet werden. Sein Leben als Krankenhauspatient hat begonnen. Ein fast generalstabsmäßig geplantes Programm zur Vorbereitung der Operation nimmt nun seinen Lauf. In den Tagen bis zu dem Eingriff werden die Ärzte prüfen, ob Martin Kellers 78jähriger Körper kräftig genug ist, die lange Narkose während der

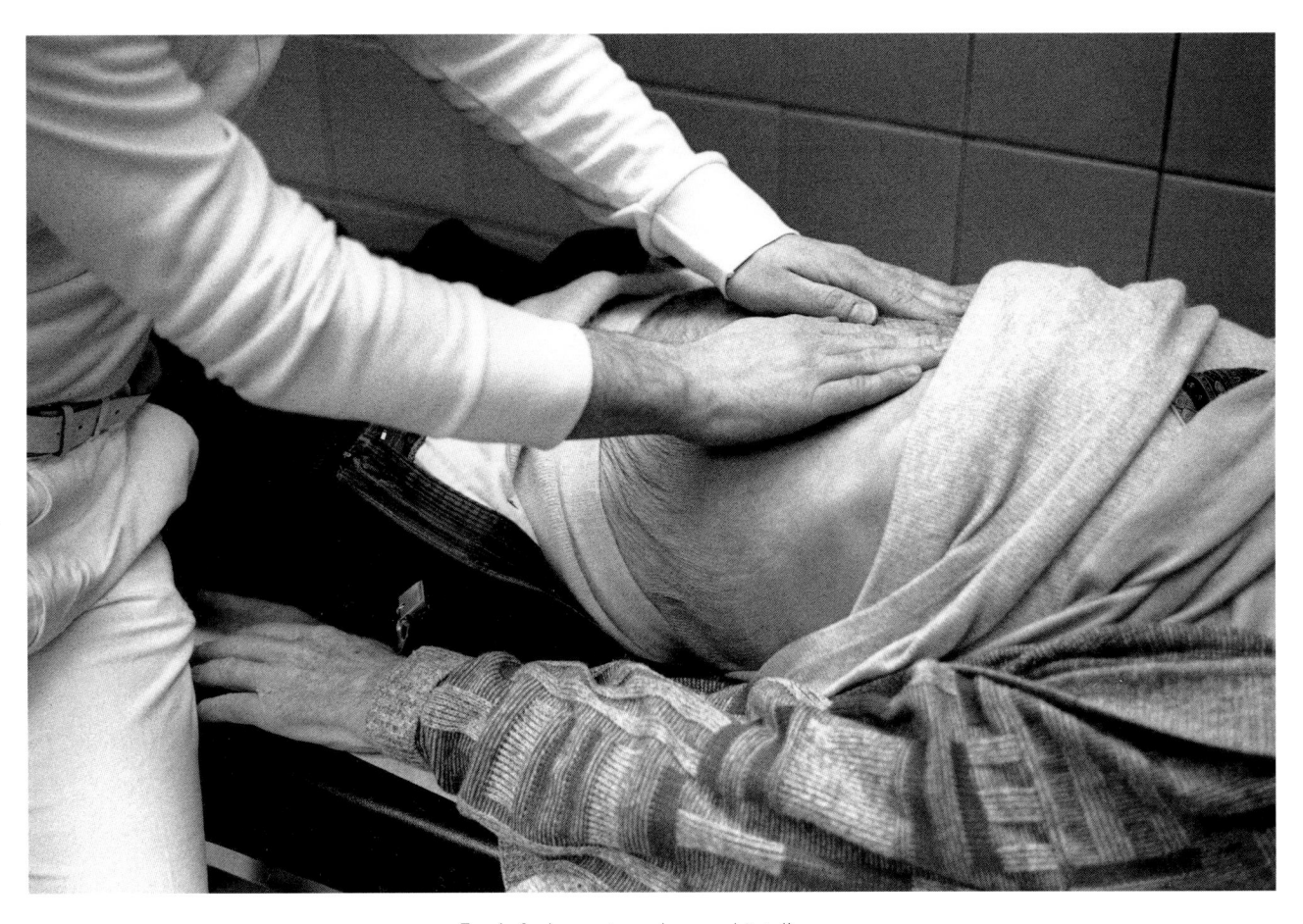

Zur Aufnahmeuntersuchung gehört die gründliche Überprüfung der Bauchregion. Grundlage ist das systematische Abtasten: Tastbefund und Reaktionen des Patienten auf die Untersuchung geben wertvolle diagnostische Hinweise. Heftige Schmerzreaktionen sprechen für entzündliche Prozesse, größere Tumoren lassen sich oft durch die Bauchdecke tasten.

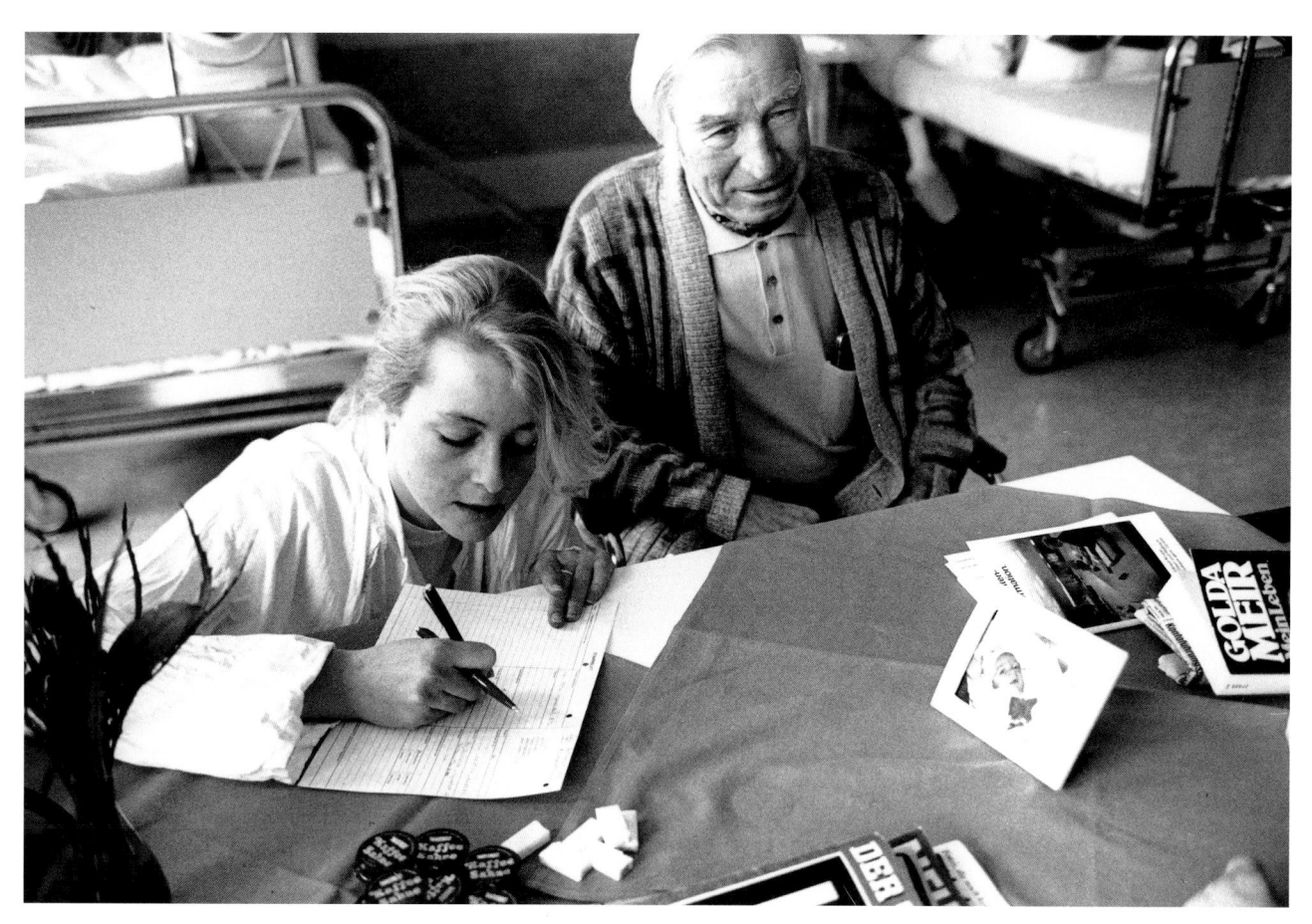

Operation zu überstehen. Vor allem aber werden sie den Tumor abklären. Sie werden seine genaue Lage und seine Größe untersuchen und nachsehen, ob er bereits Tochtergeschwulste in anderen Organen gebildet hat. Ein Routinefall, wie es zunächst aussieht. Einer von 120 Dickdarmkrebs-Kranken, die jedes Jahr ins Alfried Krupp Krankenhaus kommen und dort operiert werden. Denn Dickdarmkrebs gehört zu den häufigsten Krebsarten überhaupt. Er ist ein typischer Alterskrebs: Auf 100 000 Einwohner über 60 kommen 50 bis 70 Todesfälle durch Dickdarmkrebs. Tendenz steigend. Umwelteinflüsse, vor allem zuviel Fett, Zucker, Giftrückstände und ballastarme Kost - die Ernährung der Wohlstandsgesellschaft - machen den Darm anfällig für Krebs.

Begleitet von Lebensgefährtin und Tochter fährt Martin Keller in den sechsten Stock. Noch ist ihm das Krankenhaus fremd. Ein wenig unsicher steht er mit den beiden Frauen vor dem Schwesternzimmer der Station. Doch er wird schon erwartet. Schwester Monique, die Stations-

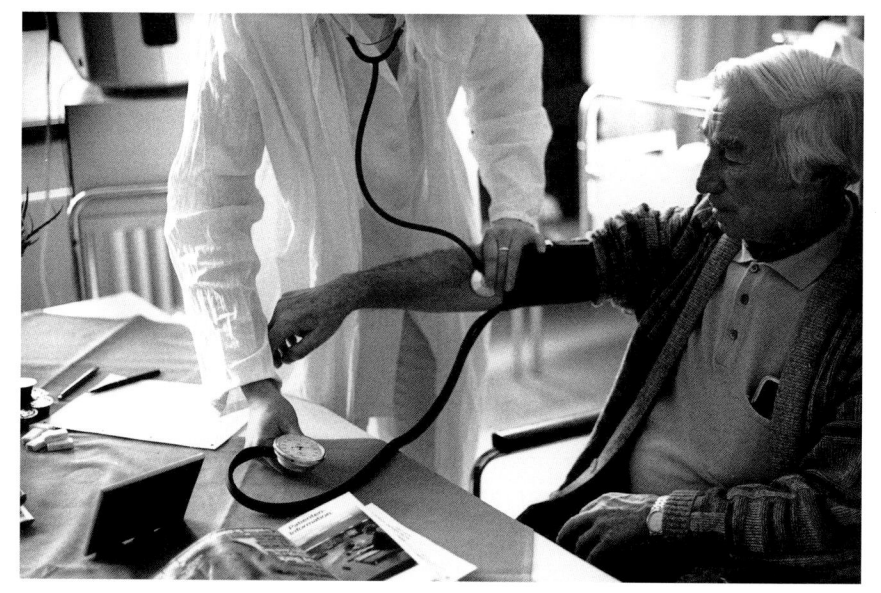

Nach der Aufnahme des Patienten ergänzt die Schwester auf der Station die persönlichen Daten. Sie werden sogleich in den Computer eingegeben. Ab diesem Augenblick sind die Daten in allen weiteren Untersuchungsstationen, im Labor und im Operationssaal sofort verfügbar. Auch die Befunde werden jeweils für die weitere Behandlung erfaßt. Der Zugriff auf die einzelnen Daten ist nur mit einer individuellen Berechtigung möglich. Damit ist der Schutz der persönlichen Daten gesichert.

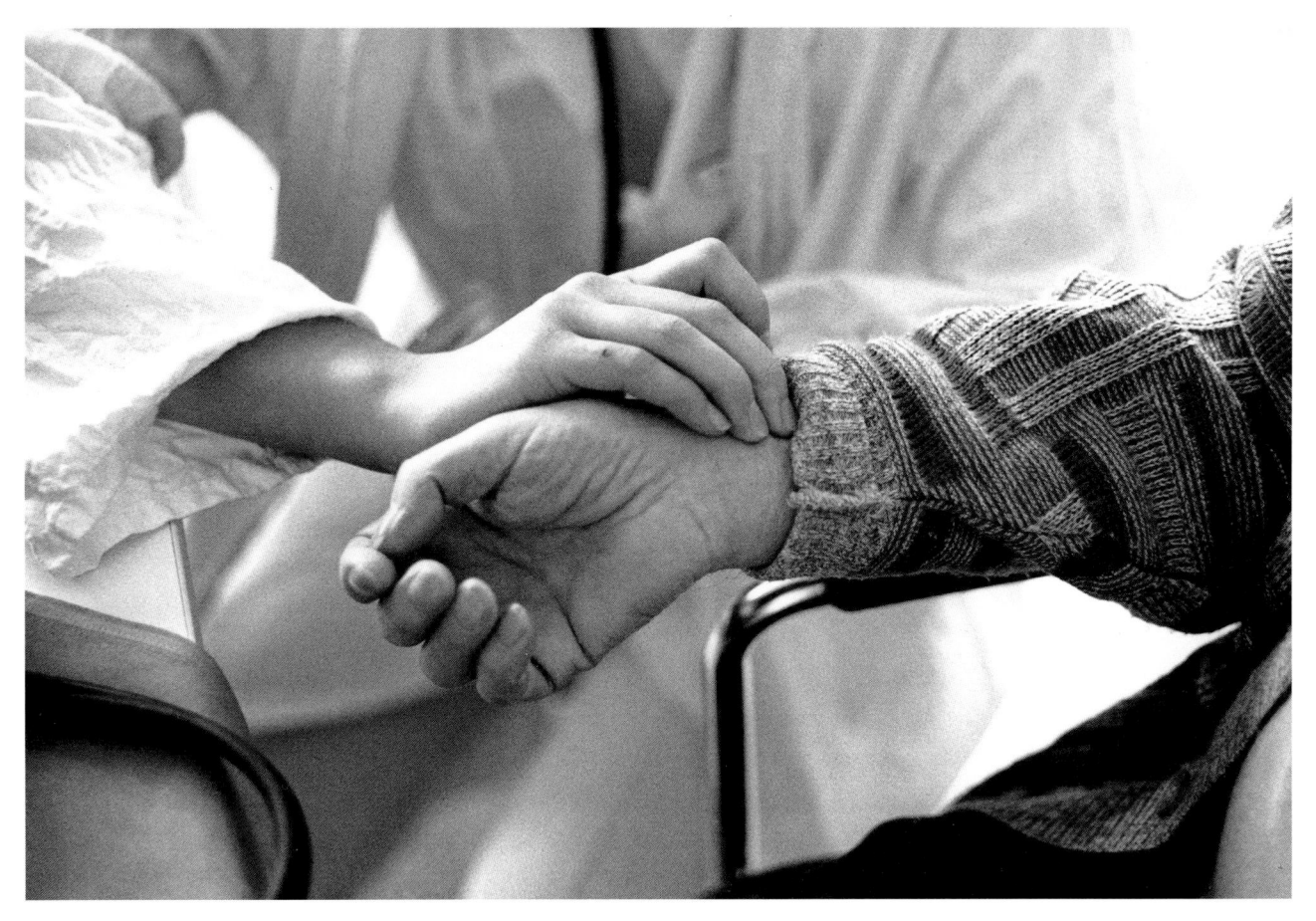

Der Stationsarzt fragt nach der Krankenvorgeschichte und nimmt eine weitere gründliche Untersuchung vor. Danach wird ein Fahrplan für das weitere diagnostische Vorgehen erstellt.

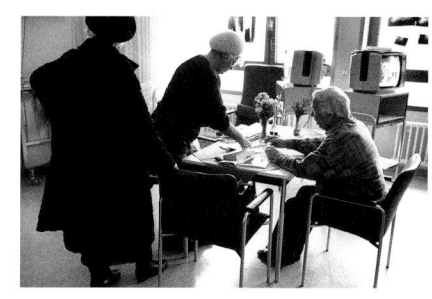

schwester, begrüßt das Trio und bringt den Patienten in sein Zimmer. Sie fragt ihn nach Größe und Gewicht, nach seinen Eß- und Trinkgewohnheiten, chronischen Krankheiten und Allergien, nach Medikamenten, die er braucht, und ob er Prothesen trägt. Zuletzt mißt sie Blutdruck und Puls. Danach hat Martin Keller erst einmal Zeit, den Inhalt seines Koffers in Schrank und Nachttisch zu verteilen. Er verabschiedet sich von Tochter und Lebensgefährtin.

Um zwölf Uhr klopft es kurz an die Tür. Chefvisite. Zusammen mit Ärzten, Schwestern und Praktikanten betritt Professor Michael Betzler das Krankenzimmer. Er begrüßt den Patienten und versucht, mit ihm über seine Krankheit zu sprechen. Doch Martin Keller ist einsilbig. Daran gewöhnt, daß seine Lebensgefährtin für ihn spricht, und überdies fest entschlossen, nicht an seine Krankheit zu glauben, nickt er freundlich, aber zerstreut zu allem, was der Professor sagt. Später, als seine Lebensgefährtin fragt, was die Ärzte gesagt haben, kann er sich an nichts mehr erinnern.

Um neun Uhr holt Schwester Judith Martin Keller zur Ultraschalluntersuchung ab. 'Haben Sie schon einmal einen Ultraschall bekommen?' fragt sie. Martin Keller verneint, und Schwester Judith erklärt: 'Ihr Bauch wird gleich mit Schallwellen untersucht.' Martin Keller nickt: 'Doch, natürlich, das kenne ich.'

Im Ultraschallraum ist es dämmerig. Dr. Peter Püttmann streicht mit dem Schallkopf über den Bauch des Patienten. Über den Bildschirm des Ultraschallgeräts huschen graue Schatten. Schemenhaft sind die Organe zu erkennen. Die Leber und ihre Blutgefäße, die Gallenblase und die Nieren. 'Alles in Ordnung, Herr Keller. Keine Metastasen, keine Veränderungen.'

Schwester Judith bringt Martin Keller in den EKG-Raum. Kleine Sonden an Armen und Beinen prüfen die Funktion des Herzens. Sie zeichnen Herzrhythmusstörungen und Überlastungen des Herzens auf. Martin Kellers Herz schlägt kräftig und regelmäßig. Die EKG-Assistentin Ariane Wiorek sticht den Patienten ins Ohrläppchen. Sie entnimmt einige Tropfen Blut und läßt von einer Maschine die Blutgaswerte analysieren, um die Lungenfunktion zu überprüfen. In Minutenschnelle hat der Apparat Sauerstoff-, CO_2-Gehalt und Säuregrad festgestellt. 'Auf Wiedersehen, Herr Keller.' 'Eilt doch nicht, oder?' Voller Genugtuung über den kleinen Ausbruch von Heiterkeit, den er mit seiner Schlagfertigkeit hervorgerufen hat, verläßt Martin Keller den EKG-Raum.

Um 9 Uhr 45 sitzt er wieder in seinem Zimmer. Stationsarzt Dr. Heisterkamp fragt ihn nach früheren Krankheiten und gegenwärtigen Beschwerden und tastet noch einmal seinen Bauch ab. Während er ver-

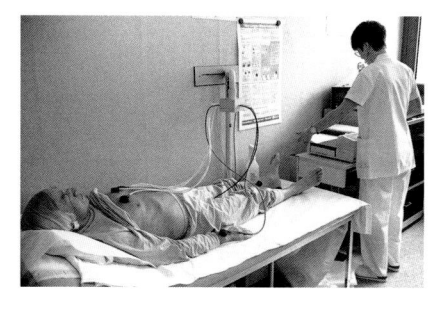

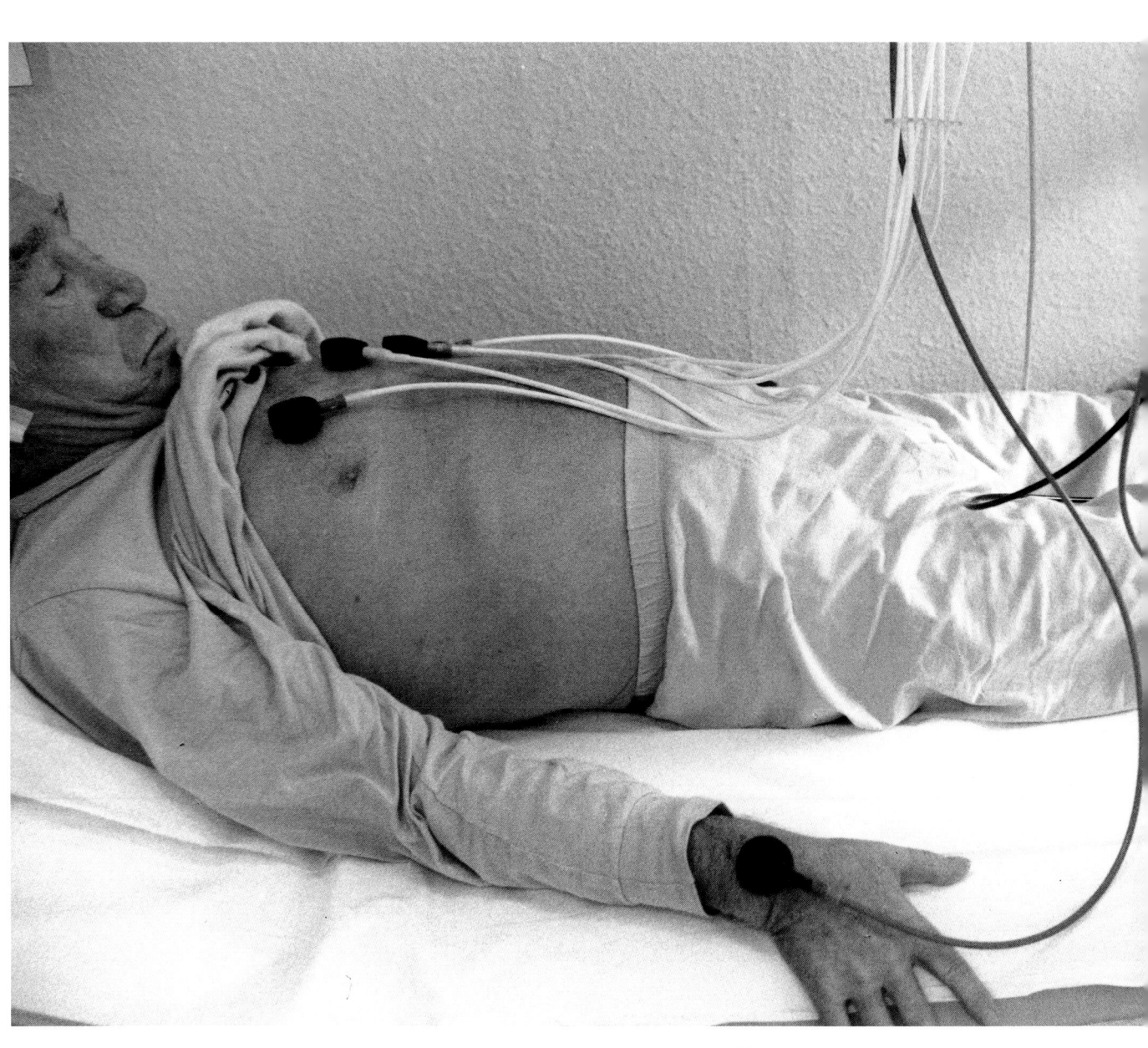

Mit den Untersuchungen soll auch geklärt werden, ob der Kranke den Belastungen einer Operation gewachsen ist. Das Elektrokardiogramm gehört dazu. Das EKG wird einem Internisten zur Bewertung vorgelegt. Sein Urteil ist für den Narkosearzt wichtig.

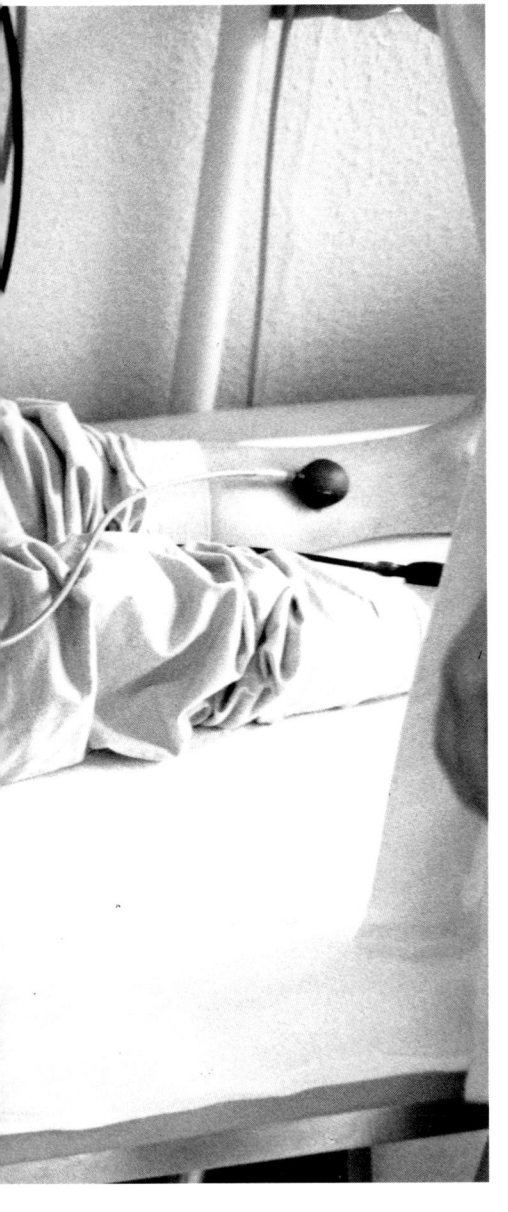

sucht, mit ihm über seine Krankheit und die nächsten Behandlungsschritte zu reden, kommen sechs Stockwerke tiefer im Zentrallabor sieben Blutproben an, die er ihm morgens abgenommen hat. Dort durchlaufen sie, wie der Patient selbst, einen aufwendigen Untersuchungs-Parcours. Laborantinnen bestimmen Martin Kellers Blutgruppe, um rechtzeitig Blutkonserven für die Operation bereitstellen zu können. Sie prüfen die Blutstillung, errechnen aus der Menge der roten und weißen Blutkörperchen die Blutmenge und schließen aus den Inhaltsstoffen des Blutes und deren Konzentration auf die Funktion von Herz, Leber und Nieren. So entsteht ein aus medizinischen Daten zusammengepuzzeltes Portrait des Patienten. Ein klinisches Phantombild, dessen Konturen in den nächsten Tagen immer schärfer hervortreten werden. Denn zu den ersten Blutuntersuchungen kommen nun ständig neue hinzu. 20 bis 50 Blutuntersuchungen macht das Zentrallabor im Durchschnitt bei jedem Patienten. Über eine Million

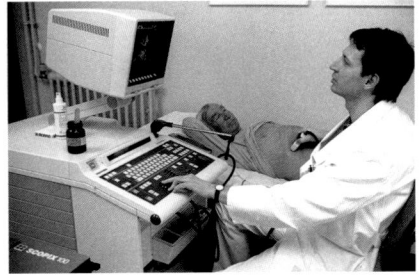

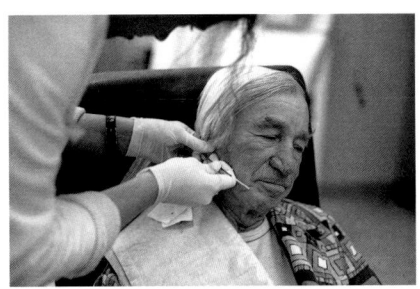

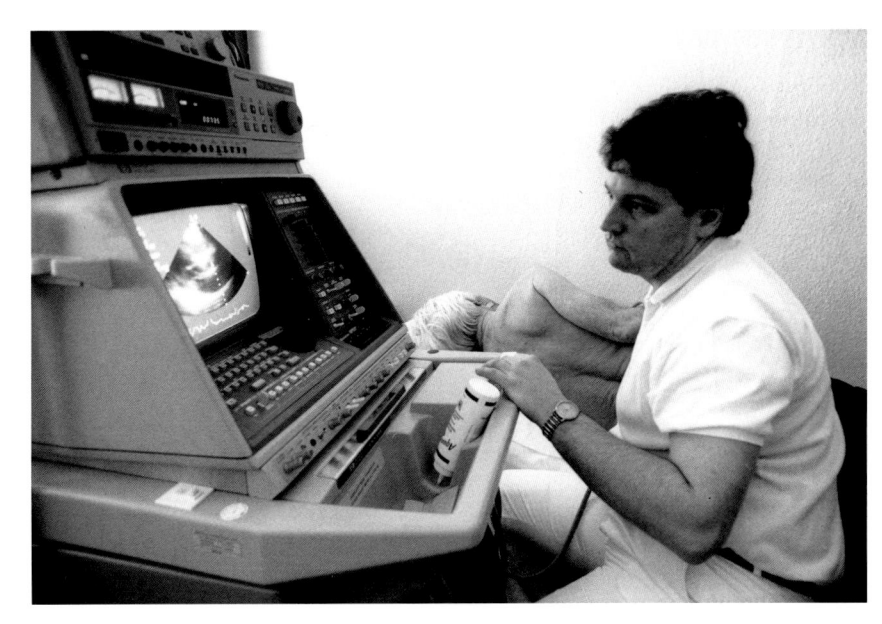

Ultraschallwellen sind in der Lage, verschiedene Körperschichten des Patienten zu durchdringen, ohne daß sie Schmerzen oder Schäden verursachen. Die Ultraschalluntersuchung ist beliebig oft wiederholbar und stellt die beschallten Organe bildhaft dar. Sie kann als diagnostisches Verfahren Röntgenuntersuchungen ergänzen oder teilweise ersetzen.

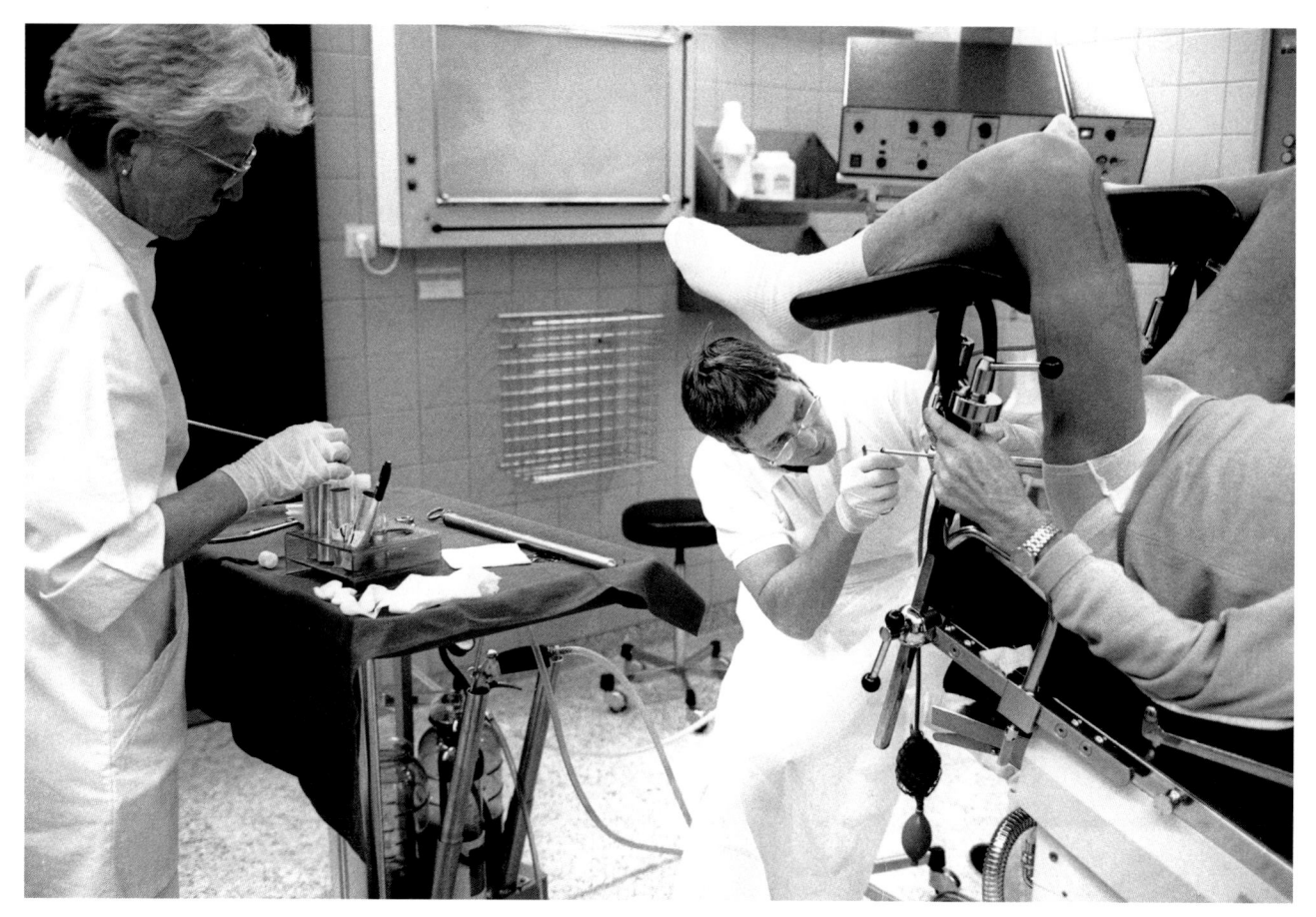

Der Enddarm wird mit einem starren Endoskop untersucht. Diese Untersuchung vermittelt nicht nur ein direktes Bild von der Schleimhaut dieses Organs; sie gestattet auch Gewebsentnahmen zur mikroskopischen Untersuchung unter Sicht. Andere endoskopische Untersuchungen erfordern einen biegsamen Lichtleiter und eine komplexe Optik.

Einzelbestimmungen pro Jahr kommen so zusammen.

14 Uhr. Martin Keller liegt auf einer Art gynäkologischem Stuhl. Oberarzt Dr. Hans Löhr bereitet die Darmspiegelung vor. Vorsichtig, mit Hilfe eines kolbenförmigen Instrumentes, führt er ein Rohr in den Darm ein. Mit einer Pumpe wird der Darm aufgeblasen. Der Arzt kann nun durch eine Optik, die er vor das Rohr setzt, den Tumor sehen. 15 Zentimeter über dem Darmausgang ist er in den Darm eingedrungen. Martin Keller ist ängstlich. 'Locker lassen, Herr Keller', sagt Schwester Marianne. 'Denken Sie an etwas anderes oder erzählen Sie mir, was Sie so außer Radfahren noch machen.' Schwester Marianne hält die Hand des Patienten. Martin Keller kneift die Augen zu. Seine Füße bewegen sich vor Anspannung. Der Arzt führt eine Zange durch das Rohr und zwickt eine Gewebeprobe ab. Die Darmwand ist an dieser Stelle unempfindlich. 'Überstanden, Herr Keller', sagt Dr. Löhr. 'Aber an dem Bauchschnitt werden wir nicht vorbeikommen. Dafür haben Sie die 98prozentige Chance, daß Sie an einem künstlichen Darmausgang vorbeikommen. Allerdings - die letzte Entscheidung fällt während der Operation.'

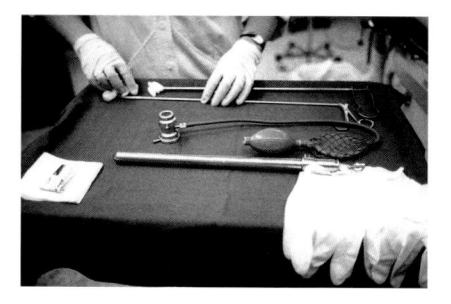

Martin Keller wird geröntgt. 'Ganz dicht vor die Platte gehen, die Ellenbogen umdrehen und jetzt so stehenbleiben. Tief einatmen.' Susanne Hohmann, die Röntgenassistentin, röntgt

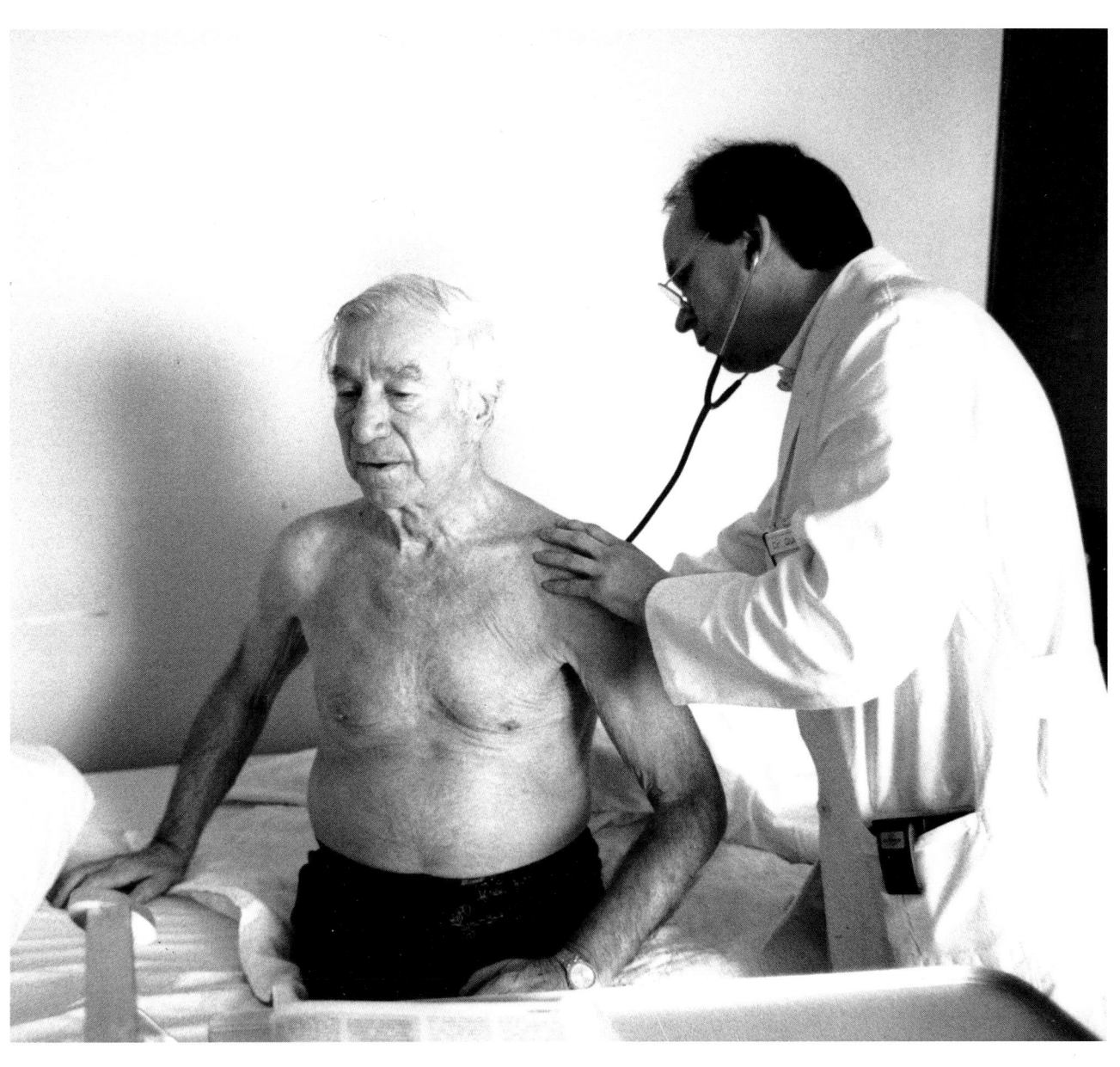

Vor der Operation wird der Narkosearzt über den Patienten, seine Krankheit und den geplanten Eingriff informiert. Er nimmt eine narkosespezifische Untersuchung vor und überprüft die medizinischen Daten, um das Narkoserisiko auf ein Minimum zu senken. Anschließend bespricht er mit dem Patienten die Einzelheiten der Narkose.

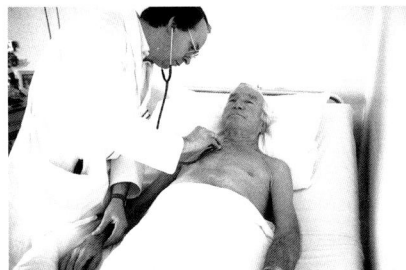

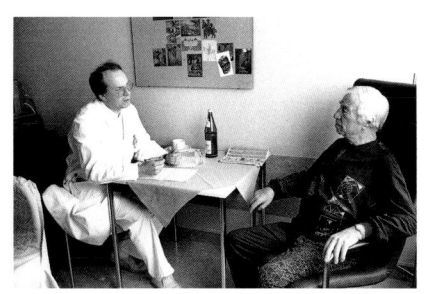

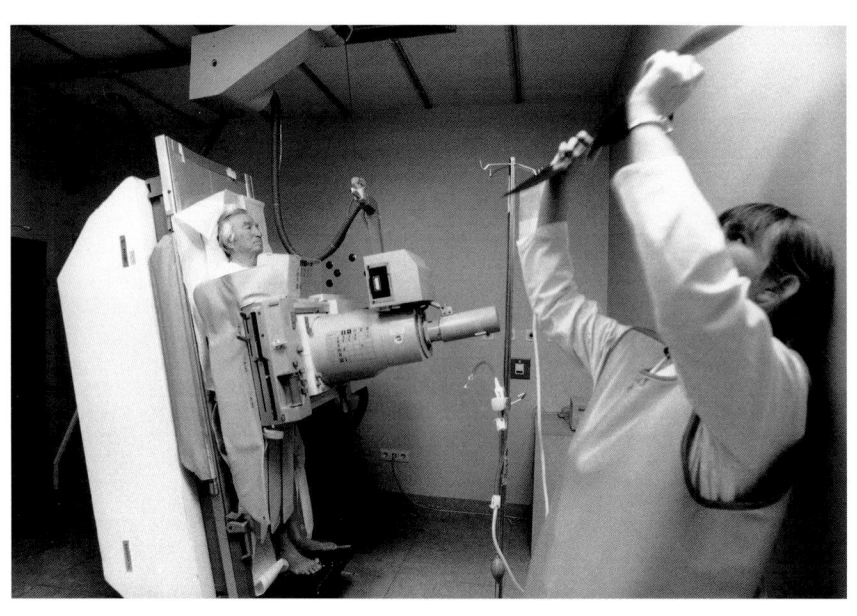

die Lunge von mehreren Seiten, um sicher zu gehen, ob der Krebs nicht doch schon Tochtergeschwulste gebildet hat, die von den bisherigen Untersuchungen nicht erfaßt werden konnten. Die Lunge erweist sich jedoch als gesund.

Zwanzig Minuten später sitzt Martin Keller vor der Tür zum Computertomographen. In kleinen Schlucken trinkt er ein Kontrastmittel. 'Jetzt könnte ich eigentlich ein bißchen spazieren gehen. Ich bin ja ein freier Mann,' sagt er und blickt sehnsüchtig den Gang hinunter. Doch da wird er schon in den CT-Raum gerufen. Dr. Michael Montag spritzt ihm ein zweites Kontrastmittel, mit dessen Hilfe sich die übrigen Organe voneinander abheben sollen. Die Radiologie-Assistentin Ingrid Quante zeigt dem Patienten, wie er liegen soll, dann geht sie zurück in den Vorraum und beginnt mit den Aufnahmen. Vom Zwerchfell aus fährt die Kamera langsam den Bauchraum hinunter und macht dabei Schnittbilder. Wenige Minuten später hält Professor Dietmar Kühne bereits einen Bogen mit 51 Aufnahmen in den Händen: 'Keine Metastasen.'

Am dritten Tag im Krankenhaus, einem Freitag, gerät das sorgfältig geplante Programm der Operationsvorbereitungen auf einmal ins Stocken. Die vorgesehenen Röntgenaufnahmen des Darms können nicht gemacht werden. Das Kontrastmittel, das Martin Keller am Vortag für das Computertomogramm getrunken hat, ist noch nicht abgebaut. Der Patient wird wieder zurück auf die Station gebracht.

Er bekommt Besuch vom Diabetesspezialisten des Krankenhauses, Dr. Wulf Quester. Schon seit Jahren leidet Martin Keller unter Altersdiabetes. Seine Bauchspeicheldrüse gibt nicht mehr genug Insulin ab, um den Zucker abzubauen, den er mit der Nahrung aufnimmt. Martin Keller nimmt Medikamente, um den Insulinmangel auszugleichen. Aber die Tabletten sind schlecht auf seine Krankheit abgestimmt. Der Diabetes hat den 78jährigen bereits schwerhörig gemacht. Während, aber auch vor und nach der Operation könnte der Blutzuckergehalt sich noch steigern, fürchten die Ärzte. 'Vor allem für die Wundheilung ist das schlecht, Herr Keller, wir müssen Sie deshalb minutiös einstellen,' sagt Dr. Quester. 'Hinterher sehen wir dann weiter. Wären Sie an einer Diabetes-Schulung interessiert?' 'Sicher, sowas ist ja nie verkehrt,' antwortet Martin Keller.

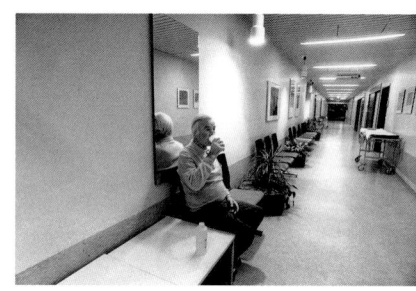

Die Krankheit wird weiter eingekreist. Dabei spielt die Röntgendiagnostik eine zentrale Rolle.

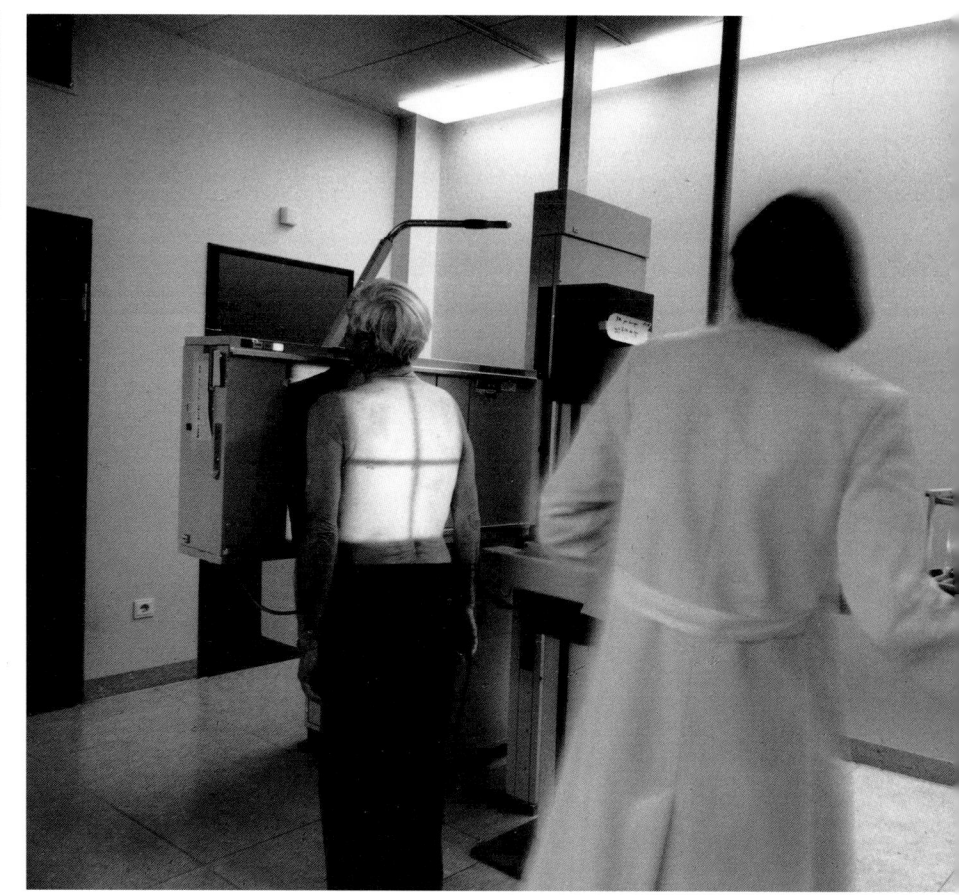

Fortschritte in der Computertechnologie haben zu der Entwicklung eines besonders leistungsfähigen Röntgengerätes geführt, des Computertomographen (CT). Sämtliche Bereiche des Körpers können damit untersucht werden. Die Untersuchung ist für den Patienten schmerzfrei. Aus einer Fülle von Daten fertigt der Rechner des Computertomographen zahlreiche Querschnittsbilder des Körpers an.

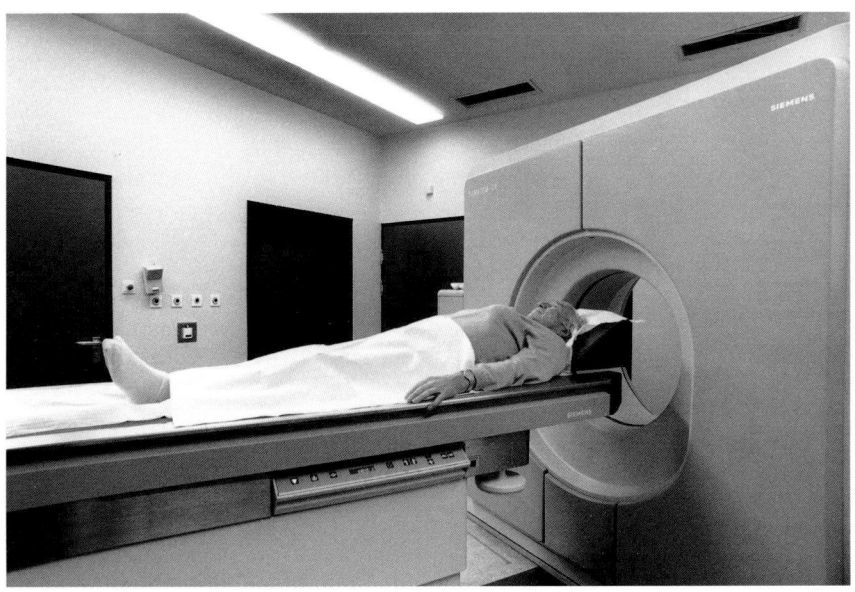

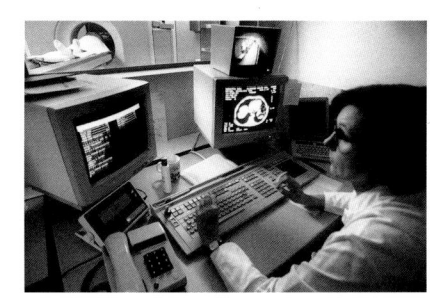

Lebensgefährtin ist nicht nach Lachen zumute. Sie seufzt und wischt sich Tränen aus den Augen. 'Du machst Dir grundlos Sorgen, Henriette! Ich bin doch gesund. Ich liege hier nur aus Langeweile.' Immer noch weigert sich Martin Keller zu glauben, daß er krank ist. Oft spricht er davon, daß er nur noch ein wenig Ruhe und Erholung braucht, um sich wieder so kräftig und gesund wie früher zu fühlen. Doch er widerspricht auch den Ärzten nicht, wenn sie versuchen, mit ihm über die Operation zu sprechen. 'Das sind ja schließlich Fachleute. Die wissen, was sie tun müssen,' sagt er nach den Visiten.

Am zehnten Tag seines Krankenhausaufenthaltes, morgens um acht

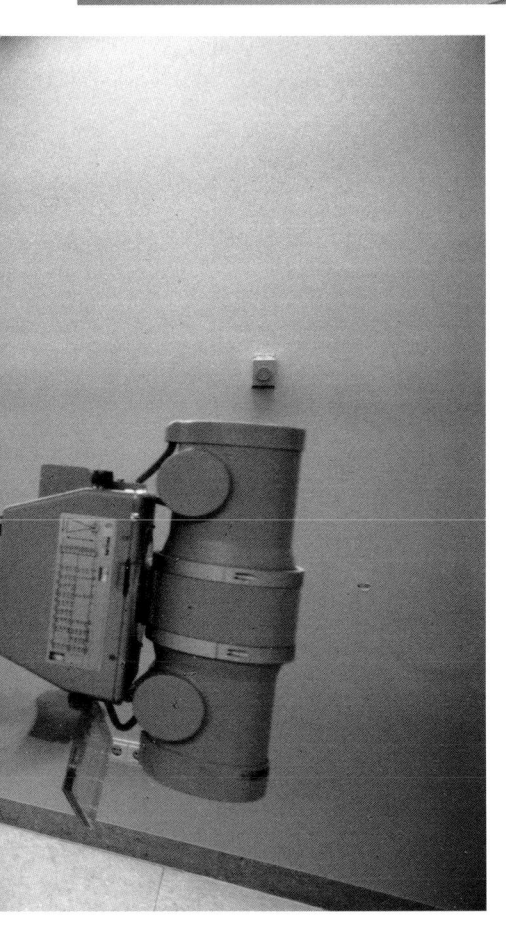

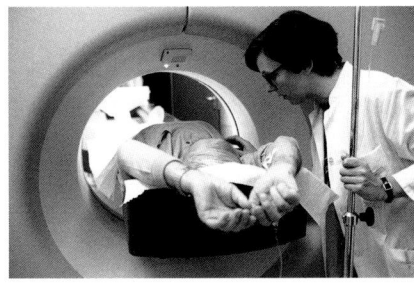

'Langweilig wird's einem hier nie,' stellt er vergnügt fest, als der Arzt das Zimmer verläßt und gleich darauf eine Schwesternhelferin das Mittagessen bringt. Mit großem Appetit ißt er Suppe, Gemüse und Pudding. Er ist erleichtert, daß an diesem Tag nur noch eine Ultraschallaufnahme des Herzens und der Herzklappen geplant ist. Die Röntgenaufnahme des Darms, die letzte große Untersuchung vor der Operation, ist auf nächste Woche verschoben.

Am Sonntag abend bekommt Martin Keller seine letzte feste Mahlzeit. Danach versorgt ihn ein Tropf mit Vitaminen, Nährstoffen, Salzen und Flüssigkeit. 'Ich liege hier wie ein Flaschenkind,' scherzt er. Doch seiner

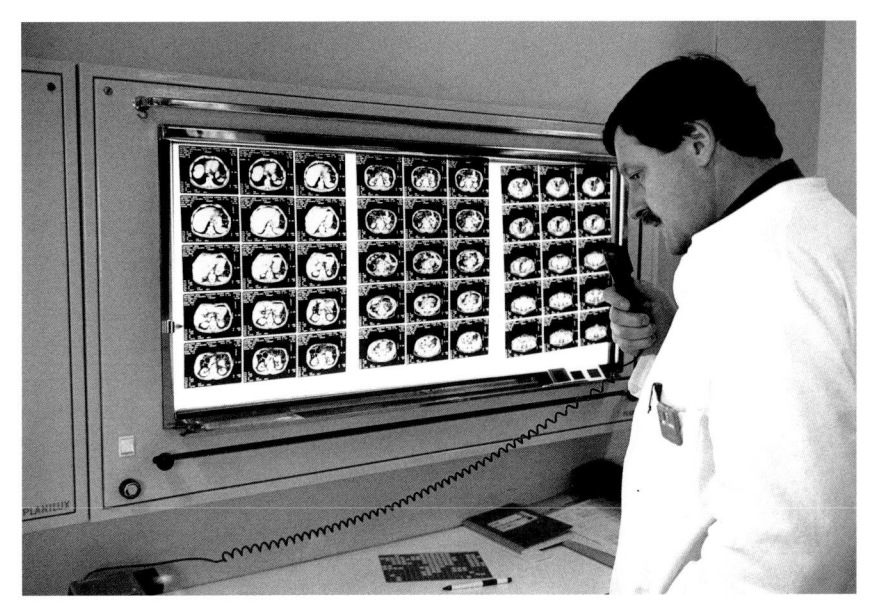

Organe des Bauchraums lassen sich in Lage, Größe und Beziehungen zueinander beurteilen. Auf diese Weise werden auch krankhafte Veränderungen frühzeitig erfaßt, die durch andere Untersuchungen nicht erkannt werden können oder – wie zum Beispiel Tochteransiedlungen bösartiger Tumoren – klinisch noch keine Symptome hervorrufen.

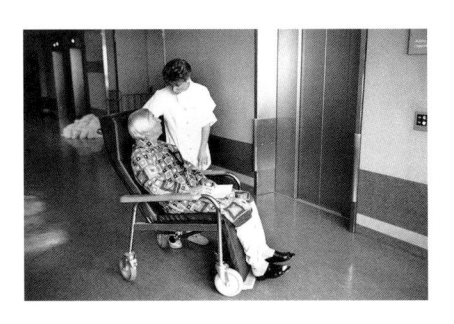

Uhr liegt Martin Keller im Vorraum des Operationssaales. Dr. Harald Blum, der Anästhesist, bereitet die Narkose vor. Eine Kombination aus lokaler Betäubung und Vollnarkose, die so schwach dosiert ist, daß Martin Kellers 78jähriger Körper möglichst wenig belastet wird. Dr. Blum legt dem Patienten einen venösen Zugang, über den später Schmerzmittel gespritzt und Blutproben abgenommen werden können, und schließt ihn an ein EKG-Gerät an. Der Anästhesiepfleger reißt kleine sterile Packungen auf und schüttelt den Inhalt auf einen steril abgedeckten Tisch: Pflaster, Tupfer, Spritze und eine lange dicke Nadel für die peridurale Anästhesie, die lokale Betäubung, die zwischen die Häute des Rückenmarkkanals gespritzt wird. Dann dreht er Martin Keller auf die Seite, legt ihm ein Tuch unter und besprüht ihn mit gelbem Desinfektionsmittel. 'Ui, das ist ungewohnt,' murmelt Martin Keller. Er hat eine Beruhigungstablette bekommen und ist bereits schläfrig. Wie ein Embryo mit gekrümmtem Rücken und angezogenen Knien liegt er da.

Er wirkt klein, fast zerbrechlich. Im Nebenraum wäscht sich der Anästhesist die Hände. Vom Pfleger läßt er sich in einen sterilen Kittel helfen, zieht sich Handschuhe über und öffnet ein Medikamenten-Set mit fünf Ampullen, die er aufsägt und in eine Spritze aufzieht. Eine kurze örtliche Betäubung, dann wird die Nadel zwischen die Wirbel gestochen. Er schiebt einen dünnen Plastikschlauch nach, durch den das Betäubungsmittel fließen kann. Der Arzt erklärt Martin Keller jeden Arbeitsschritt. Der Pfleger steht am Kopfende der Liege. Die eine Hand hat er auf den Oberschenkel des Patienten gelegt, mit der anderen hält er seine Hand: 'Halten sie ruhig meine Hand ganz fest, Herr Keller, wir teilen uns dann den Schmerz.' Vorsichtig legt Dr. Blum einen zentralen Venenkatheter in den rechten Vorhof des Herzens, eine Ergänzung zu dem anderen venösen Zugang.

Inzwischen ist es 9 Uhr 5. Operationspfleger Werner Teunissen erkundigt sich, wann mit der Operation begonnen werden kann. 'Um halb zehn Schnitt,' antwortet Dr. Blum. Er näht

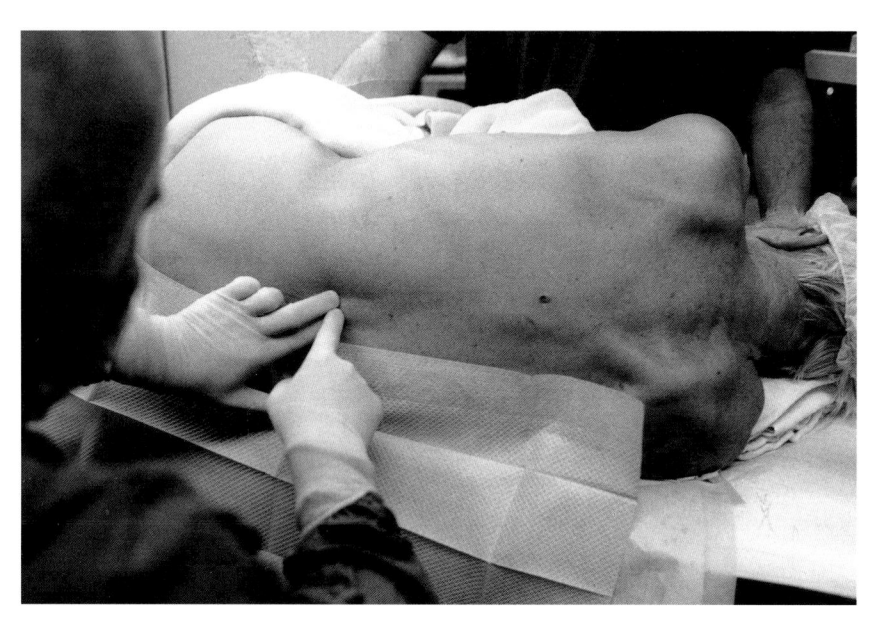

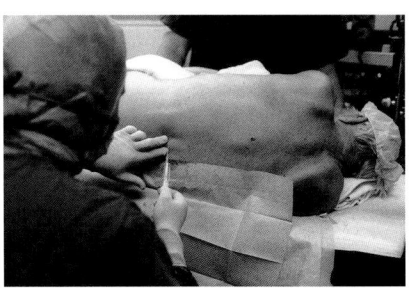

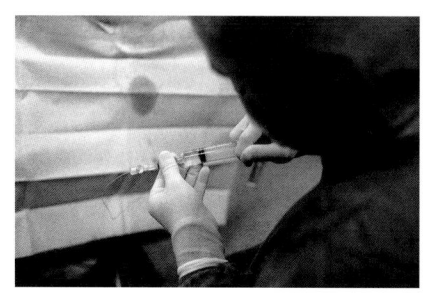

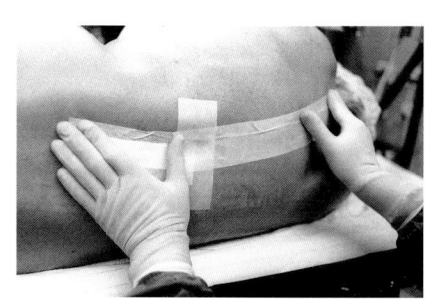

Zur Ausschaltung des Operationsschmerzes wird bei der rückenmarksnahen regionalen Betäubung das Medikament, das Lokalanästhetikum, über einen sehr dünnen Plastikschlauch in die Nähe des Rückenmarks gespritzt. Das Medikament verhindert eine Weiterleitung der Schmerzsignale zum Gehirn. So werden die Schmerzimpulse von den Patienten nicht registriert.

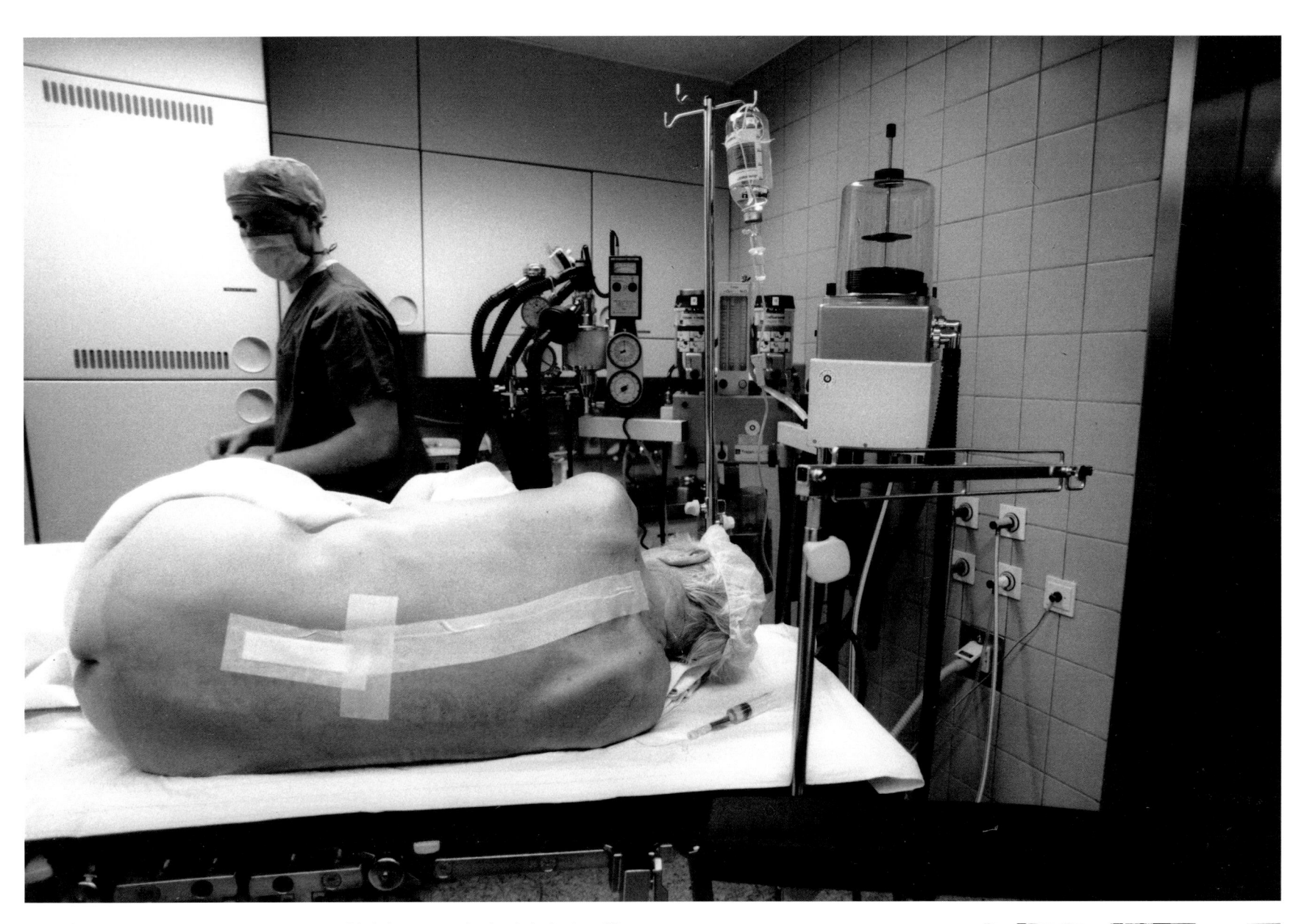

Die Leitungsanästhesie wird mit einer Allgemeinnarkose kombiniert. Die Kombination aus regionaler und allgemeiner Betäubung reduziert die Operationsbelastung und den Bedarf an Narkosemitteln. Der Schlauch für den Transport des Medikaments wird auf dem Rücken festgeklebt. So kann das Medikament während der Operation nach Bedarf gegeben werden.

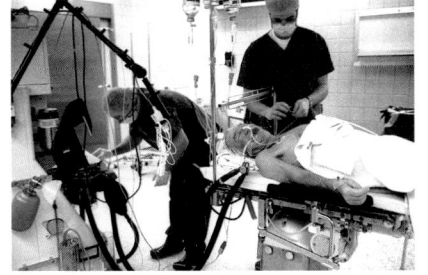

Parallel zur Einleitung der Narkose bereitet die Instrumentenschwester die Operation vor. Jede Operation erfordert ihr besonderes Instrumentarium. Die Schwester ist mit allen Einzelheiten vertraut.

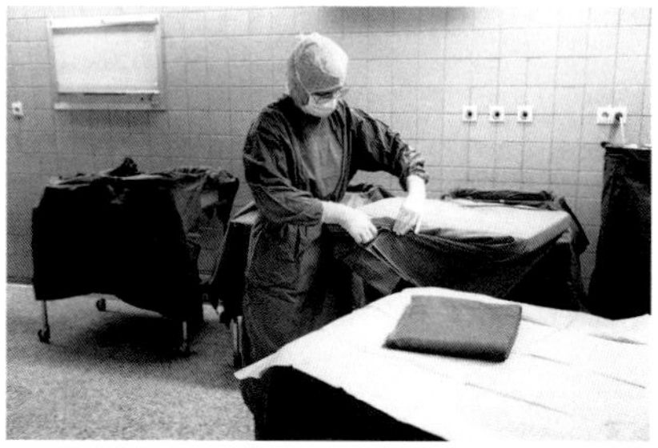

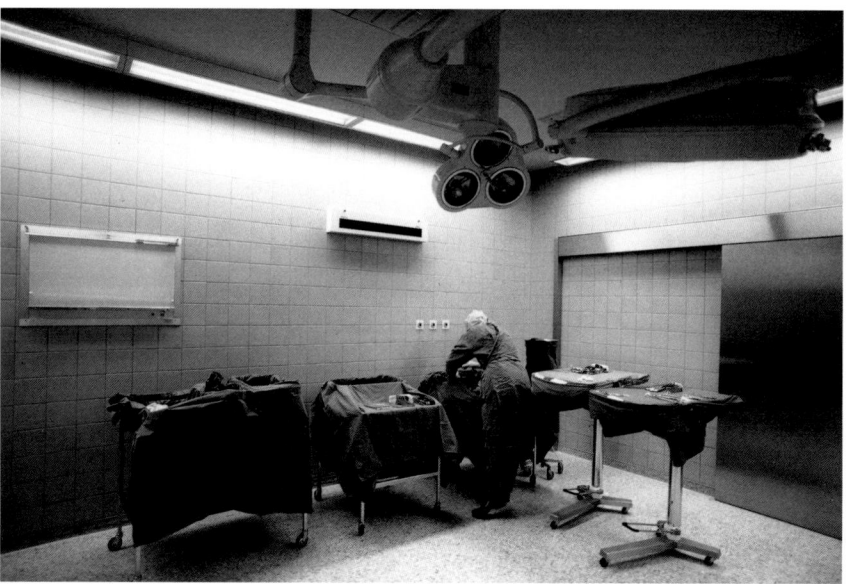

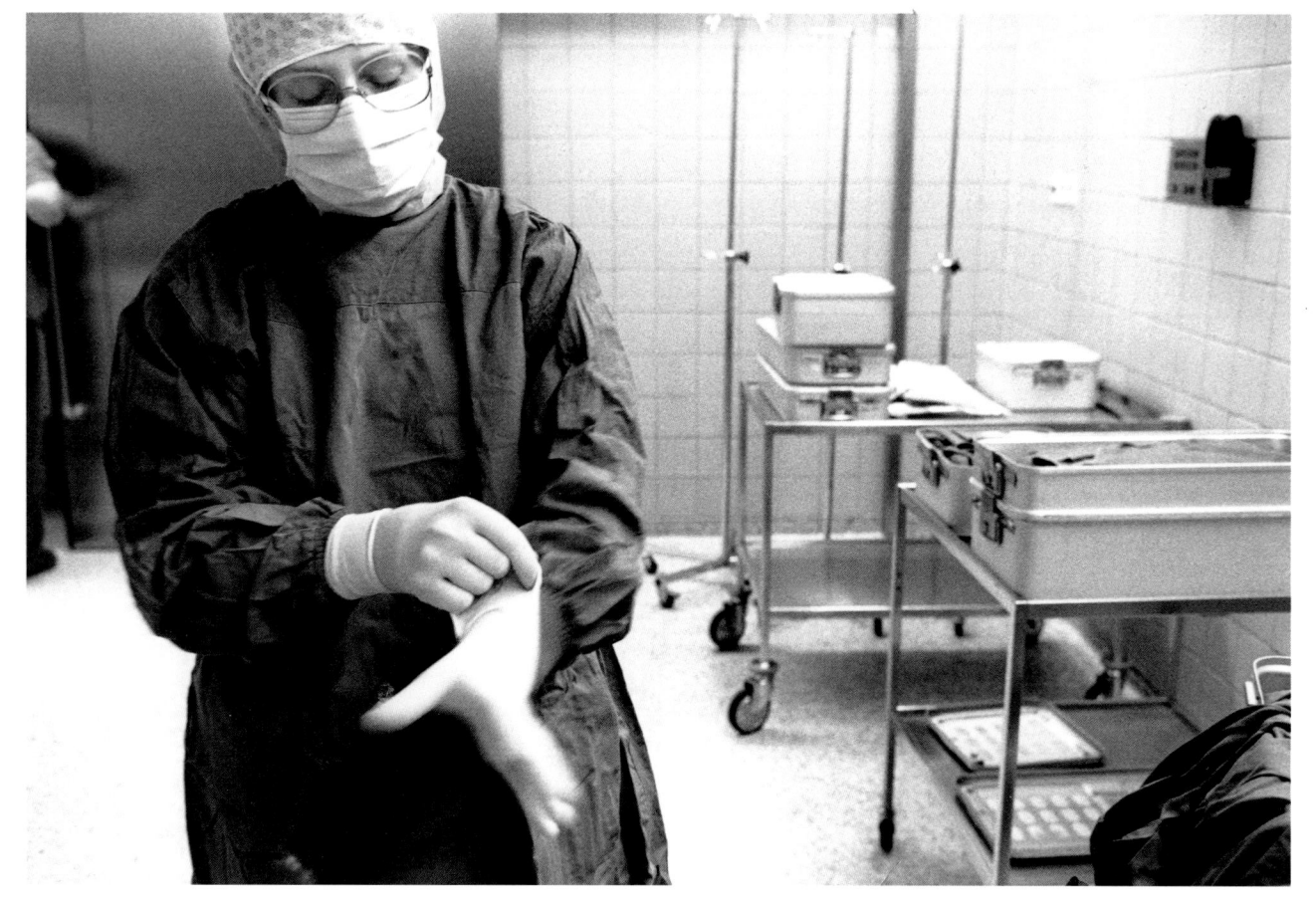

den Katheter an die Haut an, damit ihn der Patient später auf der Intensivstation nicht ziehen kann, mißt noch einmal den Blutdruck und besprüht Martin Kellers Seite mit Desinfektionsmittel, um zu sehen, bis in welcher Höhe die Betäubung schon wirkt. Der Patient spürt kaum noch etwas von dem kalten Spray. Zu dem Venenkatheter kommt ein Arterienkatheter, über den die Blutgase kontrolliert werden, um die Lungenfunktion zu überwachen.

9 Uhr 11. Operationsschwester Helma bereitet sich auf den Eingriff vor. Genau nach Vorschrift wäscht sie sich die Hände: vier Minuten mit Wasser und Seife, fünf Minuten mit Desinfektionsmittel. Werner Teunissen hilft ihr in den sterilen Kittel. Im Operationssaal ist es kühl. 21 Grad Celsius, um zu verhindern, daß sich Bakterien zu schnell vermehren. Links, entlang der Wand stehen wie Requisiten einer Theateraufführung die grün verhüllten Instrumententische.

9 Uhr 35. Die Liege mit Martin Keller wird in den Operationssaal gerollt. Aus dem Mund des Patienten ragt ein Atemschlauch. Er wird an ein Inhalationsbeatmungsgerät angeschlossen, über das die Narkosegase für die Vollnarkose kommen, das den Patienten aber auch beatmet und gleichzeitig Herz- und Lungenfunktion überwacht. Martin Keller wird auf dem Operationstisch festgeschnallt. Werner Teunissen schiebt die OP-Lampe über den Tisch.

9 Uhr 45. Der Operateur Dr. Löhr sieht sich noch einmal auf den Röntgenaufnahmen die Lage des Tumors an. Bei der Laboruntersuchung der Gewebeprobe, die er vor einer Woche entnommen hat, hat sich endgültig gezeigt, daß es sich bei der Geschwulst um einen bösartigen, schnell wuchernden Tumor handelt. Um

Vor der eigentlichen Operation überprüft der Operateur nochmals alle bis zu diesem Zeitpunkt getroffenen Maßnahmen. Er wählt aus den vorliegenden Befunden die Unterlagen aus, die er für die Durchführung der Operation benötigt. Es folgen die chirurgische Händedesinfektion und das sterile Einkleiden.

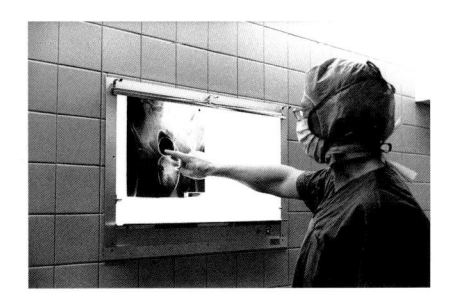

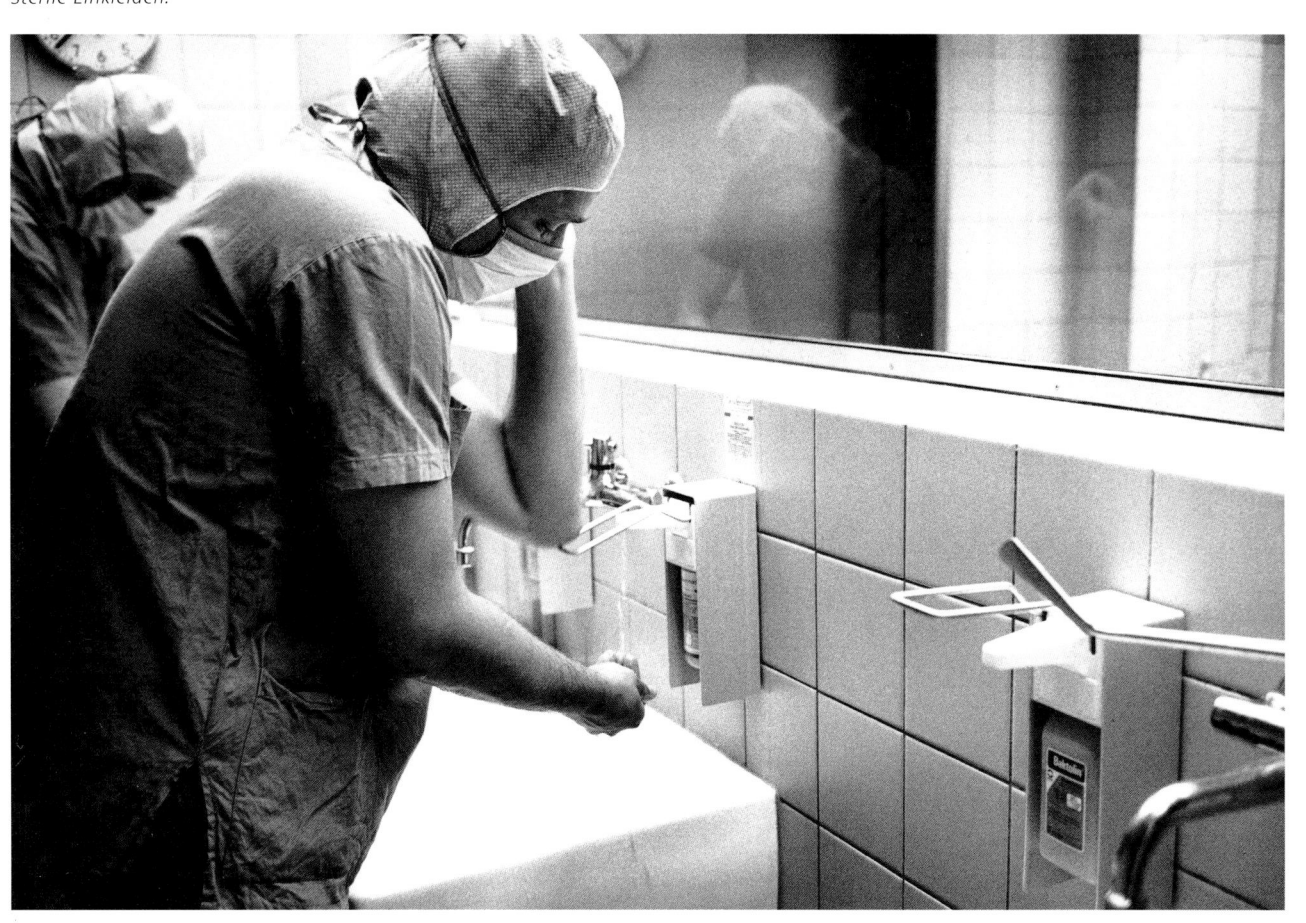

Darmkrebs. Deshalb reicht es nicht, nur die Geschwulst zu entfernen. Auch von dem gesunden Darmgewebe unterhalb und oberhalb des Tumors müssen mindestens fünf bis sechs Zentimeter weggeschnitten werden. Der Operateur will sichergehen, daß auch jene kranken Zellen entfernt werden, die der Krebs vielleicht schon in benachbartes Gewebe ausgestreut hat. Auf der anderen Seite will er nicht zu viel Gewebe unterhalb des Tumors wegschneiden. 'Denn sonst', fürchtet er, 'schließt der Schließmuskel nicht mehr, und wir kommen an einem künstlichen Darmausgang nicht mehr vorbei.'

9 Uhr 47. Dr. Heisterkamp pinselt Martin Kellers Oberschenkel und seinen Bauch mit Desinfektionsmittel ein. Die Beine des Patienten werden hochgestellt. Schwester Helma hilft den Ärzten in die sterilen Kittel. Zusammen decken sie den Patienten mit grünen Tüchern ab. Der Körper verschwindet. Nur in der Mitte des Bauches bleibt ein Viereck frei: das Operationsfeld, eine von grünen Kulissen eingefaßte, hell erleuchtete Bühne. Hinter den Kulissen wie losgelöst der Kopf, umgeben von Schläuchen, Infusionsständern, Atem- und Kontrollgeräten.

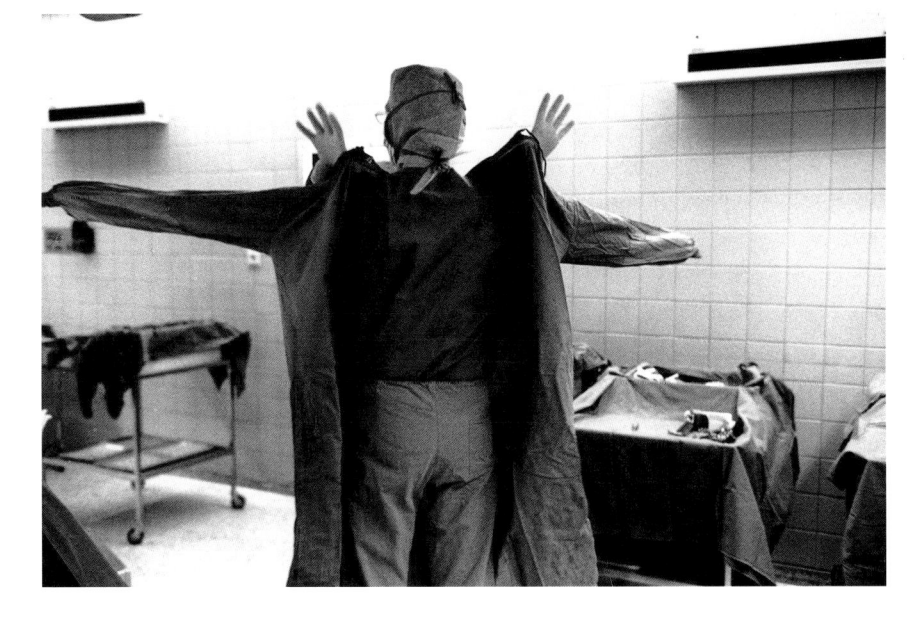

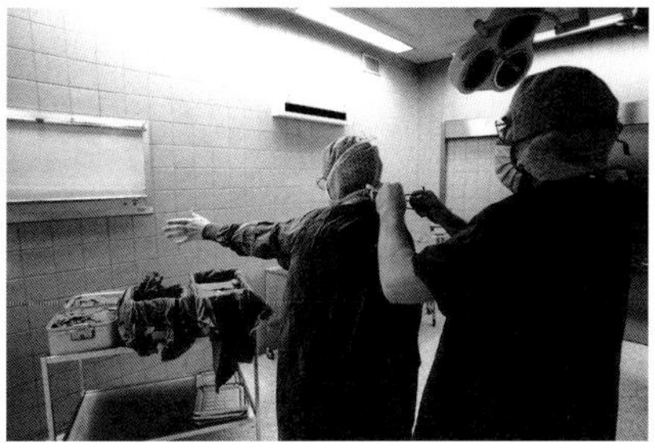

10 Uhr 6. Das Operationsteam stellt sich rund um den Operationstisch auf. Dr. Löhr setzt das Skalpell auf die Haut: 'Schnitt!'

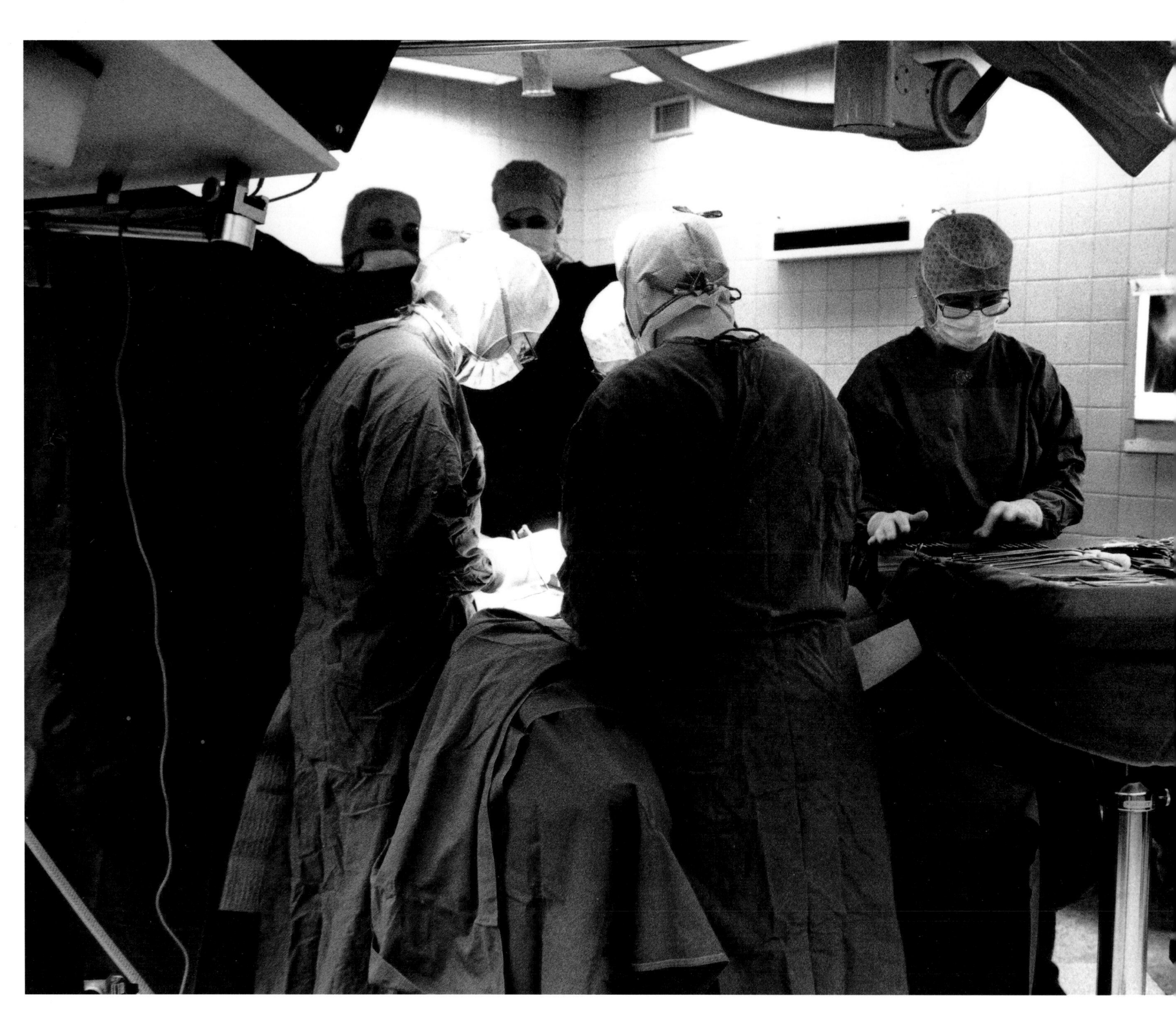

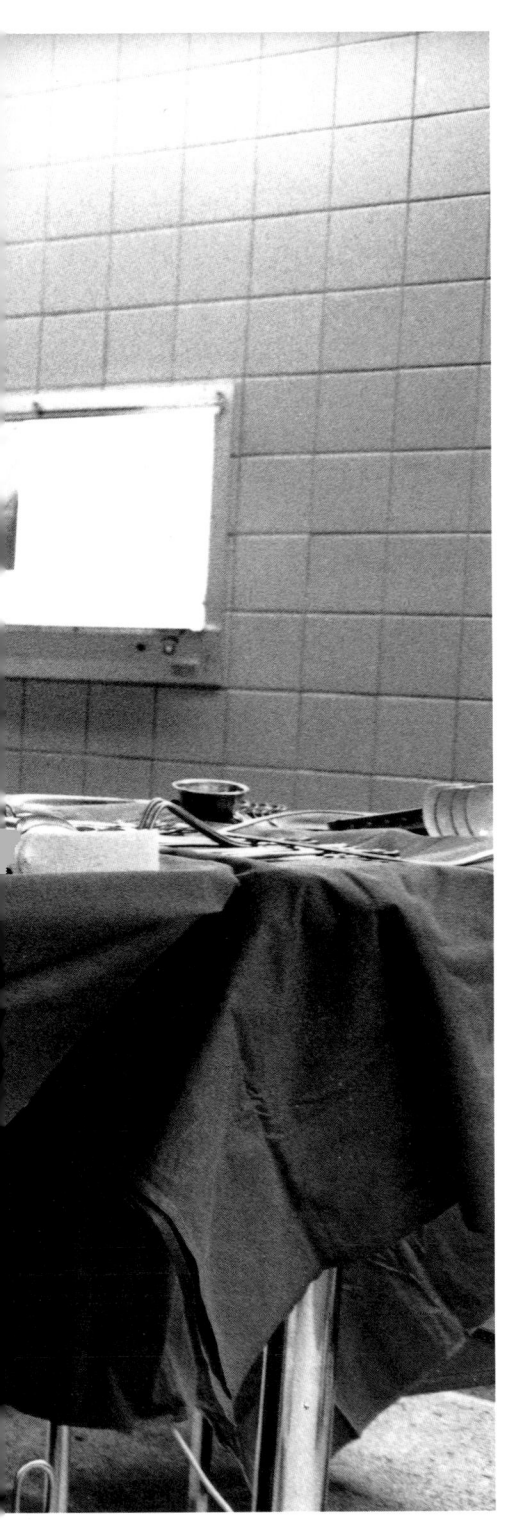

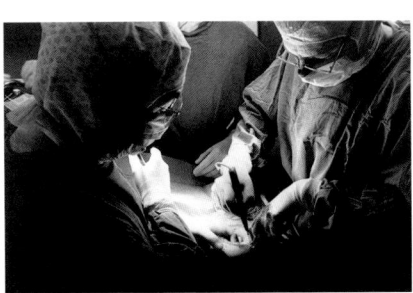

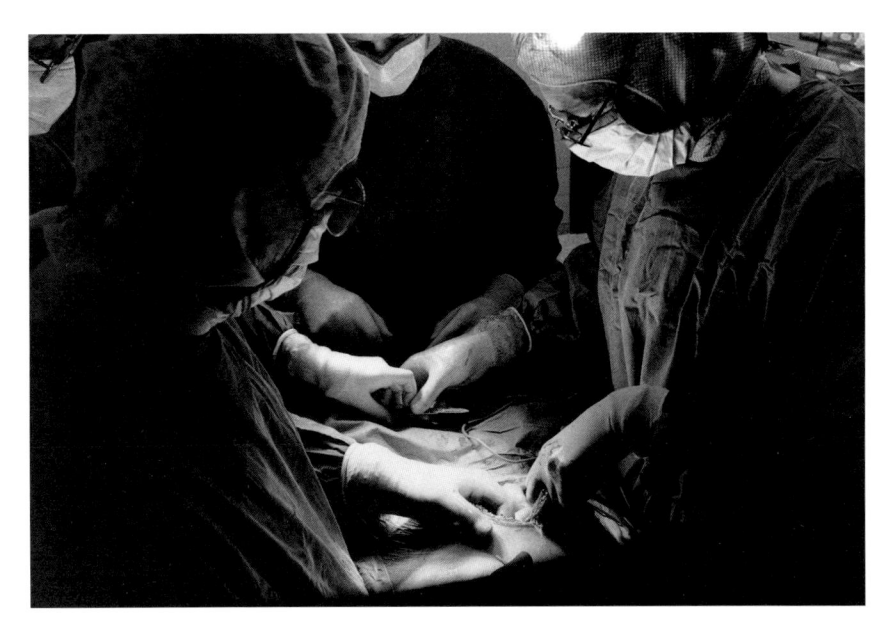

Der erste Operationsschritt ist die Eröffnung des Bauchraums. Der Arzt inspiziert gründlich den Bauchraum und seine Organe. Er vergleicht den Befund mit den präoperativen Untersuchungsergebnissen, um die geplante Operationsstrategie abzusichern.

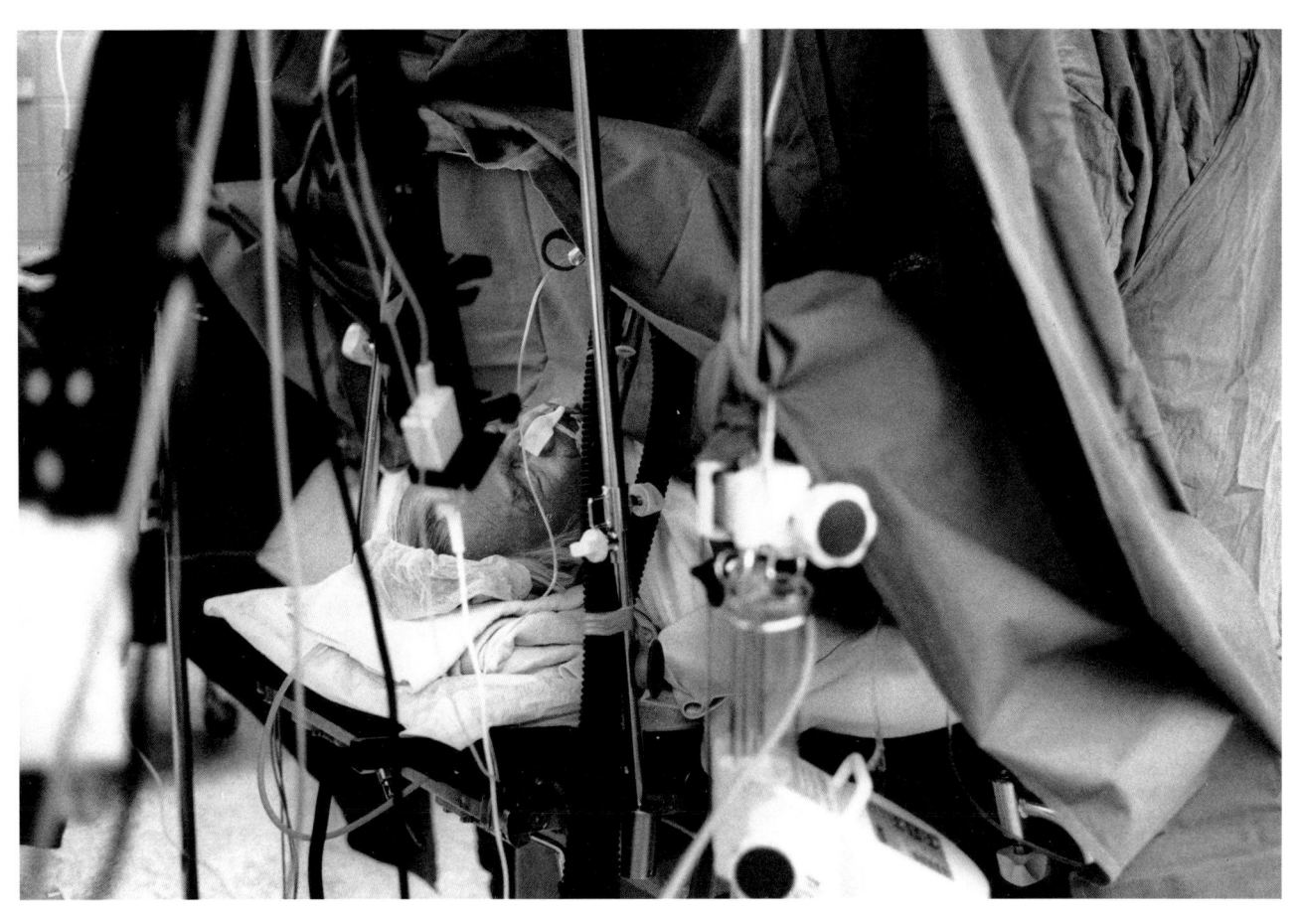

Der Anästhesist sieht während der Operation vom Patienten nur Kopf und Hände. Er konzentriert sich ganz auf die Geräte zur Kontrolle der Vitalfunktionen.

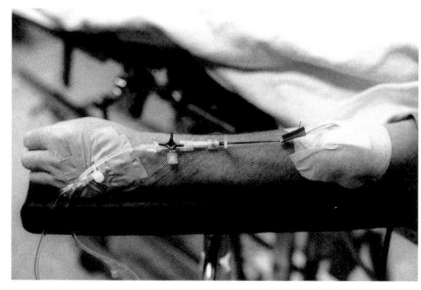

Der Tumor ist größer, als die Ärzte
nach den Voruntersuchungen ange-
nommen haben. Vom Dickdarm aus
ist er bereits bis an den Dünndarm
gewachsen. Vorsichtig muß er von
dem Gewebe abgelöst werden, das er
wie mit Scheren umklammert hält.
Vier Stunden dauert die Operation.
Dann ist der Tumor endlich entfernt.

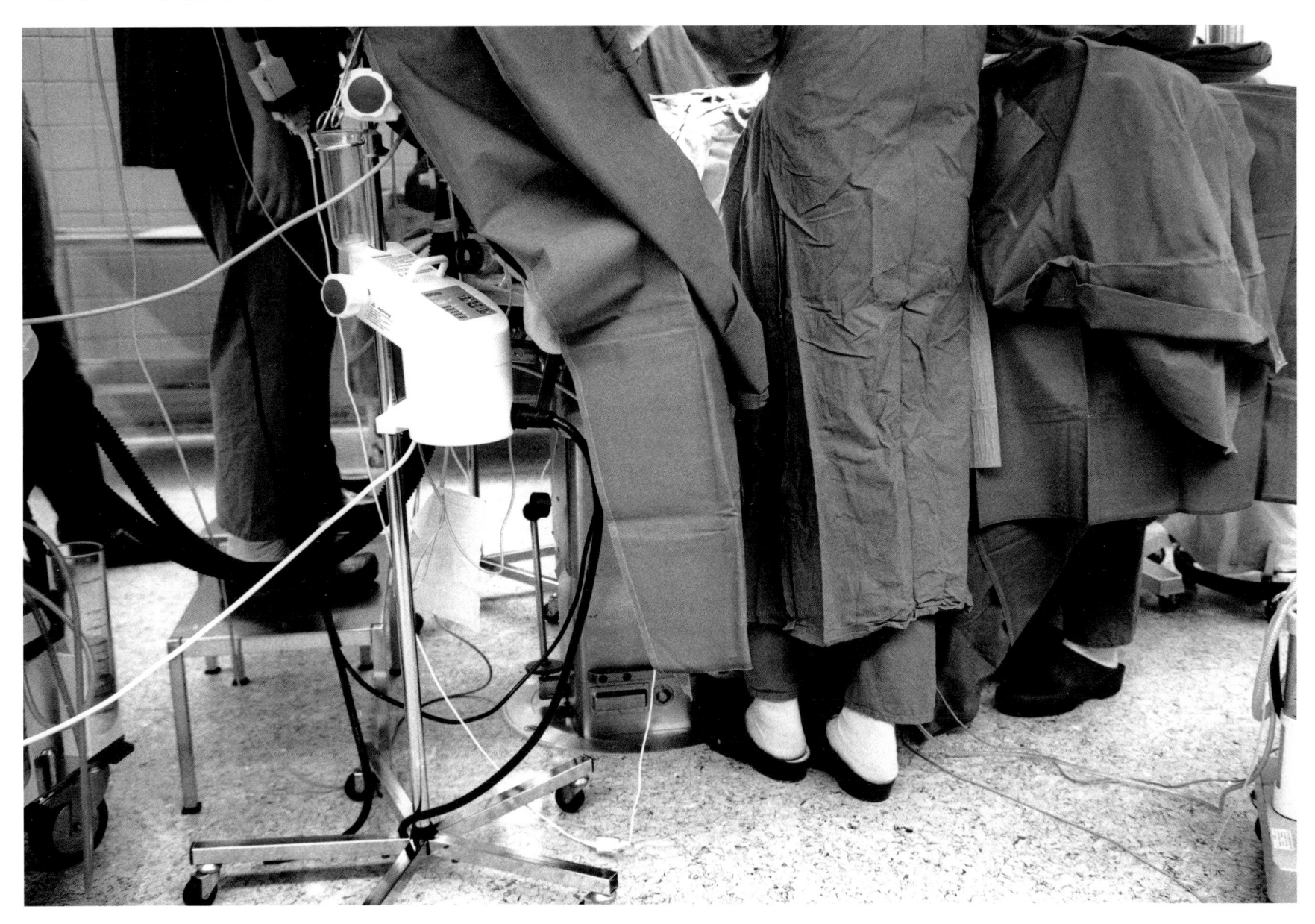

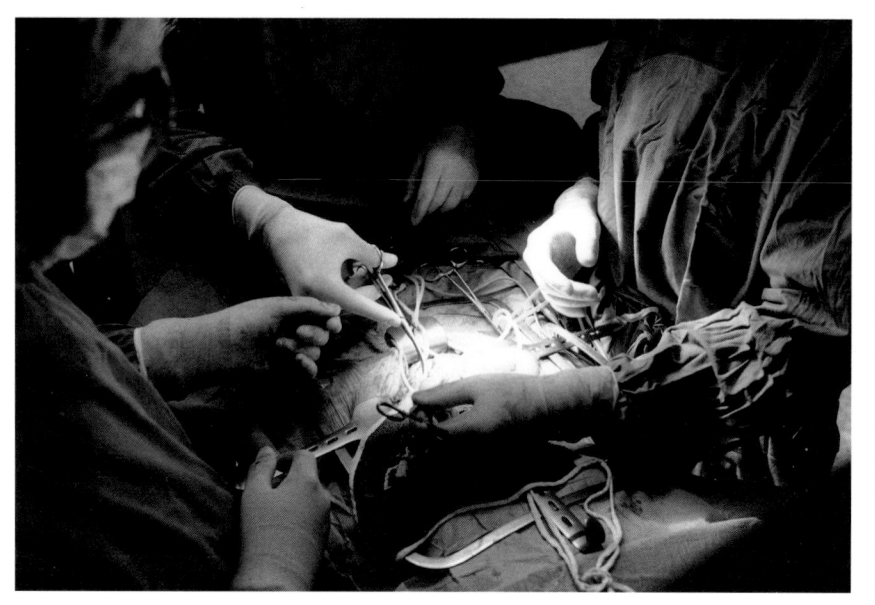

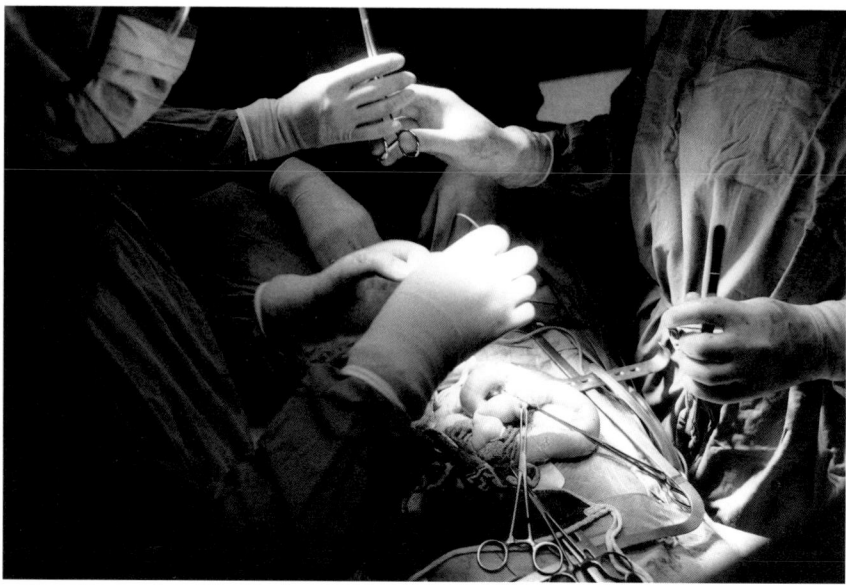

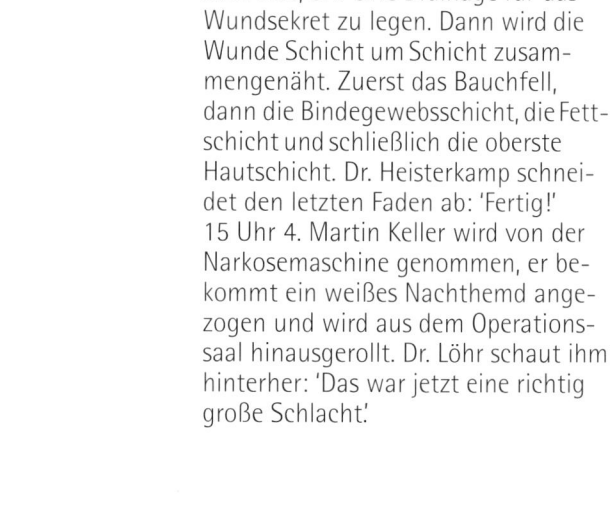

Um 14 Uhr 15 beginnt der letzte Akt der Operation. Noch einmal wird der OP-Tisch umgerüstet. Ein Teil der grünen Tücher wird abgenommen. Schwester Helma wechselt die Instrumententische aus. Haken, Scheren und Lappen werden von der Wunde entfernt. Dr. Heisterkamp desinfiziert noch einmal die Bauchhaut. Er durchsticht sie, um eine Drainage für das Wundsekret zu legen. Dann wird die Wunde Schicht um Schicht zusammengenäht. Zuerst das Bauchfell, dann die Bindegewebsschicht, die Fettschicht und schließlich die oberste Hautschicht. Dr. Heisterkamp schneidet den letzten Faden ab: 'Fertig!'
15 Uhr 4. Martin Keller wird von der Narkosemaschine genommen, er bekommt ein weißes Nachthemd angezogen und wird aus dem Operationssaal hinausgerollt. Dr. Löhr schaut ihm hinterher: 'Das war jetzt eine richtig große Schlacht.'

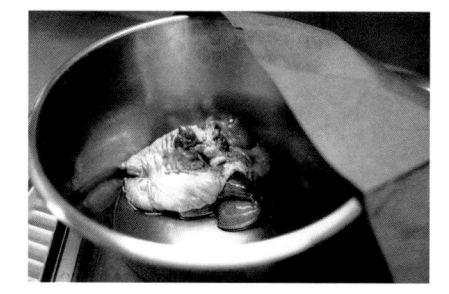

In der ersten Phase der Operation wird der veränderte Darmabschnitt von dem umgebenden Gewebe abgelöst, um den vom Tumor befallenen Teil des Darms zu entfernen. Später werden die verbleibenden Darmenden miteinander verbunden. Nach wenigen Tagen kann der Darm seine Funktion wiederaufnehmen.

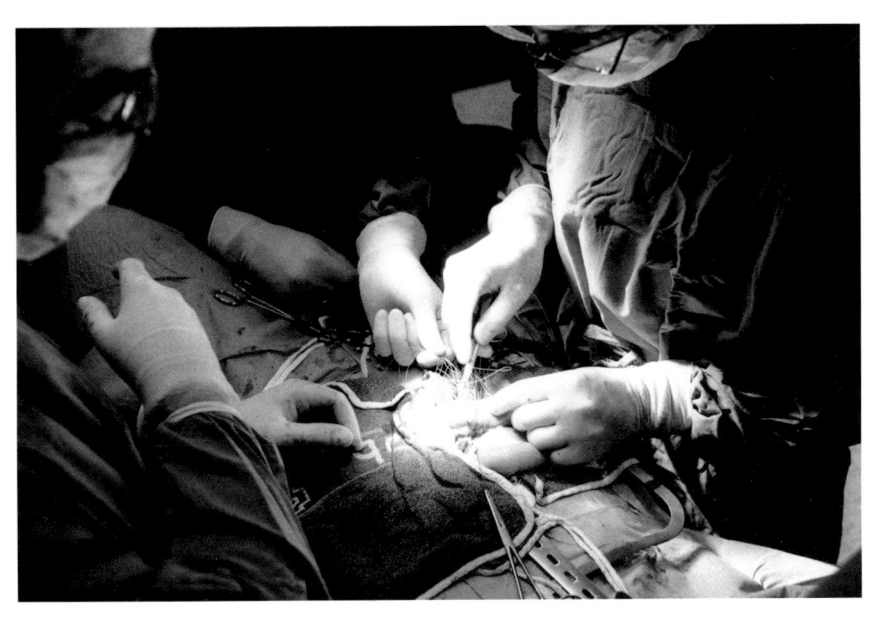

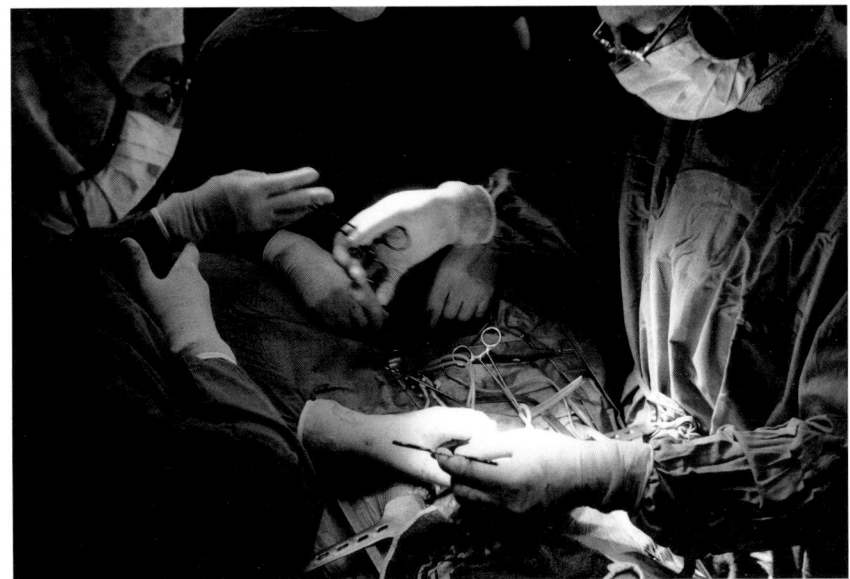

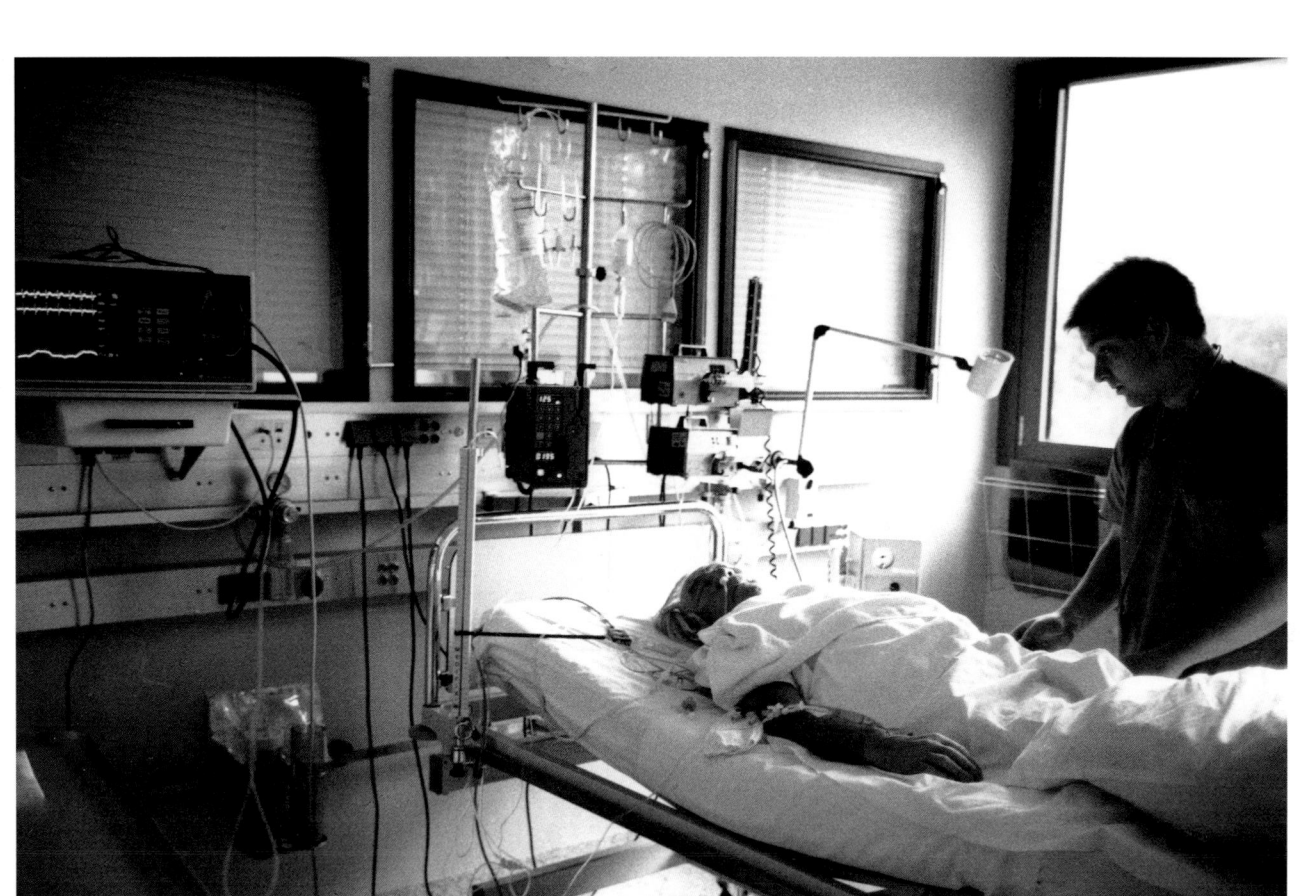

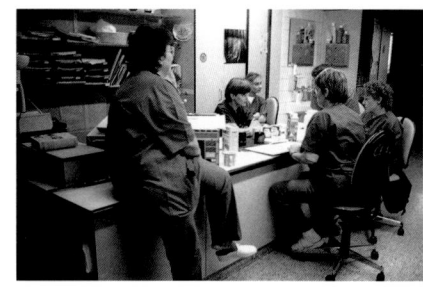

über den Peridural-Katheter spritzt. Sie beugt sich zu Martin Keller hinunter: 'Herr Keller, es ist schon alles vorbei. Tut Ihnen der Bauch sehr weh?' Martin Keller brummt etwas Unverständliches. Für einen winzigen Augenblick öffnet er die Augen.

Martin Kellers Zustand wird streng überwacht. Immer wieder sehen Dr. Blum und Schwester Margret nach, ob seine Atmung, sein Blutdruck und seine Herzfunktionen stabil sind. Die Schwester wechselt den Tropf mit der Nährlösung, mißt Fieber und den Venendruck, bestimmt den Blutzucker und hängt neue Urinbeutel an den Blasenkatheter. Die erste Nacht auf der Intensivstation verbringt der Patient im Dämmerzustand, in den ihn seine Müdigkeit und die Medikamente versetzt haben.

Halb betäubt ist er auch noch, als der Medizinstudent Oliver Jung am nächsten Morgen versucht, ihn auf die Bettkante zu setzen. Martin Keller soll die Beine bewegen, damit sich keine Thrombosen bilden können. Nachmittags besuchen ihn Lebensgefährtin Henriette und Tochter Mathilde. In

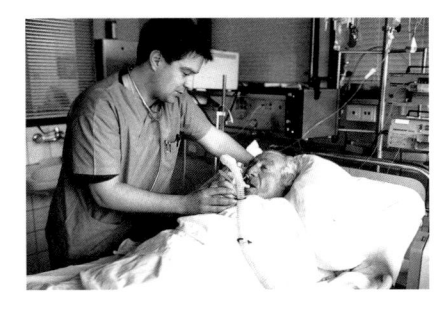

Beim Ausschleusen aus dem Operationssaal kommt Martin Keller schon langsam wieder zu Bewußtsein. 'Ist alles vorbei, Herr Keller. Ist alles gutgegangen,' ruft ihm der Anästhesist zu. Auf der chirurgischen Intensivstation nehmen Schwester Margret und Schwester Gabi den Patienten in Empfang. Schwester Margret schließt Martin Keller an ein Absauggerät an, damit er sich nicht an Sekret verschluckt. Schwester Gabi nimmt ihm etwas Blut ab, um Gerinnung, Elektrolyte und Blutbild nach der Operation zu kontrollieren. Martin Keller atmet ruhig unter einer Sauerstoffmaske. Am Kopfende des Bettes flimmert die Kurve seines EKG. Schwester Margret bereitet ein Schmerzmittel vor, das sie

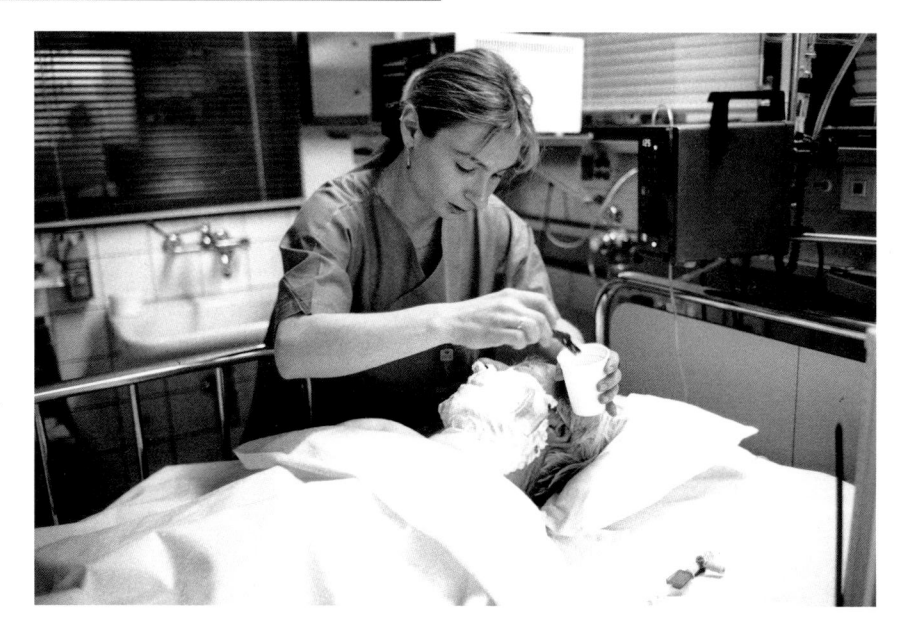

Große operative Eingriffe verlangen anschließend eine intensive ärztliche und pflegerische Betreuung. Lebenswichtige Funktionen wie die des Herzens, des Kreislaufs, der Lunge und der Nieren werden ständig überwacht. Die Ärzte und ihre Mitarbeiter werden dabei von einer aufwendigen apparativen Ausstattung unterstützt. Während der Zeit auf der Intensivstation sind menschliche Kontakte für den Patienten besonders wichtig.

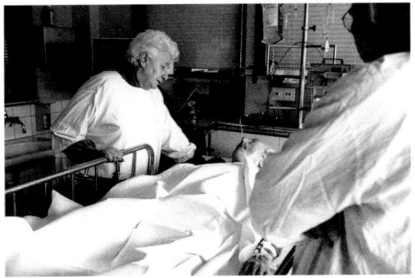

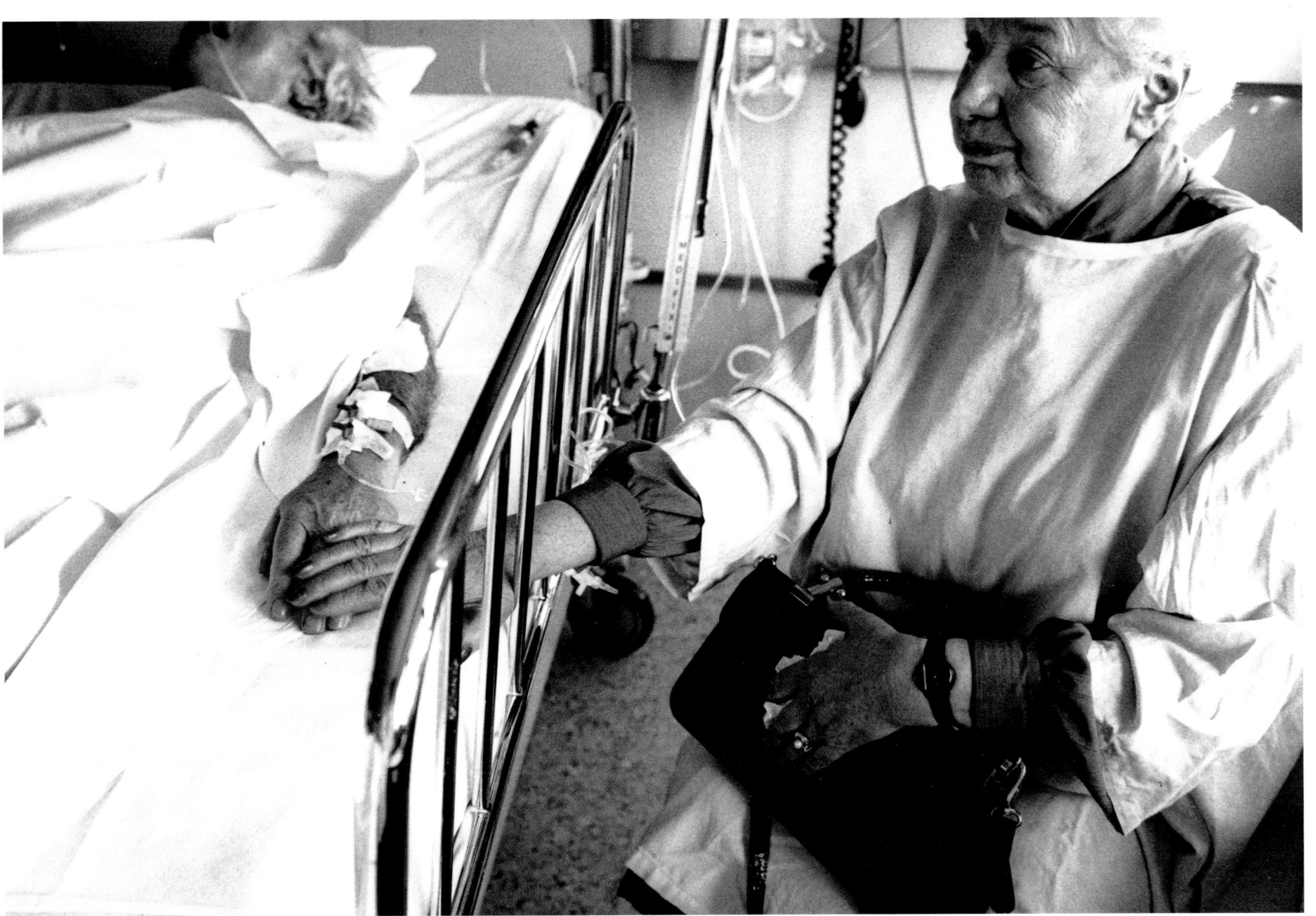

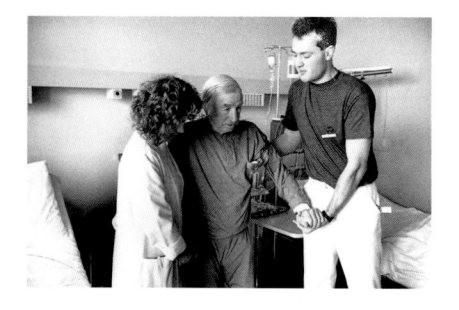

Trotz des großen Eingriffs kann der Patient nach wenigen Tagen auf seine frühere Station zurückverlegt werden. Ein Krankengymnast mobilisiert ihn. Durch aktives Mitmachen unterstützt der Patient den Heilungsprozeß. So wird besonders auch die Gefahr einer Lungenembolie verringert.

ihren weiten Intensivkitteln stehen die Frauen um das Bett herum. 'Henriette, weißt du was?' murmelt Martin Keller, 'ich habe Hunger.'

Martin Kellers Zustand bessert sich schnell. Die intensive Überwachung rund um die Uhr ist schon nach kurzer Zeit nicht mehr nötig. Nach drei Tagen auf der Intensivstation wird er zurück auf die Normal-Station gebracht. Er fühlt sich wohl. Nur nachts wälzt er sich unruhig in seinem Bett hin und her. Im Schlaf reißt er sich den Tropf aus der Vene.

Die Rückkehr zum gewohnten Leben geschieht in kleinen Schritten. Am vierten Tag nach der Operation hält Martin Keller fast andächtig eine kleine Tasse in den Händen. Er schließt die Augen und trinkt vorsichtig den ersten Schluck. 'Wat en lecker Tee,' sagt er mit einem tiefen Seufzer. Weniger Begeisterung lösen dagegen die täglichen Besuche des Krankengymnasten aus. Nur mit viel Überzeugungskraft gelingt es Bernd-Ulrich Schulze, den Patienten zum Bewegungstraining aus dem Bett zu locken. Langsam geht er mit ihm über den Flur auf und ab, übt mit ihm Treppen steigen. 'Keine Lust mehr. Ich will Fernsehen gucken,' beendet Martin Keller die Übungen.

Die Ärzte sind mit dem Operationsergebnis und den Heilungsfortschritten zufrieden. Bei der Chefvisite versprechen sie, Martin Keller vielleicht schon in einer Woche zu entlassen. Am zehnten Tag nach der Operation werden die Fäden gezogen. Am gleichen Tag trifft auch das Ergebnis der Tumoranalyse ein: Die Ränder der Geschwulst waren frei von Krebszellen. Die Geschwulst ist gründlich entfernt. Die letzten Tage im Krankenhaus verbringt Martin Keller voll Vorfreude auf zu Hause. Noch fühlt er sich erschöpft, aber manchmal blitzt sein alter Übermut schon wieder auf. Was er zu Hause als erstes tun will? 'Was mir so alles einfällt,' erwidert er.

An einem Montag morgen, einen Monat nach seiner Aufnahme ins Krankenhaus wird Martin Keller entlassen. Tochter und Lebensgefährtin nehmen ihn in Empfang. Dr. Heisterkamp ermahnt den Patienten, sich wegen seines Diabetes gleich beim Hausarzt zu melden. Martin Keller verspricht es. 'Aber das andere, das ist doch in Ordnung, oder?' fragt die Tochter. Der Arzt nickt: 'Ja, das andere, das ist in Ordnung. - Aber Sie müssen zur Nachsorge kommen.'

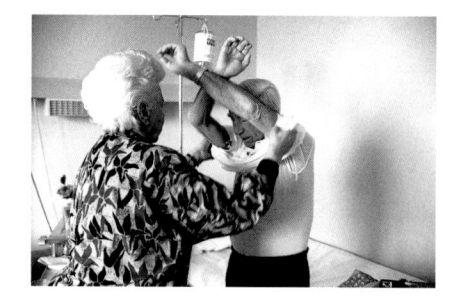

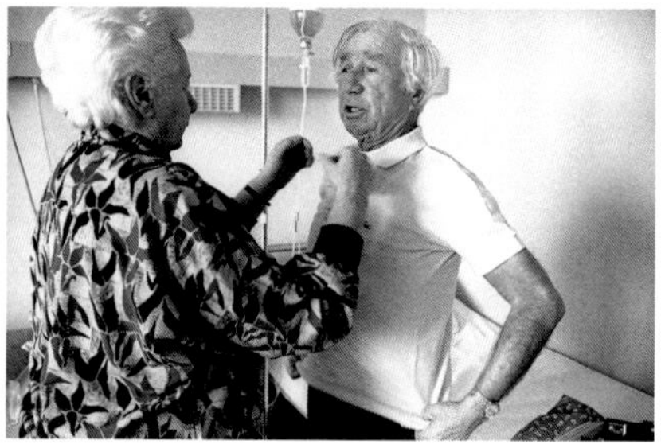

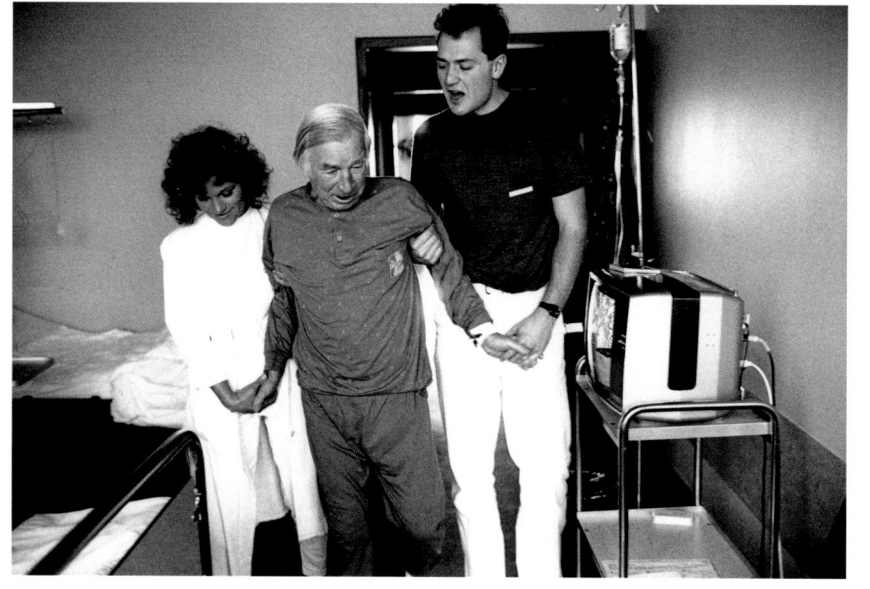

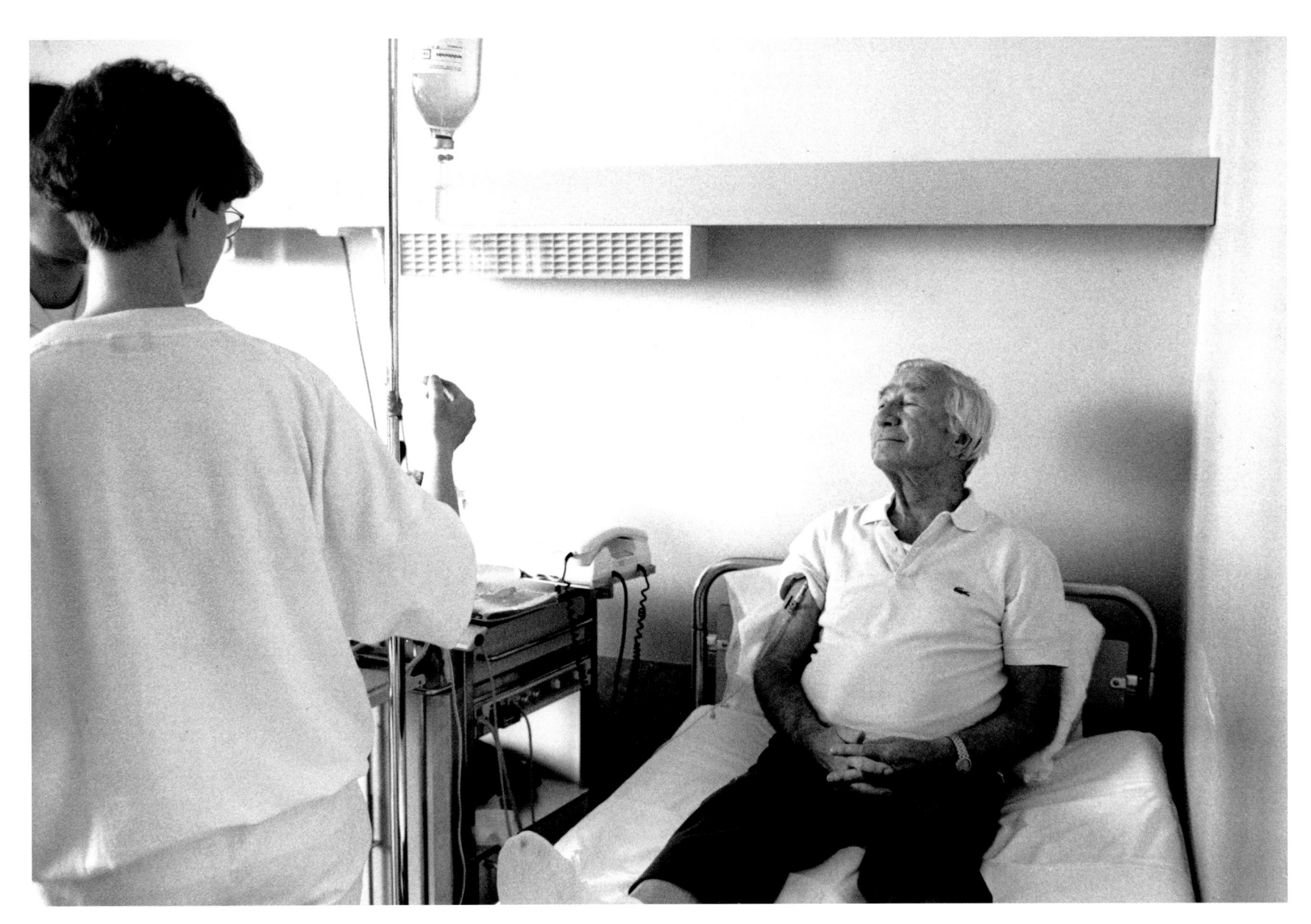

In den ersten Tagen nach der großen Bauchoperation ist der Patient nicht in der Lage, Nahrung zu sich zu nehmen. Er erhält Infusionen, die die notwendigen Nährstoffe und Vitamine enthalten. Mit der ersten richtigen Mahlzeit normalisiert sich der Lebensrhythmus Schritt für Schritt. Der Tag der Entlassung ist für den Patienten absehbar.

Das Skalpell

Gesehen hat es kaum einer. Weder jene forschen Naturen, die sich so ganz unerschrocken 'unters Messer legen', noch jene, die aus Angst vor ihm zu Hochleistungen der Krankheitsverdrängung angespornt werden. Der Patient liegt längst betäubt, wenn die Klinge des Skalpells seine Haut durchtrennt.

Dennoch ist das Skalpell das Symbol der Chirurgie. Dabei ist seine bloße Gestalt kaum geeignet für sinnbildhafte Überhöhungen: Skalpelle sind Messer mit feststehender Klinge. In ihrer Form ähneln sie den Messern, die Handwerker benutzen, um Teppichboden zu schneiden. Nur sind sie schlanker und im ganzen zierlicher. Die meisten Skalpelle bestehen aus zwei Teilen. Aus einem langen Griff und einer verhältnismäßig kurzen, je nach Zweck bauchig, spitz oder sichelförmig geformten Klinge.

Das Skalpell ist das Ouvertüreninstrument jeden Eingriffs. Mit ihm beginnt die Operation. Vielleicht ist es deshalb zum Symbol der Chirurgie geworden. Vorsichtig setzt der Chirurg das Skalpell auf die Haut. Ein leichter Druck und die Klinge durchtrennt die Haut.

Der Schnitt des Skalpells durch die einzelnen Schichten der Körperhülle ist präzise und scharf. Er hinterläßt vollkommen glatte Wundränder, die auseinanderklaffen und dem Operateur den Blick auf das Körperinnere, auf Krankheitsherde, Verwachsungen und Defekte freigeben. Und er hilft dem Chirurgen, unter der Haut gelegene Strukturen, Sehnen oder Knochen vom umgebenden Gewebe abzulösen.

Bei Eingriffen im Bauchraum hat das Skalpell mit dem Eröffnungsschnitt oft schon seine Schuldigkeit getan. Manchmal nimmt der Chirurg am Ende eines Eingriffs noch einmal ein Skalpell zur Hand, um einen kleinen Schlitz in die Bauchdecke zu schneiden, durch den die Drainageschläuche für das Wundsekret gelegt werden. Bei der eigentlichen Arbeit in der Tiefe des Bauchraums sind jedoch meist andere Instrumente viel wichtiger. Klemmen vor allem, die auf beiden Seiten des geplanten Schnitts das Gewebe sichern. Die zum Beispiel dafür sorgen, daß Blutgefäße gehalten und abgebunden werden und nicht nach dem Schnitt unauffindbar in den Bauchraum zurückschnellen und dort weiterbluten. Erst wenn das Gewebe freigelegt und von beiden Seiten des geplanten Schnitts mit Klemmen gesichert ist, kann geschnitten werden. Der Operateur nimmt dazu meist Scheren. Sie sind gebogen und kommen deshalb besser in die Tiefen der Bauchhöhle als Skalpelle mit ihren geraden Griffen. Sie lassen sich auch leichter führen. Mit Skalpellen ist die Gefahr größer, daß man zu weit schneidet und angrenzendes Gewebe verletzt.

Neben Scheren übernehmen immer mehr High-Tech-Instrumente die Aufgaben, die Laien eigentlich dem Skalpell zuschreiben. Laserskalpelle und Elektromesser werden vor allem bei Schnitten durch stark durchblutete Organe wie Leber, Nieren oder Milz eingesetzt. Sie schneiden zwar nicht so genau wie die klassischen Skalpelle, doch die Hitze, die sie produzieren, läßt das Blut an den Schnittstellen schnell gerinnen. Aber auch neue, sogenannte minimal-invasive Operationsmethoden verdrängen das Symbol der Chirurgie. Immer kleiner werden die Schnitte. Mehrere winzige Schnitte ersetzen oft schon die große Baucheröffnung. In diese kleinen Schnitte werden Rohre gesteckt: Arbeitskanäle, durch die der Operateur spezielle Operationsinstrumente, Scheren, Zangen und elektrische Geräte, führt. Skalpelle sind für solche Eingriffe ungeeignet.

Im Durchschnitt werden jedoch für eine Operation immer noch zwei bis vier Skalpelle gebraucht. Für eine klassische Blinddarmoperation zwei, für eine Brustabnahme, bei der viel geschnitten wird und die Klingen schnell stumpf werden, sechs bis acht.

Skalpelle und andere Instrumente, die der Chirurg während einer Operation braucht, liegen systematisch geordnet in sterilen Versorgungscontainern. Vor der Operation legt sie die 'sterile Instrumentenschwester' auf steril abgedeckte Tische, um sie dem Chirurgen während der Operation anzureichen. Zu ihren Pflichten gehört, daß sie die Instrumente vor und nach der Operation sorgfältig durchzählt, damit keines unbemerkt im Bauch des Patienten verschwindet. Für den ersten Schnitt durch die Haut steht meist ein bauchiges Skalpell zur Verfügung. Ist der Bauch geöffnet, wird es zur Seite gelegt. Es ist nicht mehr steril, denn die Haut kann nur desinfiziert, nicht aber völlig keimfrei gemacht werden. Für die Tiefe nimmt der Operateur dann ein anderes Messer. In vielen Krankenhäusern werden Einmalskalpelle verwendet: Plastikgriffe mit aufgeschweißten Klingen, die steril verpackt sind und die nach der Operation in den Sondermüll geworfen werden. Der Preis eines Einmalskalpells beträgt ungefähr 70 Pfennig. Aus Kostengründen, aber auch um Müllberge zu vermeiden, werden in die Instrumentensiebe inzwischen wieder öfter die klassischen Skalpelle gepackt, Metallgriffe, auf die Einmalklingen gesteckt werden. Die Klingen kosten pro Stück nur rund 30 bis 40 Pfennig und werden nach dem Eingriff in spezielle Behälter geworfen und vernichtet. Sie noch einmal zu verwenden, ist unmöglich. Der Druck und der heiße Dampf des Sterilisierbades würden sie stumpf machen. Die Griffe werden dagegen wiederverwendet. Zusammen mit den anderen benutzten Instrumenten kommen sie in einen speziellen Entsorgungscontainer.

Nicht wenige Chirurgen benutzen das Skalpell auch, um unter der Haut gelegene Strukturen wie Sehnen oder Knochen präparatorisch darzustellen. Der Vorteil liegt dabei in der absolut genauen und direkten Handhabung.

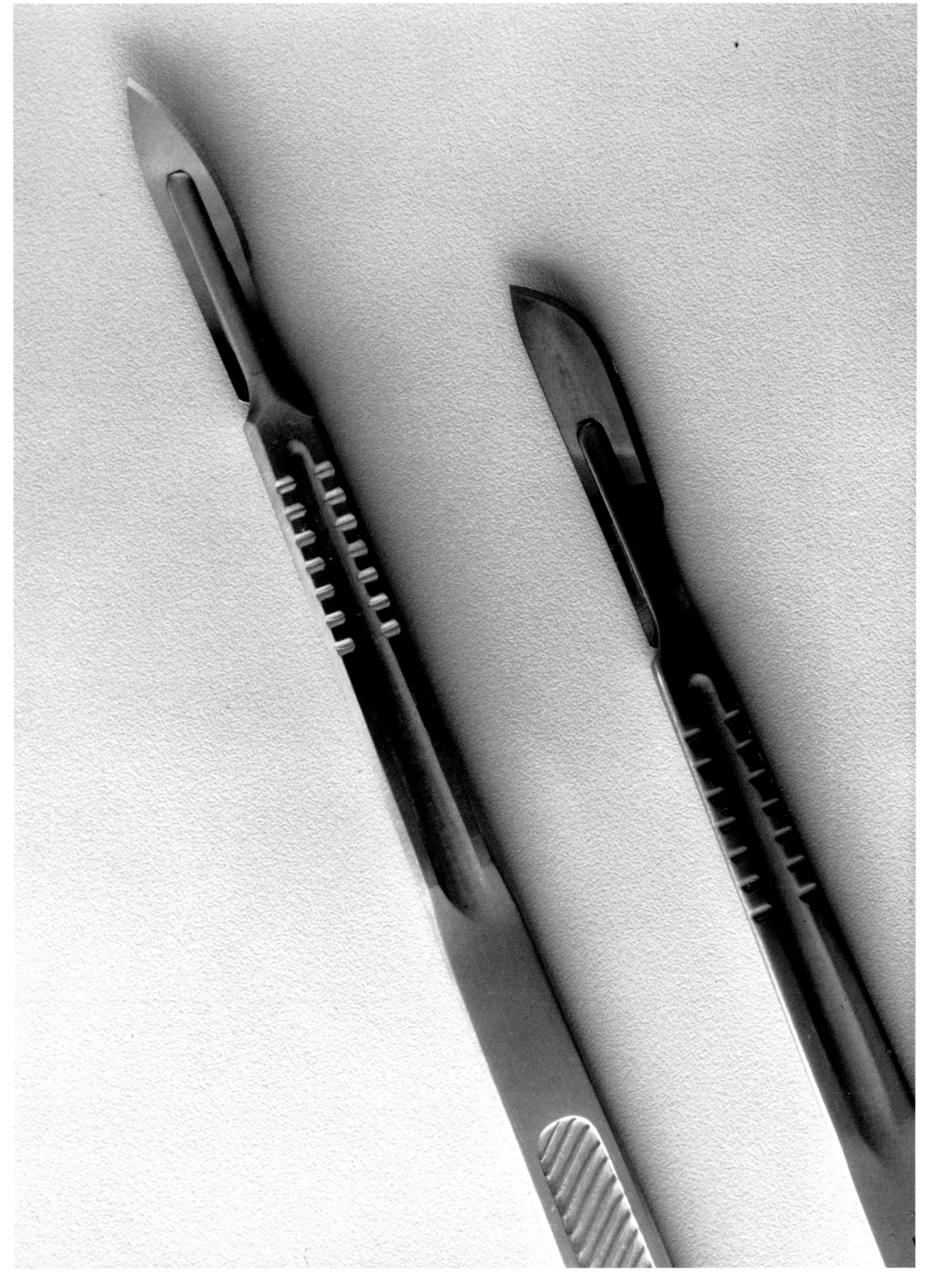

Timo – Ins Leben gerufen

Geburtsvorbereitungskurse informieren über den Verlauf von Schwangerschaft und Geburt. Bei Kreißsaalführungen lernen die werdenden Eltern den Entbindungsbereich, das Kinderzimmer und die geburtshilfliche Station kennen.

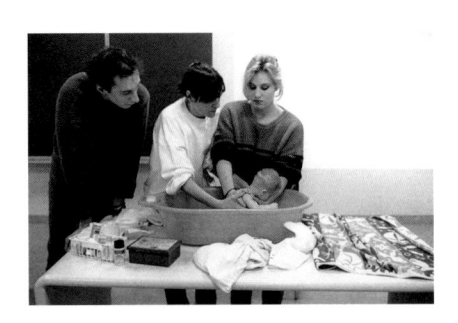

Am Anfang war Timo. Ein Name. Vielleicht der Versuch, sich etwas vorzustellen, das bisher nur ein einziges Zeichen seiner Existenz gegeben hat: eine Verfärbung im Reagenzglas. 'Das war so unwirklich, so weit weg', erinnert sich die 22jährige Studentin Andrea Heidemann an ihre Gefühle, als sie durch den Test erfuhr, daß sie schwanger war. Weder sie noch Markus konnten sich vorstellen, Eltern zu werden.

Sechs Monate später stehen Andrea und Markus Heidemann zusammen mit anderen werdenden Müttern und Vätern im Kreißsaal des Alfried Krupp Krankenhauses. In der kleinen Gruppe herrscht eine Stimmung wie bei der Einschulung. Einige blicken beklommen um sich, mustern skeptisch ihre Umgebung, andere kichern aufgeregt. 'Das macht dir doch hier alles keine Angst, oder?' flüstert Markus und streichelt über den kugelförmigen Bauch seiner Frau. Andrea Heidemann schüttelt den Kopf. Dr. Christiane Isermann spricht über den Ablauf der Geburt und erklärt die Überwachungsgeräte. Sie läßt eine EKG-Elektrode herumgehen, die während der Geburt an der Kopfhaut des Kindes befestigt wird, um seine 'Herztöne' zu überwachen. 'Hat noch jemand Fragen? – Wenn nicht, gehen wir jetzt ins Kinderzimmer.' Hier taut die Gruppe auf. 'Guck mal, wie winzig.' Gerührt beugen sich die Frauen über die Neugeborenen, die gerade gewickelt werden. Die Männer tauschen Blicke aus und lächeln verlegen.

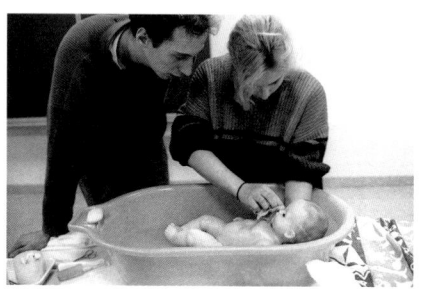

Andrea Heidemann freut sich auf die Geburt. Sie liest Bücher über Kinderpflege und besucht die Informationsveranstaltungen, die das Krankenhaus zum Thema Geburt, Stillen und Säuglingspflege anbietet. Sie staunt über die verwirrende Anzahl von

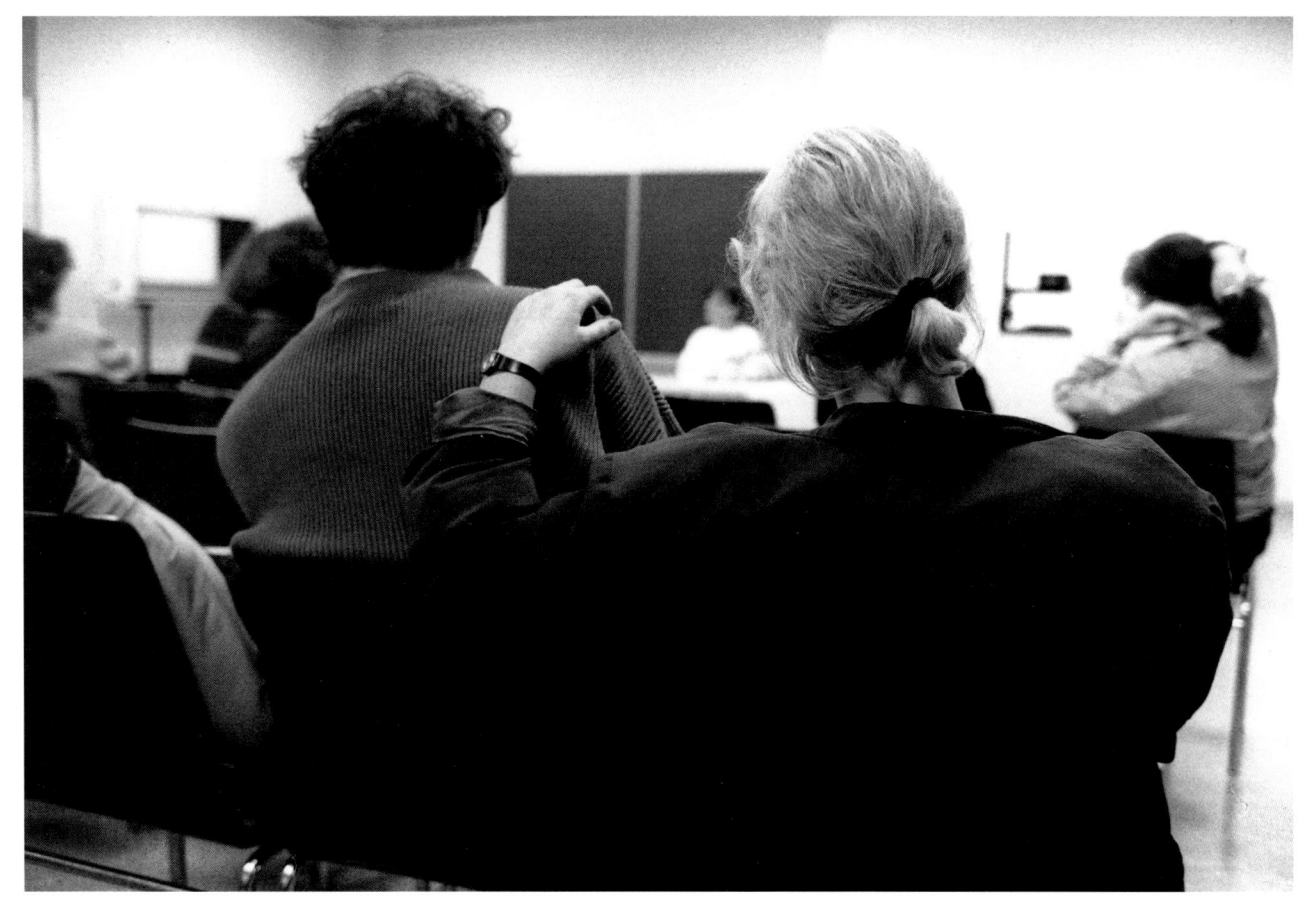

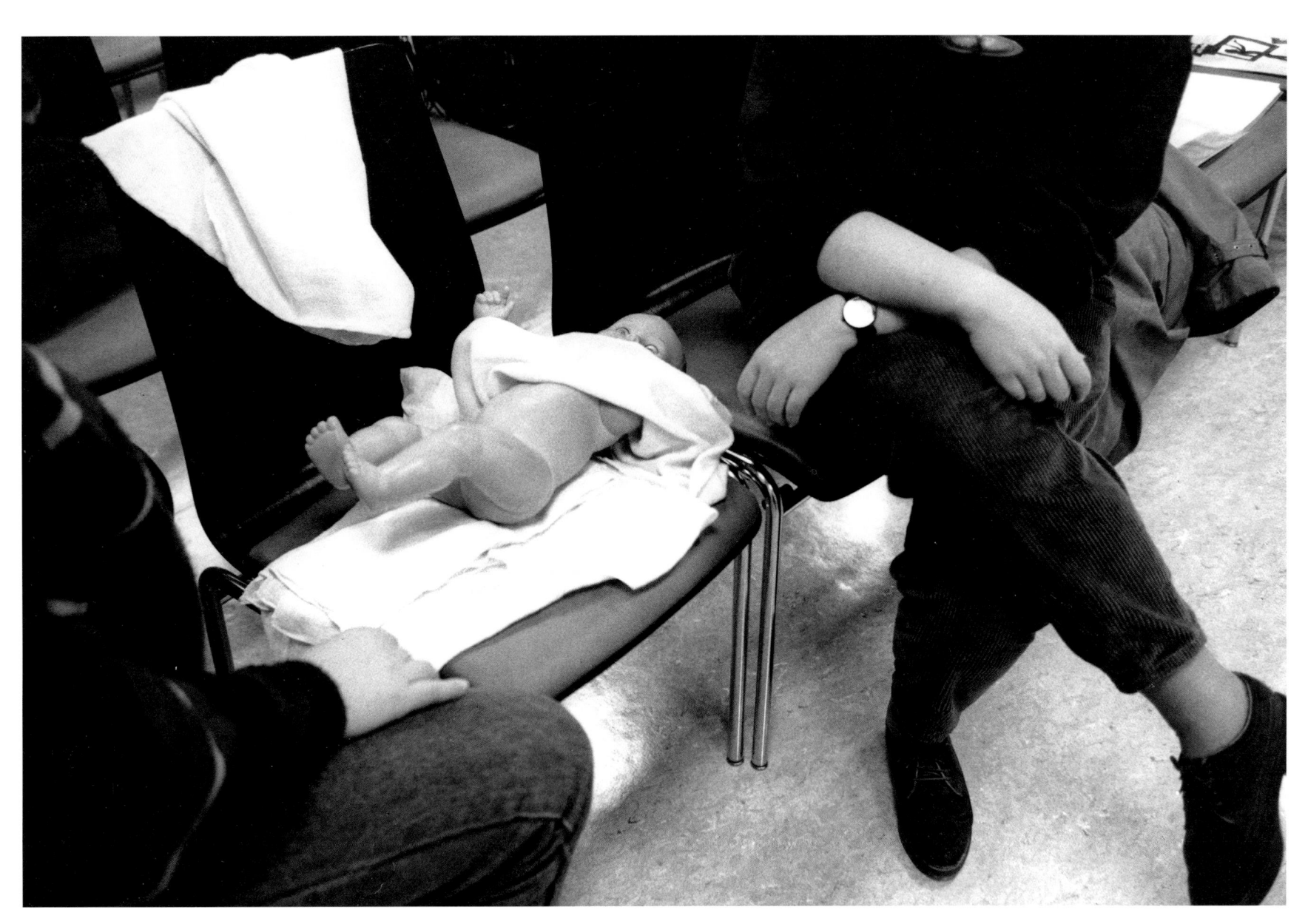

An Puppen, die einem Neugeborenen sehr ähnlich sind, können die werdenden Eltern bereits im Vorfeld trainieren, wie sie später ihr Kind in der häuslichen Umgebung versorgen können.

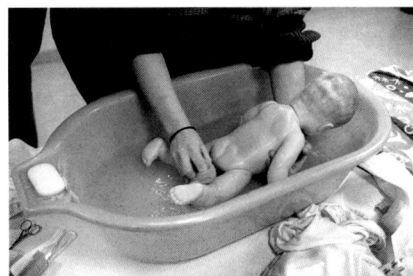

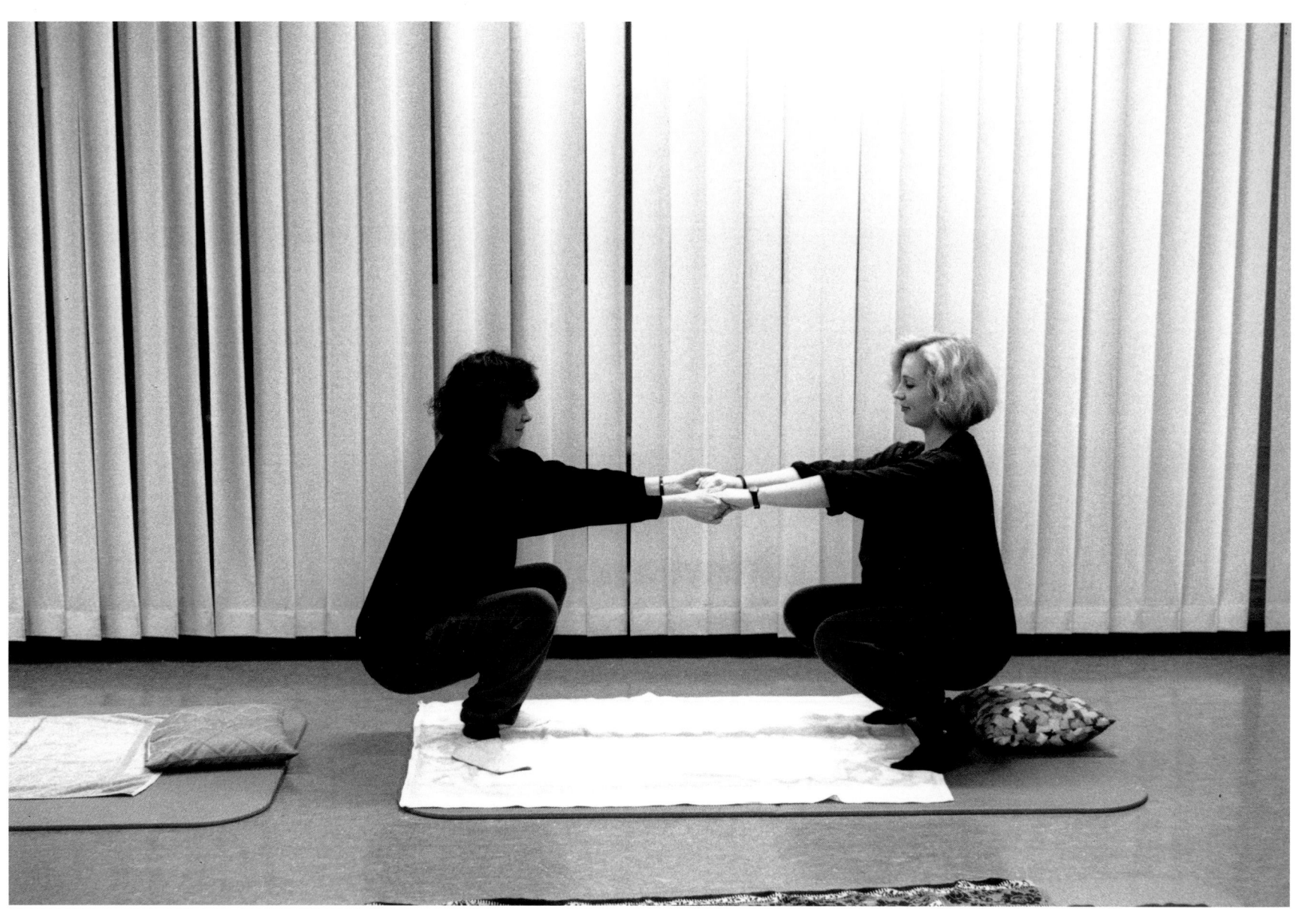

In der Schwangerschaftsgymnastik werden Muskeln und Gelenke trainiert, Atemtechniken erlernt und der Kreislauf aktiviert. Mit speziellen Übungen werden für die Geburt wichtige Bewegungsformen trainiert. Sie sollen helfen, den Beckenboden zu entspannen und das Mitpressen zu erleichtern. Atemtechniken und bewußte Entspannung helfen, die Wehenschmerzen zu ertragen.

Wickelmethoden. 'Da blickt man wohl erst durch, wenn man selber genug praktische Erfahrung gesammelt hat,' tröstet sie sich schließlich.

Einmal in der Woche geht sie zur Schwangerschaftsgymnastik und lernt dort, sich 'bewußt zu entspannen'. 'Legen Sie sich auf den Rücken und jetzt tief in den Bauch atmen.' Hedwig Risch, die Krankengymnastin, macht vor, wie's geht. 'Jawohl! Tiiiief in den Bauch einatmen. Und immer auf die eigene Atmung hören. Das ist die beste Entspannungsmethode. Und jetzt üben wir, die Beckenbodenmuskulatur zu kräftigen.' Mit fürsorglichem Ernst wacht die Frau Lehrerin darüber, daß die jungen Frauen auf den Matten ihre Anweisungen befolgen. 'Sie müssen aber auch zu Hause üben,' mahnt sie, 'sonst bringt das hier nicht viel.'

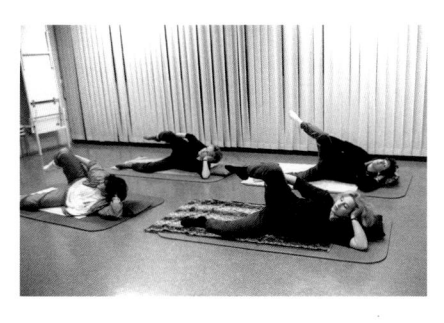

Einen Monat vor dem errechneten Geburtstermin geht Andrea Heidemann wieder einmal zur Vorsorgeuntersuchung in die Praxis ihrer Frauenärztin. Seitdem sie weiß, daß sie schwanger ist, meldet sie sich regelmäßig einmal im Monat hier und läßt nachsehen, ob sich ihr Kind gesund entwickelt. Die Ärztin prüft das Gewicht und den Blutdruck der werdenden Mutter, sie untersucht die Nierenfunktion und den Eisengehalt des Blutes und horcht die Herztöne des Ungeborenen ab. Die Befunde trägt sie in den Mutterpaß ein.

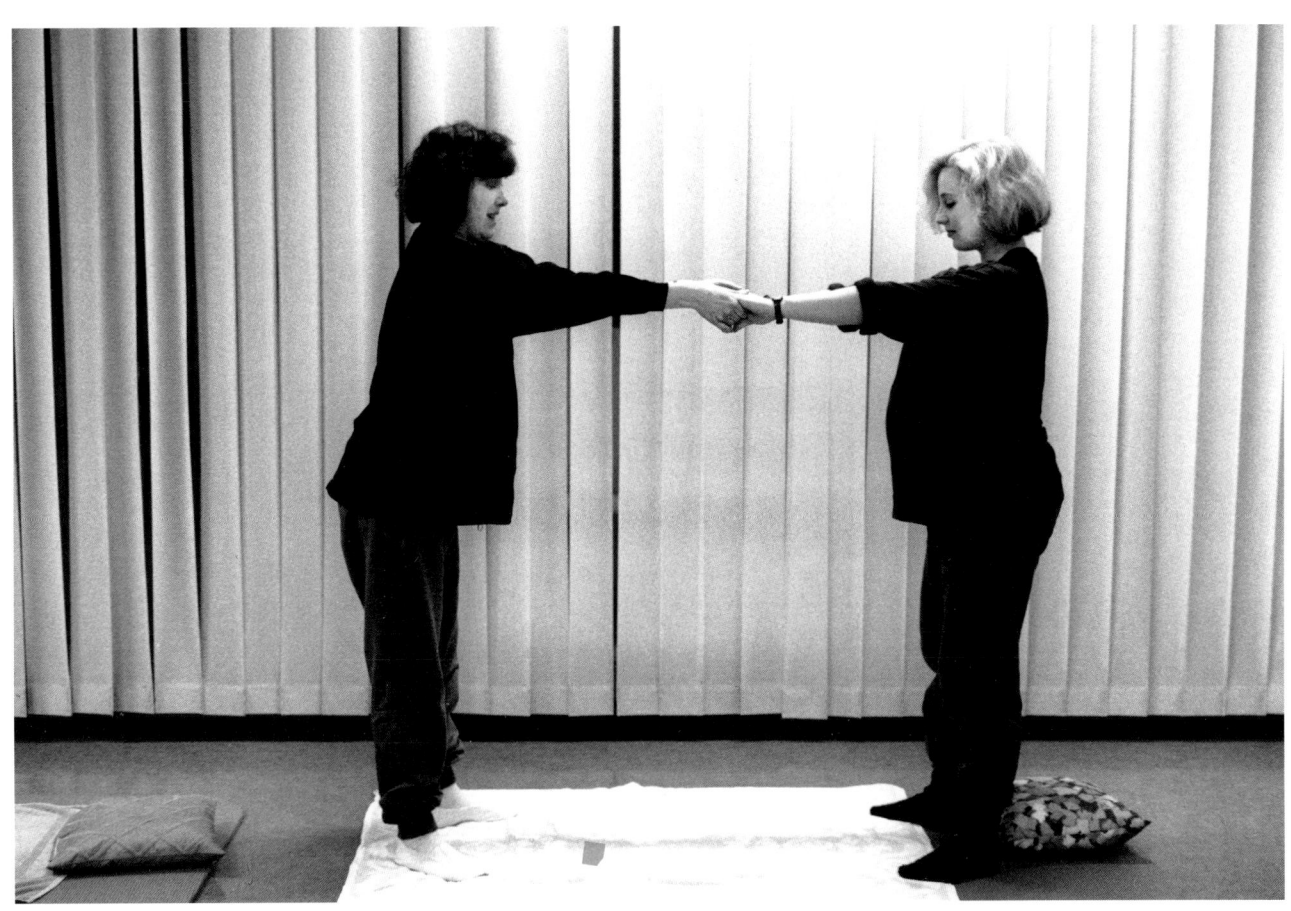

Heute macht sie zusätzlich zu den anderen Untersuchungen noch einmal eine Ultraschall-Untersuchung des Kindes. Was sie dort sieht, bestätigt ihren Verdacht aus der Tastuntersuchung: Das Baby hat sich noch nicht in die normale Geburtsposition gedreht. Anstatt kopfüber zu liegen, sitzt es aufrecht in der Gebärmutter. Beckenendlage nennen die Gynäkologen diese Stellung. Sie ist problematisch. Denn kommt ein Baby mit dem Po zuerst auf die Welt, kann es passieren, daß der viel dickere Kopf in dem engen Geburtskanal steckenbleibt. Das Kind würde sich selbst seine Nabelschnur abklemmen und sich dadurch die Sauerstoffzufuhr abschneiden. Geistige Behinderungen könnten die Folge sein. 'Bei Erstgebärenden ist es deshalb besser, das Kind durch Kaiserschnitt zu holen', erklärt die Ärztin. Andrea Heidemann ist enttäuscht, daß sie nun keine 'richtige Geburt' erleben wird. 'Ich bleibe auf jeden Fall bei dir', tröstet sie Markus. Er erzählt, daß er zuerst vorgehabt hat, nicht bei der Geburt seines Kindes dabei zu sein: 'Ich habe Angst gehabt zu versagen, mich irgendwie dusselig anzustellen. Andrea wollte mich aber unbedingt, und ich sehe das jetzt auch ein.' 'Ich hätte auch nicht aufgegeben, dich doch noch rumzukriegen. Bis zum letzten Augenblick', sagt Andrea Heidemann.

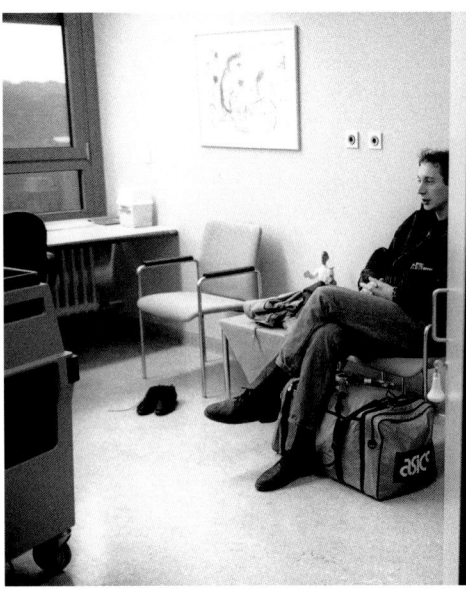

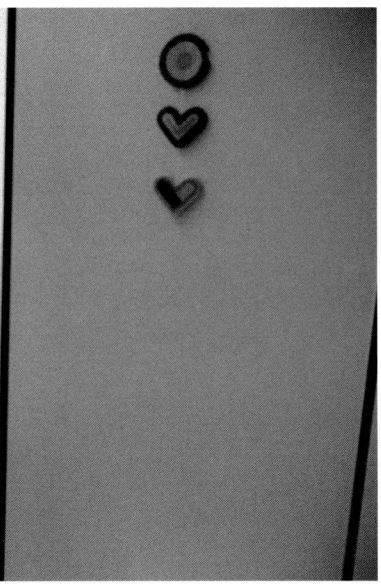

An einem Mittwoch morgen um 7 Uhr 30, eine Woche vor dem errechneten Geburtstermin steht das Paar bleich und nervös vor der Kreißsaaltür. Wie Hänsel und Gretel im finstren Wald halten sie sich an den Händen. 'Irgendwie komisch, daß es jetzt losgehen soll', sagt Andrea Heidemann. Ihr Mann nickt: 'Ja, ab morgen sind wir Eltern.' Hebamme Eleonore öffnet die Tür und bittet sie hinein. 'Wir schreiben jetzt erst einmal ein CTG', erklärt sie und zeigt Andrea Heidemann eine Liege, auf die sie sich legen soll. Auf den runden Bauch der Patientin legt sie zwei Sensoren. Sie schiebt sie ein wenig hin und her, bis die schnellen, gleichmäßigen Herztöne des Babys deutlich zu hören sind. 'Setzen Sie sich ruhig dazu', fordert sie den werdenden Vater auf. Aus dem CTG-Gerät quillt langsam Papier, auf das zwei kleine Stifte zitterige Kurven zeichnen: die gleichmäßig gezackte der Herztöne des Babys und die flache der Wehentätigkeit. Markus Heidemann blickt auf die Wehenkurve: 'Nichts in Sicht.' 'Hör doch mal auf die Herztöne', sagt seine Frau. 'Sie sind jetzt viel schneller. Das Baby ist wach.' Die Hebamme kommt zurück. Sie mißt die Körpertemperatur und den Blutdruck. Markus Heidemann gibt sie das Blanko-Formular für die Geburtsurkunde: 'Für Sie. Bitte nicht verlieren!'

Das CTG wird von der Gynäkologin Sieglinde-Manuela Reinelt begutachtet. Sie läßt sich von Andrea Heidemann noch einmal den komplikationslosen Schwangerschaftsverlauf bestätigen und macht eine Ultraschalluntersuchung. 'Immer noch

Die Ultraschalluntersuchung ist wichtiger Bestandteil der Mutterschaftsvorsorge. Der Arzt kann damit die Lage des Kindes und der Nachgeburt genau feststellen. In der Mitte der Schwangerschaft wird intensiv untersucht, ob sich die Organe und Extremitäten des Kindes gesund entwickelt haben und seine Wirbelsäule geschlossen ist. Am Ende der Schwangerschaft hilft die Ultraschalluntersuchung festzustellen, ob das Kind eine normale Größe und ein normales Gewicht haben wird. Mit besonderen Ultraschallverfahren kann die Durchblutung der Gebärmutter, der Nabelschnur und der kindlichen Gefäße gemessen werden.

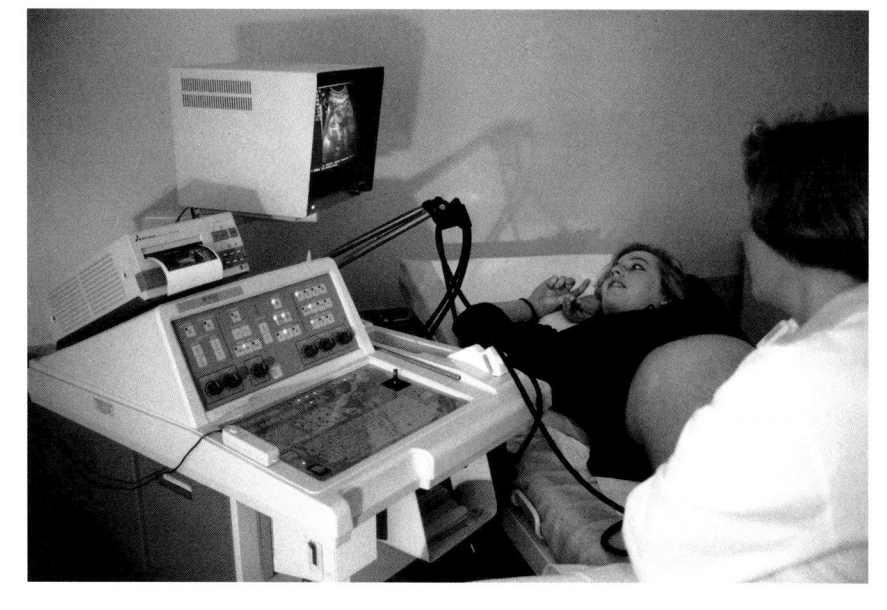

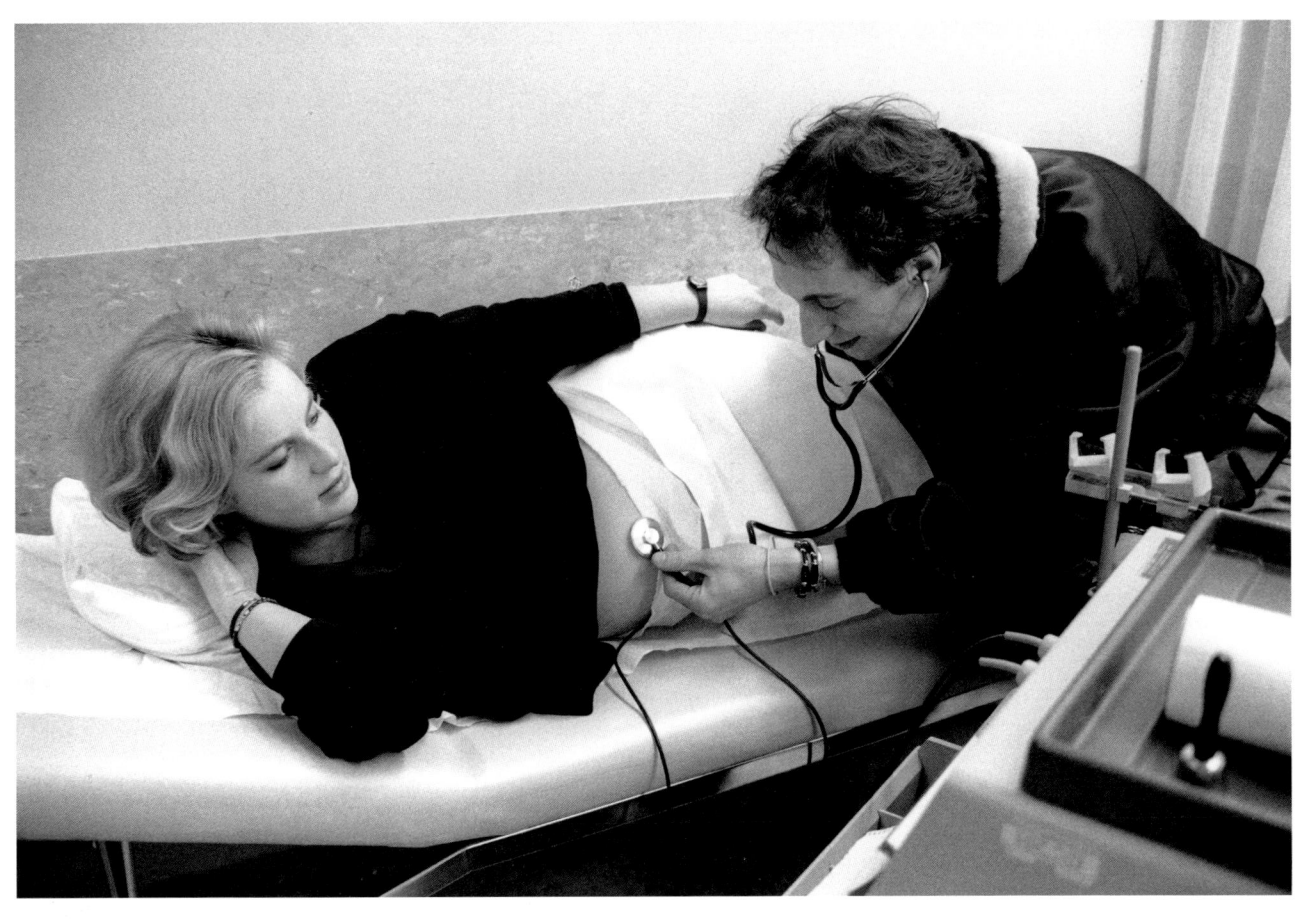

Die apparative Kontrolle der Herztöne, die Cardiotokographie (CTG), ist unentbehrlich bei der Überwachung des Kindes während der Geburt. Das CTG gibt frühzeitig Hinweise auf einen Sauerstoffmangel oder andere Störungen.

Beckenendlage', sagt die Ärztin. 'Morgen früh schallen wir nochmal. Manchmal dreht sich ein Kind ja noch in der letzten Minute.' Die Ärztin untersucht den Muttermund der Schwangeren. Er ist noch fest verschlossen. Um die Gerinnungswerte zu bestimmen und um für Notfälle während des Kaiserschnitts Blutkonserven bereitstellen zu können, nimmt sie etwas Blut ab. Dann erklärt sie den Verlauf der Operation, die Narkose und mögliche Gefahren. Vor dem Kaiserschnitt habe sie keine Angst, sagt Andrea Heidemann. Nur vor dem langen Krankenhausaufenthalt. Noch nie im Leben habe sie im Krankenhaus gelegen. Und nun gleich zehn oder elf Tage lang! 'Kann ich denn früher gehen, wenn's mir gut geht?' fragt sie. 'Wenn's Ihnen gut geht: vielleicht einen Tag früher. Aber wahrscheinlich werden Sie die Zeit auch brauchen, um sich zu erholen,' sagt die Ärztin. 'Auf jeden Fall werden wir alles tun, damit Sie schnell wieder auf die Beine kommen.'

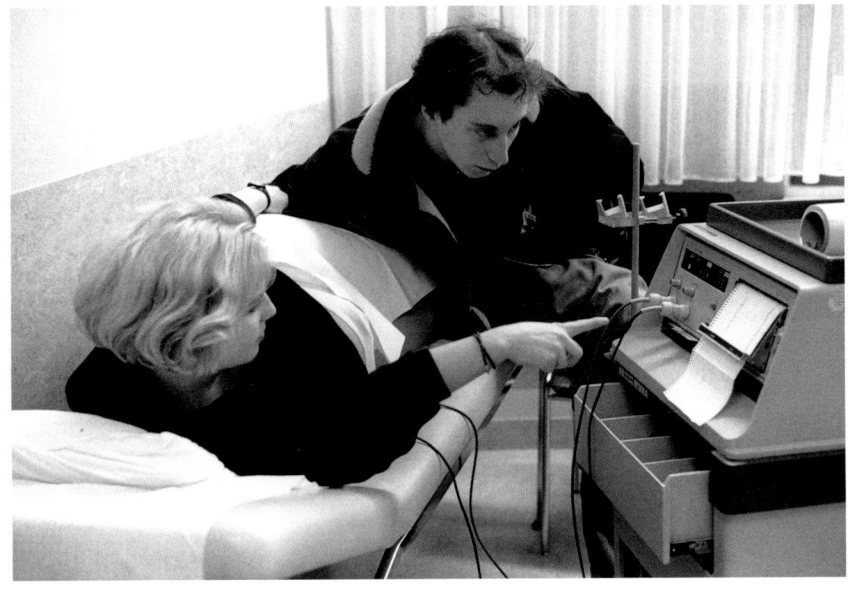

Trotz Geburtsvorbereitungskurs und Kreißsaalführung bringt der Gang ins Krankenhaus Aufregung und Ängste. Darum ist es gut, wenn der Mann die werdende Mutter ins Krankenhaus begleitet und auch am Tag der Geburt bei ihr ist.

Auf der Wöchnerinnenstation muß Andrea Heidemann erst einmal warten, bis ein Bett frei wird. Es herrscht Baby-Boom im Alfried Krupp Krankenhaus, und die Station ist zur Zeit bis auf den letzten Platz belegt.

'Aber Sie haben doch bestimmt auch Hunger,' sagt Schwester Ellen. 'Ich bringe Ihnen Frühstück in den Aufenthaltsraum. Sie können vorher noch schnell die Aufnahmeformalitäten hinter sich bringen.' Andrea Heidemann stimmt dankbar zu. Sie hat heute noch nichts gegessen.

Mittags wird das CTG wiederholt. 'Aufgeregt?' fragt Professor Guido Lamberti, der Chef der Gynäkologie. 'Geht so. Ich glaube, das kriege ich schon hin. Es ist nur alles so unwirklich. Eigentlich passiert nichts, trotzdem läuft die Uhr schon.'

Der Nachmittag vergeht wie im Fluge. Die Patientin ist froh, daß ihr so wenig Zeit bleibt, über Risiken und Gefahren nachzudenken. Die Narkoseärztin besucht sie und erklärt die Betäubung. Am frühen Abend wird sie noch einmal mit dem Wehenschreiber untersucht. Routine. Doch dann geschieht das Unerwartete. Wehen setzen ein. Im Abstand von wenigen Minuten kommen sie regelmäßig. Die Gebärmutter zieht sich krampfartig zusammen, wird hart und entspannt sich dann wieder. Das Kind will zur Welt. Keiner hat damit gerechnet. Andrea Heidemann bekommt in niedriger Dosierung Medikamente gespritzt, da man sehen will, ob die Wehen wieder aufhören. In der Tat wirken sie schnell. Die schmerzhaften Krämpfe werden weniger. Um 22 Uhr haben sie ganz aufgehört, und die Schwangere wird aus dem Kreißsaal zurück in ihr Zimmer gebracht. 'Ich war todmüde und habe dann fest geschlafen. Als ich aufgewacht bin, dachte ich, die Nacht wäre vorbei, aber es waren nur ein paar Minuten vergangen. So ging das stundenlang,' wird Andrea Heidemann später über diese Nacht erzählen. Um fünf Uhr morgens weckt die Schwester sie und rollt sie in den Kreißsaaltrakt. Wieder werden die Herztöne des Babys und die Wehentätigkeit überprüft. Aber alles ist ruhig, die Wehen haben sich

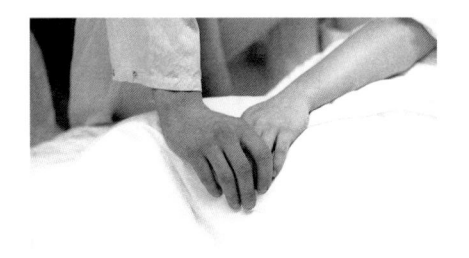

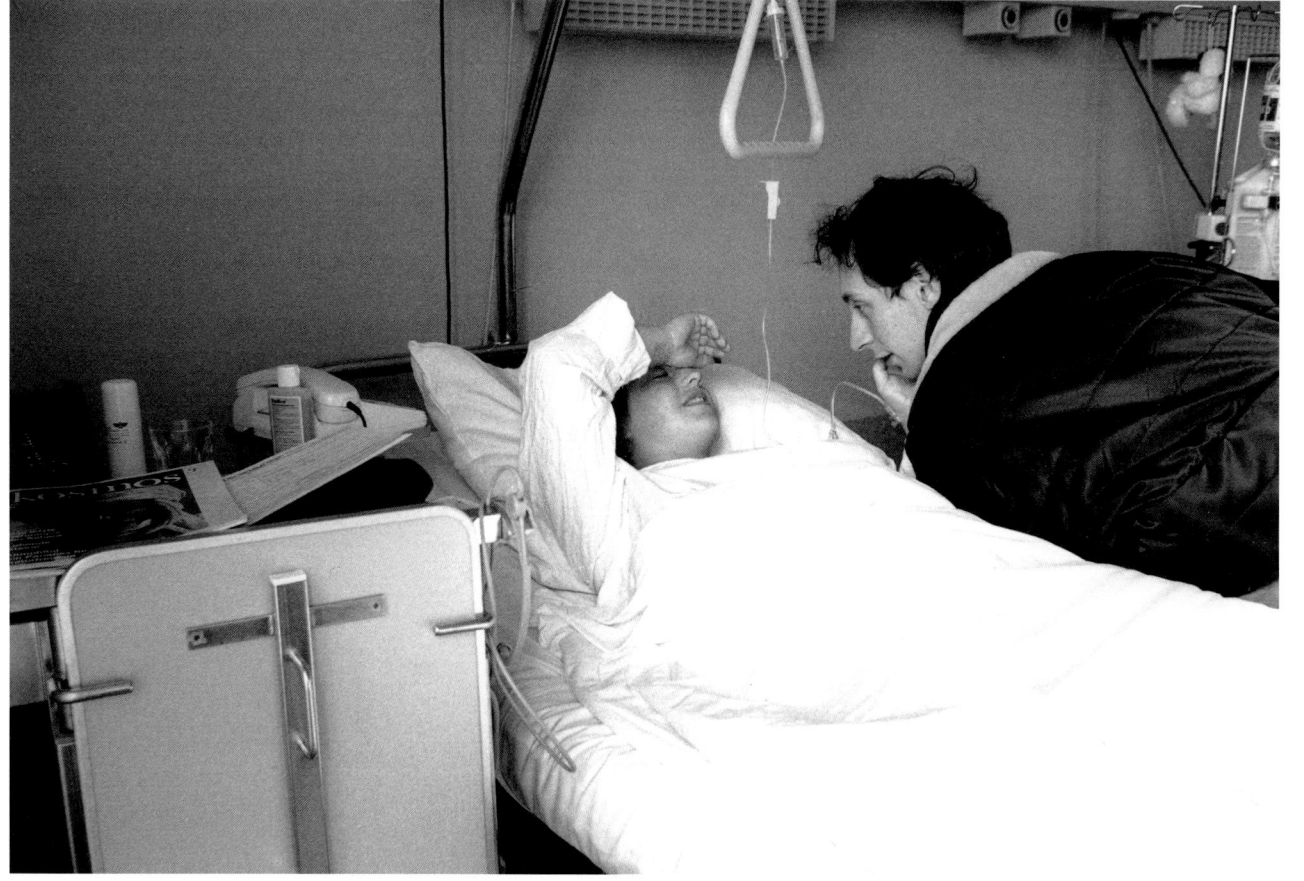

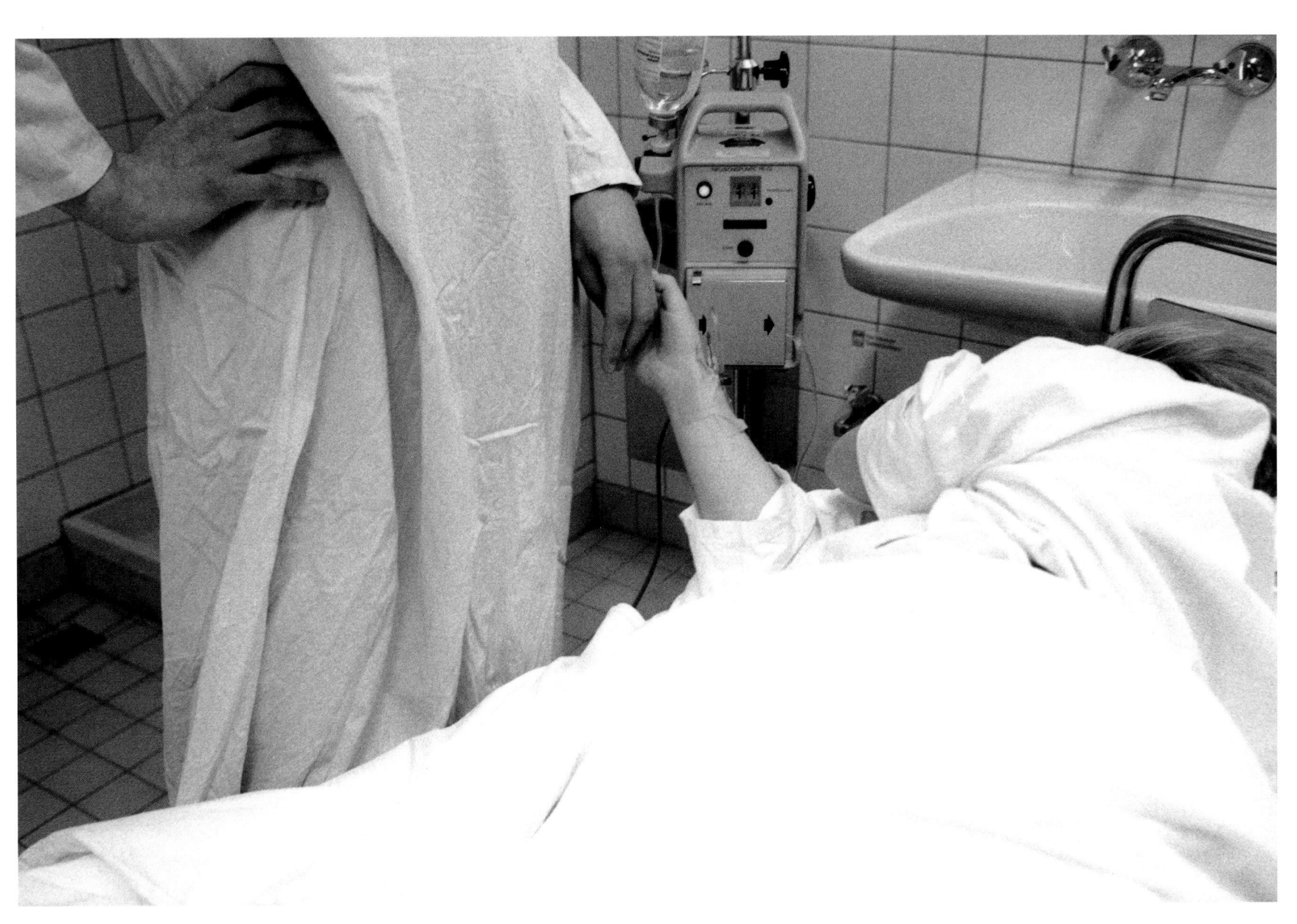

Das Miterleben der Geburt in ihren verschiedenen Phasen ist für den werdenden Vater ein wichtiges emotionales Ereignis.

gelegt. Während das CTG geschrieben wird, schreit im benachbarten Kreißsaal eine Frau vor Schmerzen. Andrea Heidemann ist froh, daß ihr das erspart bleibt. Sie hofft, daß sich ihr Kind nicht noch im letzten Augenblick dreht und sie es auf natürlichem Wege auf die Welt bringen muß. Im Morgengrauen kann sie noch einmal für kurze Zeit schlafen.

Kurz vor acht kommt Markus Heidemann. Auch er ist blaß und übernächtigt. 'In einem Stündchen bin ich Vater', sagt er zur Begrüßung. Er beugt sich über seine Frau und flüstert ihr etwas ins Ohr. Andrea Heidemann hat wieder Schmerzen. Sie versteckt ihr Gesicht unter den Armen und stöhnt leise: 'Wenn's doch nur schon da wäre! Die Wehen, die tun so weh und sind doch so sinnlos.' Die Hebamme Irmgard drückt der Schwangeren die Hand. 'Wir fangen jetzt an', sagt sie mitfühlend. Im Vorraum des Operationssaales bereiten die Anästhesie-Oberärztin Dr. Ingrid Schumacher und ihre Kollegin Ursula Velser die Narkose vor. Andrea Heidemann bekommt eine Periduralanästhesie, eine Spritze zwischen die Häute des Rückenmarkkanals, die eine Schmerzausschaltung ermöglicht, ohne dabei das Bewußtsein zu nehmen, so daß sie ihr Kind gleich nach der Geburt noch auf dem Operationstisch in den Arm nehmen kann. Die Anästhesistinnen machen der Patientin Mut, sie erklären ihr jeden Arbeitsschritt. 'Wenn's Ihnen zu unangenehm wird, melden Sie sich ruhig', sagt Ursula Velser, 'wir geben Ihnen notfalls auch eine Vollnarkose. Wir haben Sie ja dementsprechend vorbereitet'. Markus drückt seiner Frau noch einmal die Hand. Dann sieht er zu, wie die Hebammen Ruth und Irmgard sie in den Operationssaal rollen.

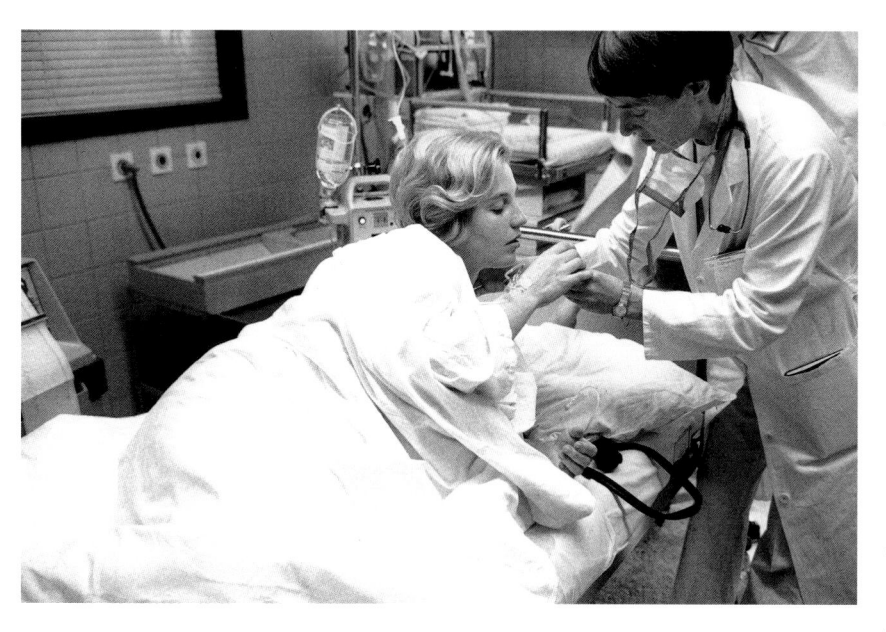

Die rückenmarksnahe Betäubung kann als wirkungsvollste Methode der medikamentösen Schmerzminderung angesehen werden, wenn der Schmerz zu einem Störfaktor für die Geburt wird oder bei Mutter und Kind Risikofaktoren bestehen. Die Dosierung des örtlichen Betäubungsmittels läßt sich so wählen, daß die Mitarbeit der Mutter möglichst wenig beeinflußt wird.

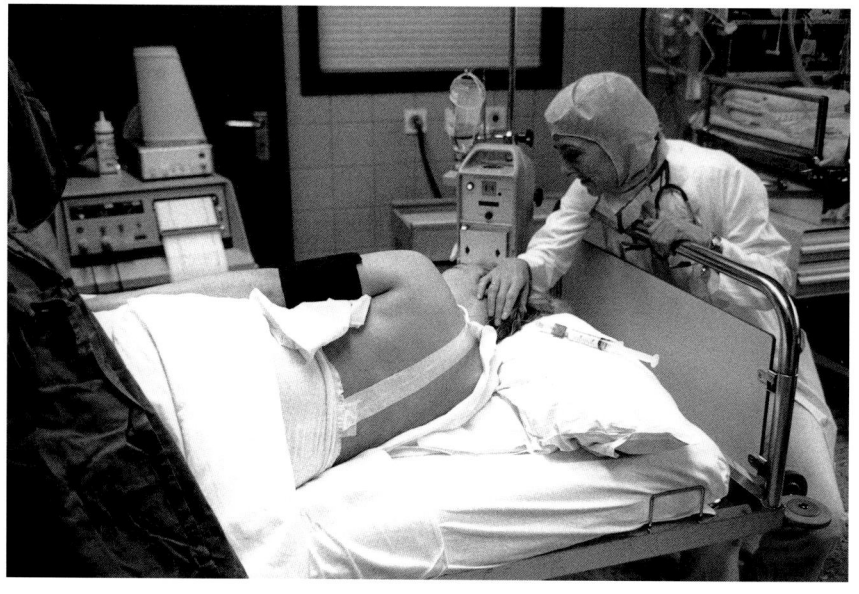

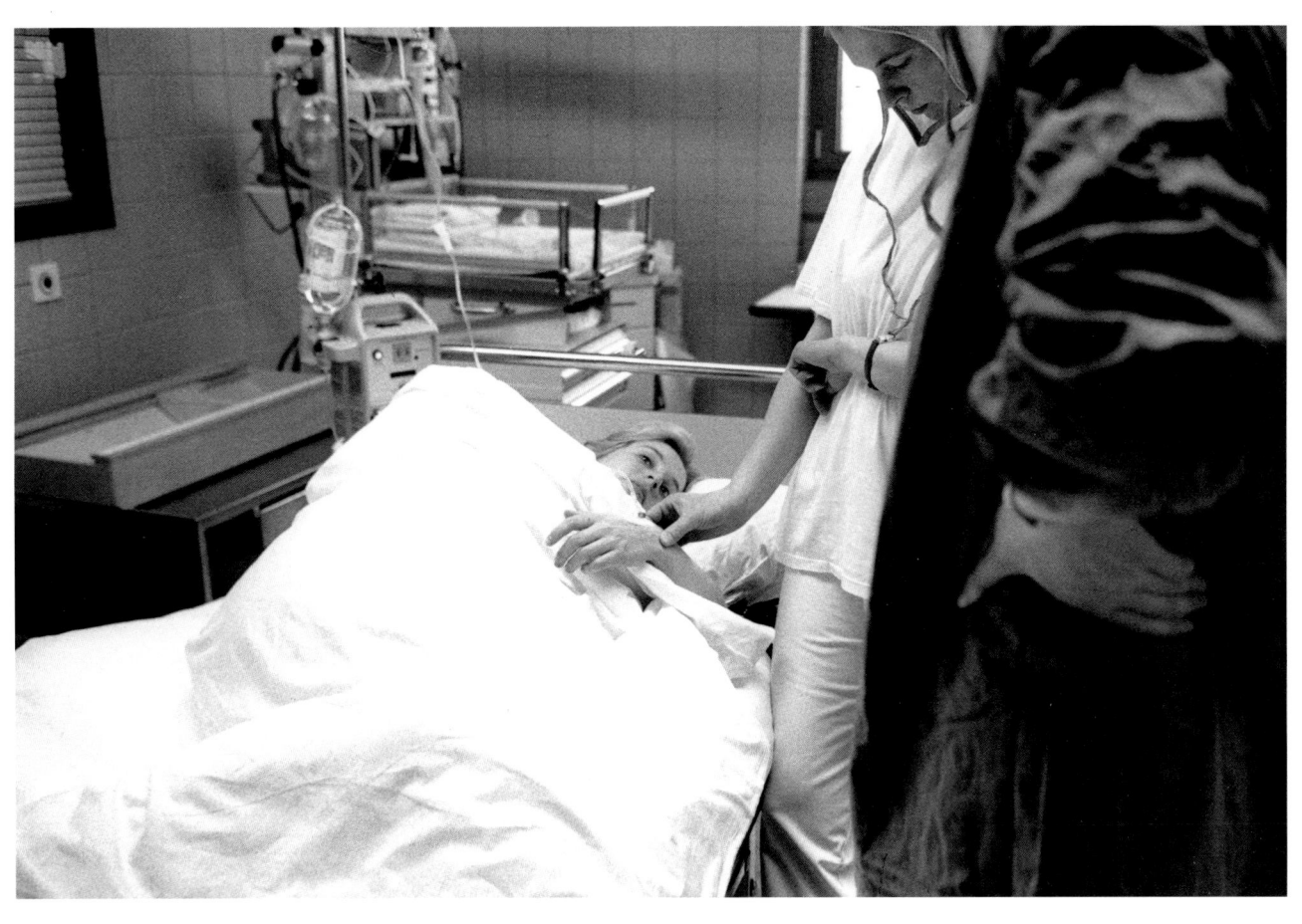

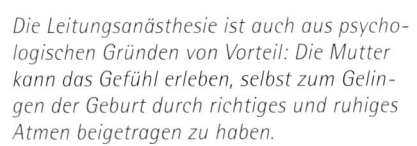

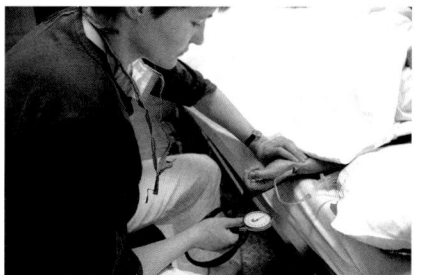

Die Leitungsanästhesie ist auch aus psychologischen Gründen von Vorteil: Die Mutter kann das Gefühl erleben, selbst zum Gelingen der Geburt durch richtiges und ruhiges Atmen beigetragen zu haben.

Sollte es notwendig sein, die Geburt durch Kaiserschnitt zu beenden, so kann dies ebenfalls unter Anwendung der rückenmarksnahen Leitungsanästhesie geschehen. Gegenüber der sonst notwendigen Vollnarkose hat die rückenmarksnahe Leitungsanästhesie den Vorteil, das bei Schwangeren erhöhte Risiko der Einatmung von Magensaft zu verringern.

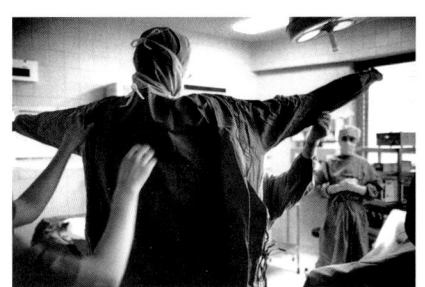

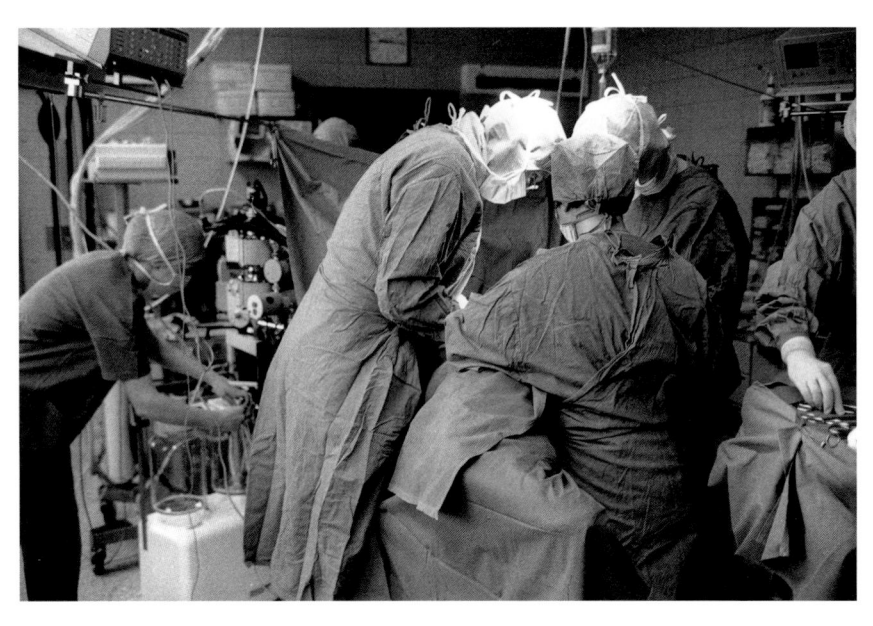

Drei, höchstens vier Minuten dauert es nur, bis nach dem ersten Hautschnitt das Kind geboren ist. Meist schreit es laut, noch bevor die Nabelschnur durchtrennt ist.

Das Operations-Team, angeführt von Professor Lamberti, steht bereits in sterilen Kitteln da und wartet. Die Patientin wird mit grünen Tüchern abgedeckt. Schwester Elena pinselt ihren Bauch mit Desinfektionsmitteln ein. Ruth, die Hebamme, stellt sich neben den Operationstisch. Über die Arme gebreitet hält sie ein großes weißes Tuch. Und dann geht plötzlich alles blitzschnell. Der erste Schnitt, ein paar knappe Kommandos des Operateurs an die Instrumentenschwester Elena. 'Komm!' ruft Professor Lamberti, 'komm, komm!' Und schon hält er wie einen frisch gefangenen Fisch mit beiden Händen das glitschige Kind hoch. 'Ein Junge!' Schnell wird die Nabelschnur durchtrennt und der schreiende kleine Mensch der Hebamme ins trockene Tuch gelegt. Sie hebt ihn vorsichtig auf einen Untersuchungstisch im Kreißsaal. Dr. Ingeborg Rose saugt seine Atemwege frei und untersucht ihn. 'Alles gesund. Wo ist denn der Vater?' Vorsichtig, fast auf Zehenspitzen betritt Markus Heidemann den Raum. 'Oh, wie klein,' sagt er und blickt erstaunt auf seinen Sohn. Während die Ärzte noch die Operationswunde zunähen, legt die Hebamme Andrea Heidemann das Kind in die Arme und gratuliert zur Geburt. 'Na, Timo?' sagt die Mutter und legt ihren Finger behutsam in die winzige Kinderhand. Das Baby blinzelt und quäkt ein bißchen. Andrea Heidemann lächelt erleichtert: 'Gott sei Dank, daß es jetzt vorbei ist.'

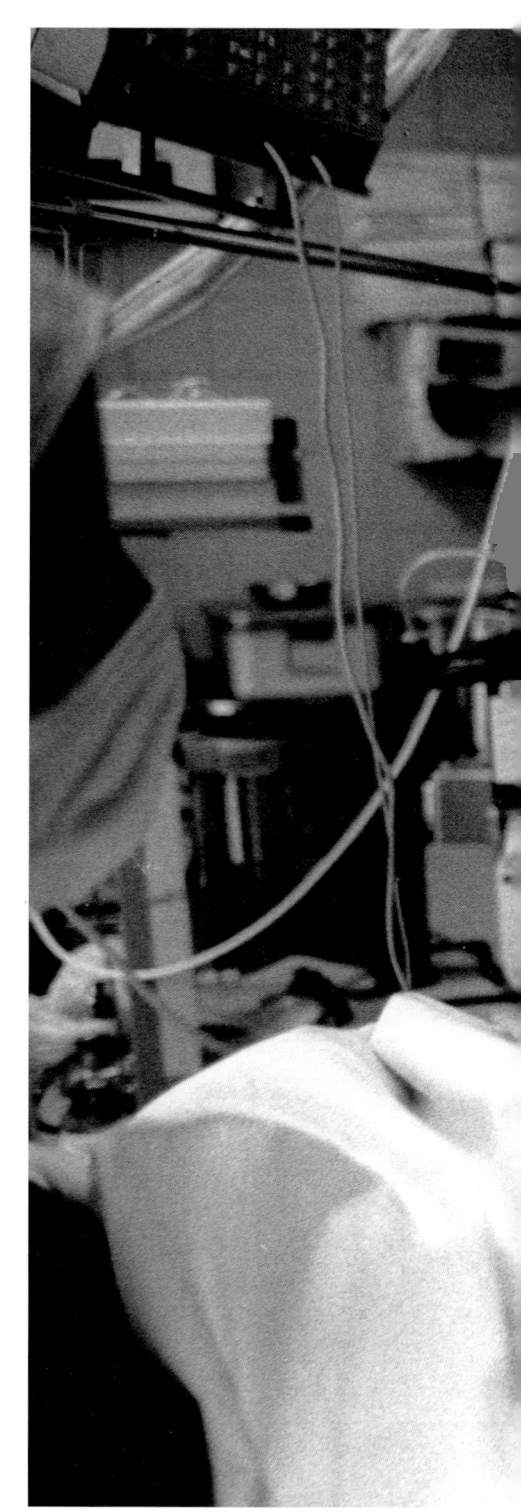

105

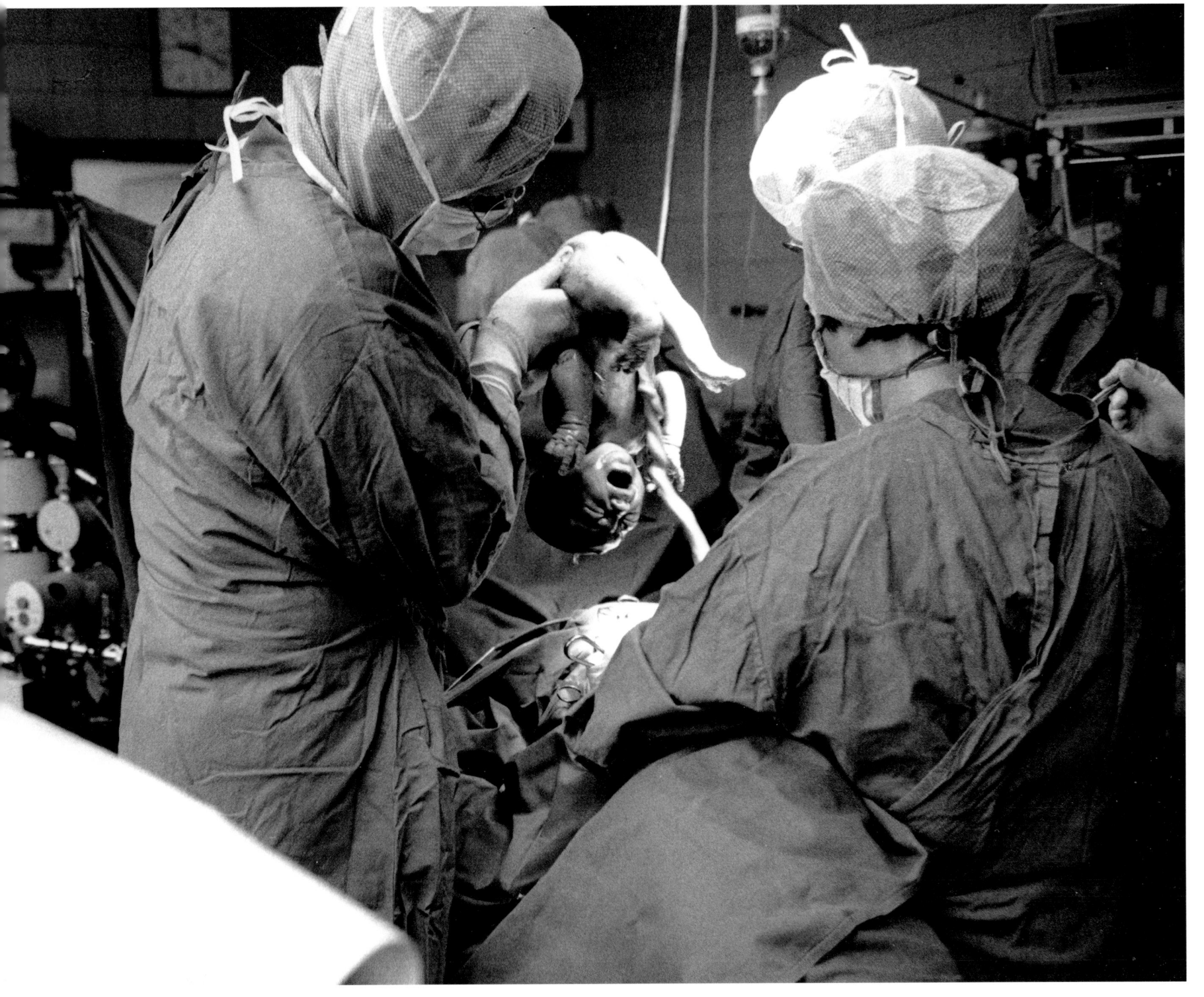

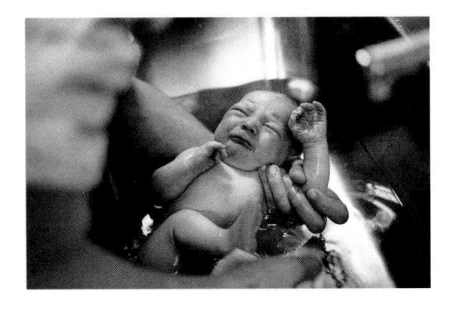

Das Kind wird abgenabelt und gebadet wie nach einer normalen Geburt. Gewicht, Länge, Kopfumfang und andere wichtige Maße werden festgehalten. Es erfährt seinen ersten medizinischen 'Check up' durch die Erstuntersuchung, die der Geburtshelfer durchführt.

'Darf ich den Kleinen noch mal mitnehmen?' fragt die Hebamme. Sie klemmt noch einmal die Nabelschnur ab und kürzt sie um ein paar Zentimeter. 'So, Dicker, und jetzt geht's auf die Waage. 3800 Gramm wiegst du? Ganz schön schwer. Und 49 Zentimeter groß.' Die Werte werden in die Akte geschrieben. Anschließend läßt die Hebamme ein Bad für das Baby ein und erklärt dem ängstlichen Vater, wie er das Kind waschen muß. Wachsam verfolgt sie jeden Handgriff des Vaters. Timo schreit empört auf, als der nasse Waschlappen über ihn fährt. 'Und jetzt lassen Sie es ein bißchen abtropfen', sagt die Hebamme. Markus Heidemann macht ein Gesicht wie bei der Führerscheinprüfung. Timos Kopf- und Schulterumfang werden gemessen, die Hebamme träufelt ihm eine Silbernitratlösung in die Augen, um eventuelle Entzündungen im Keim zu ersticken. Dann wird er angezogen, bekommt um den Arm ein Namenskettchen und wird der Mutter wiedergebracht, die zur Beobachtung nun noch zwei Stunden im Kreißsaal bleiben wird. Zärtlich streicheln die Eltern dem Baby über den Kopf. 'Hat der aber viele Haare!' sagt der Vater. 'Ja, und guck mal, die kleine Nase.' 'Die Backen sehen dir ähnlich.' 'Warum mir? Habe ich solche Backen?' 'Ja, guck mal, wie rot sie sind.' Das Baby nuckelt am Finger. Die Eltern lachen.

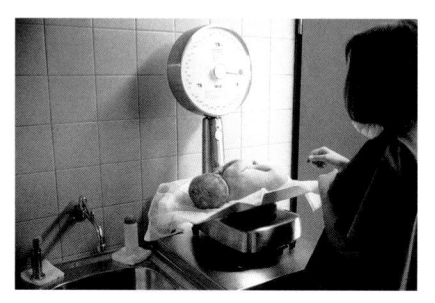

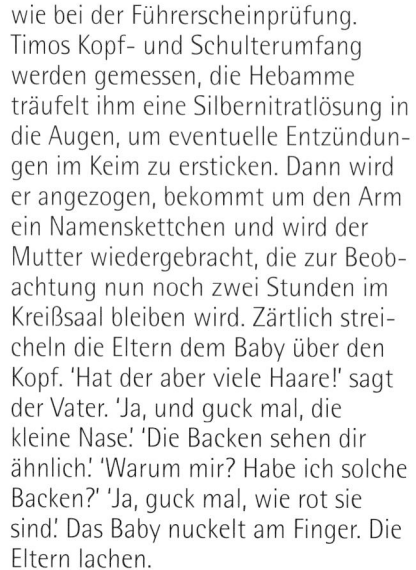

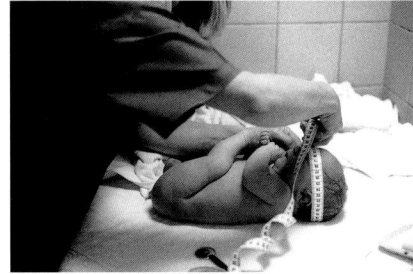

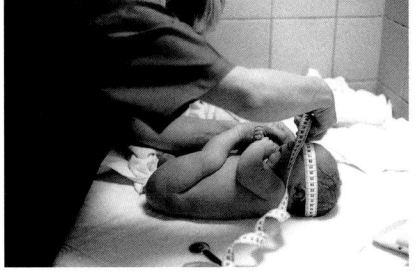

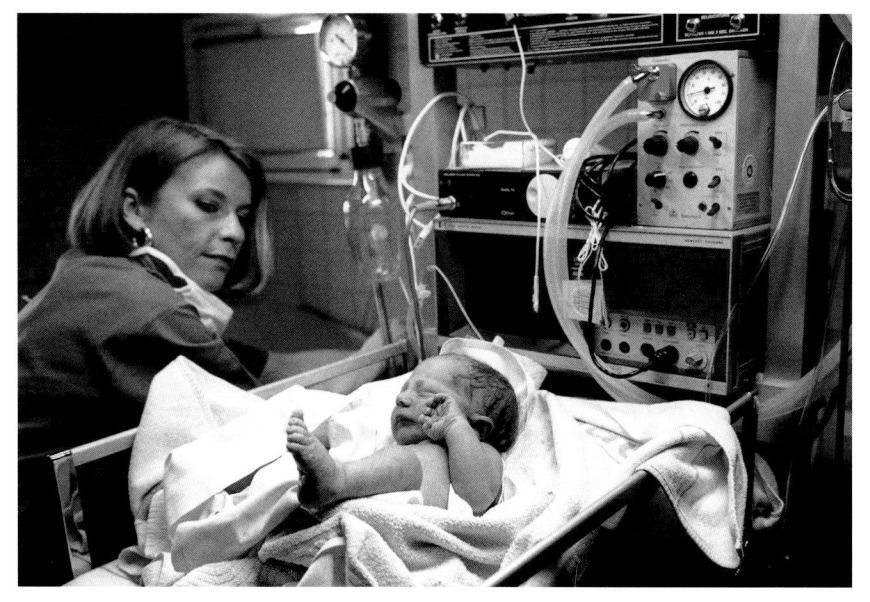

Für die selten notwendige Intensivbehandlung kranker Neugeborener steht ein eigenes Intensivbett zur Verfügung. Hier können die Vitalfunktionen des Kindes, vor allem der Sauerstoffgehalt des Blutes, kontinuierlich überwacht werden.

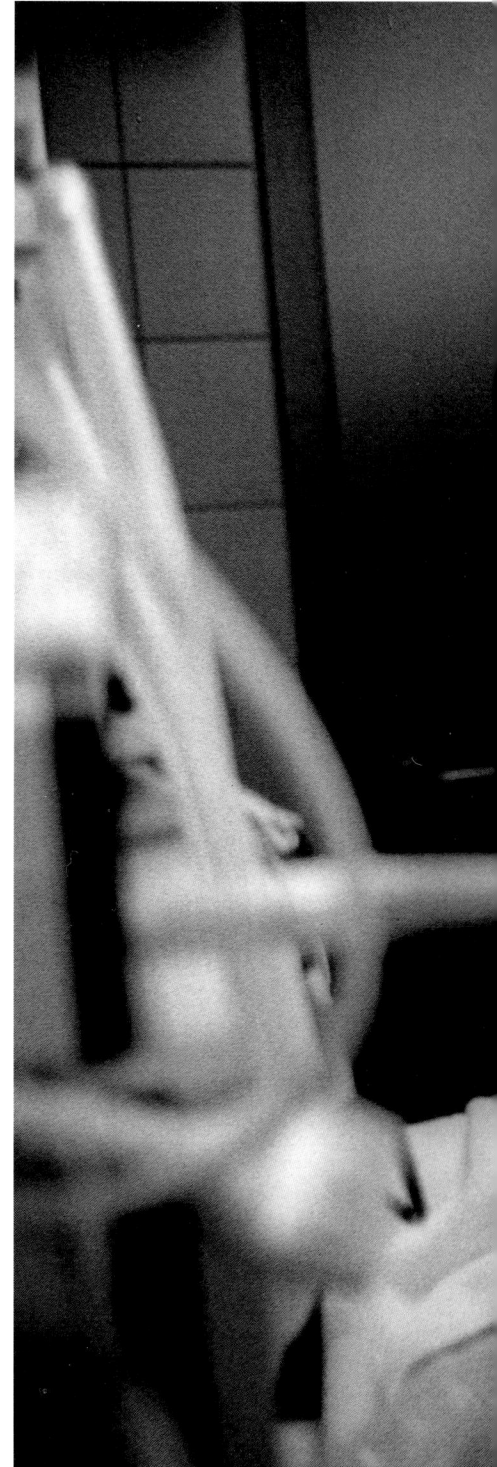

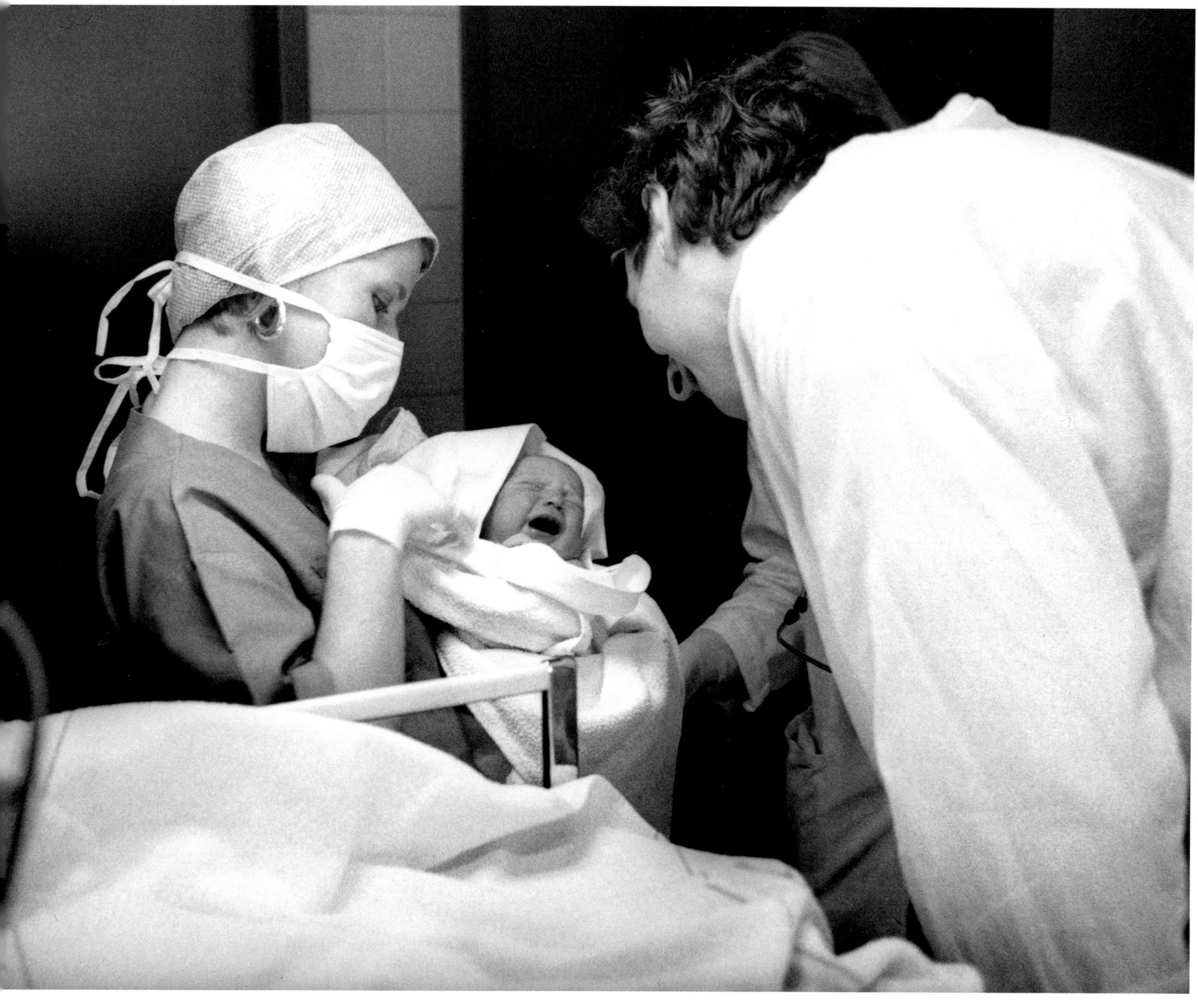

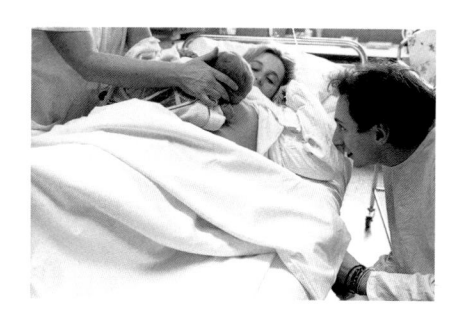

In regelmäßigen Abständen kommt die Schwesternschülerin Ursula und erkundigt sich nach dem Befinden der Mutter. Sie mißt Blutdruck und Puls. Die Hebamme fragt, ob Timo gestillt werden soll. Beim ersten Versuch hilft sie der Mutter. Mit dem kleinen Finger kitzelt sie Timos Gaumen, wartet, bis er ein wenig saugt, und legt ihn an die Mutterbrust. Doch Timo will nicht. Er ist müde. Jeden Versuch, ihn zum Trinken zu bewegen, quittiert er mit Gebrüll. Eine Stunde später macht die Hebamme Irmgard einen neuen Versuch. Dieses Mal mit mehr Erfolg. Timo nuckelt ein paarmal, bevor er wieder erschöpft und zufrieden einschläft. Mittags wird er ins Kinderzimmer gebracht. Schwester Ursula öffnet seine Windel. 'Das können wir ja gut gebrauchen', sagt sie erfreut und füllt etwas von dem Windelinhalt in ein kleines Glas. Im Labor wird damit später ein Test durchgeführt, um Mukoviszidose, eine der häufigsten Erbkrankheiten, auszuschließen. Timos Haut ist jetzt rosig und gleichmäßig durchblutet. Er wird eingeölt; dann gibt ihm Schwester Ursula noch ein wenig Glukoselösung gegen den Durst, legt ihn zurück in sein Bett und rollt ihn auf die Wöchnerinnenstation zu seiner Mutter. Sie gratuliert Andrea Heidemann zur Geburt und gibt ihr Desinfektionsmittel für die Hände und Salbe zum Behandeln der Brustwarzen nach dem Stillen. 'Und wenn was ist, wenn Sie stillen wollen oder Fragen haben, schellen Sie ruhig. Ich helfe', sagt sie zum Abschied.

Während die Ärzte die Operationswunde nähen, kann die Mutter ihr neugeborenes Kind im Arm halten. Trotz des Kaiserschnitts kann sie wie die anderen Mütter nach einer normalen Geburt ihr Baby begrüßen und mit ihm schmusen.

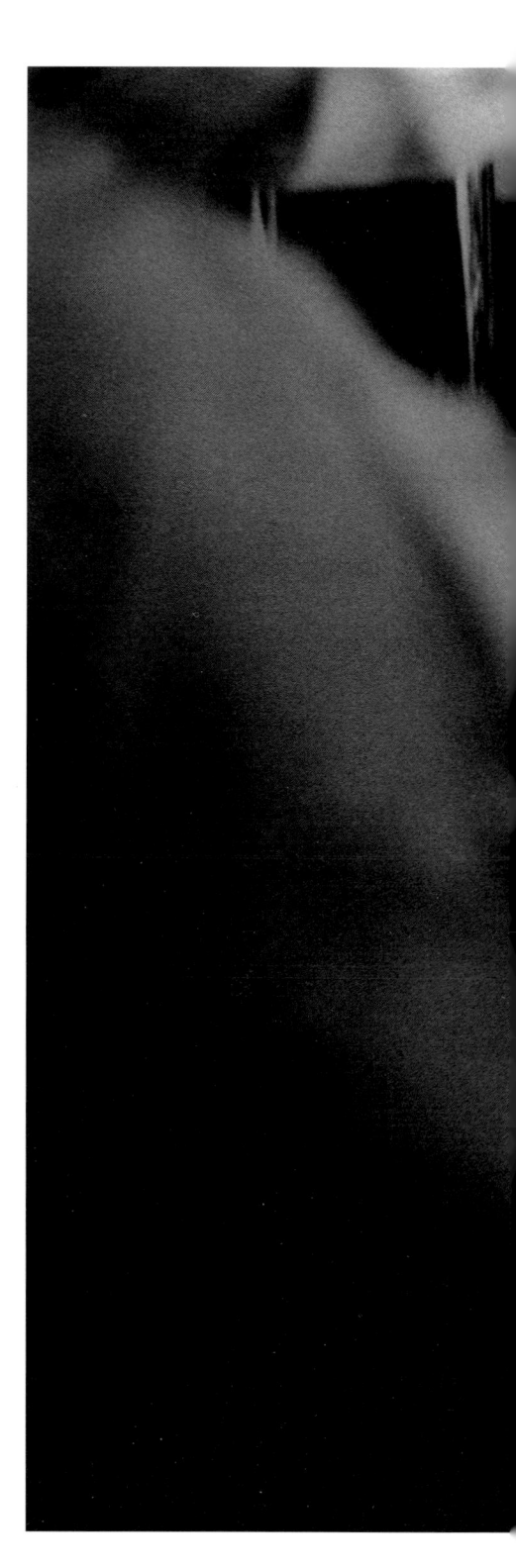

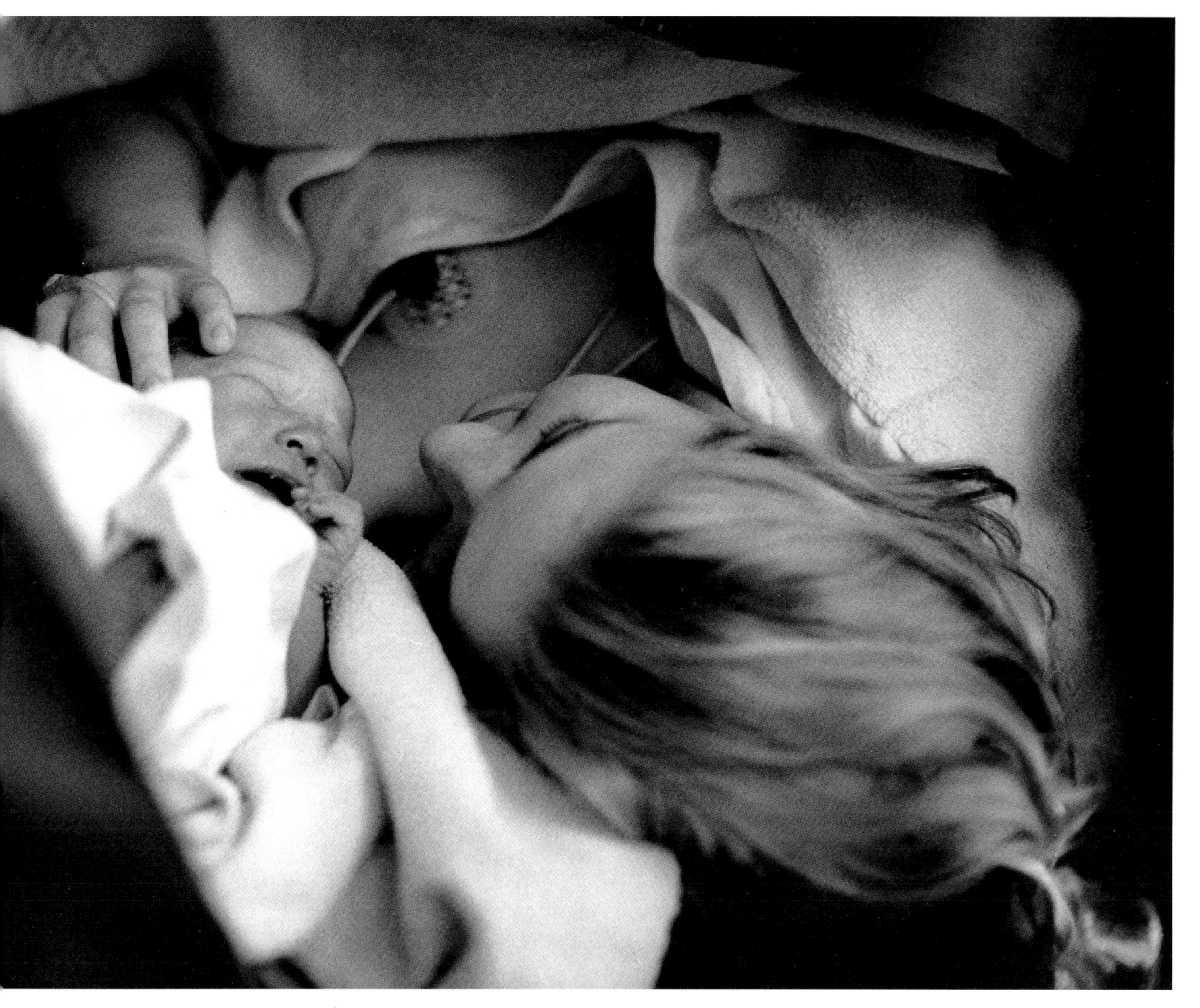

Nach dem Kaiserschnitt kommt die Mutter für die nächsten zwei Stunden zurück in den Kreißsaal. In dieser Zeit erholen sich Mutter und Kind von den Strapazen der Geburt. Wenn das Kind wach ist und zeigt, daß es trinken will, kann es zum ersten Mal an die Brust gelegt werden. Frühes Anlegen, auch nach dem Kaiserschnitt, regt die Milchbildung an.

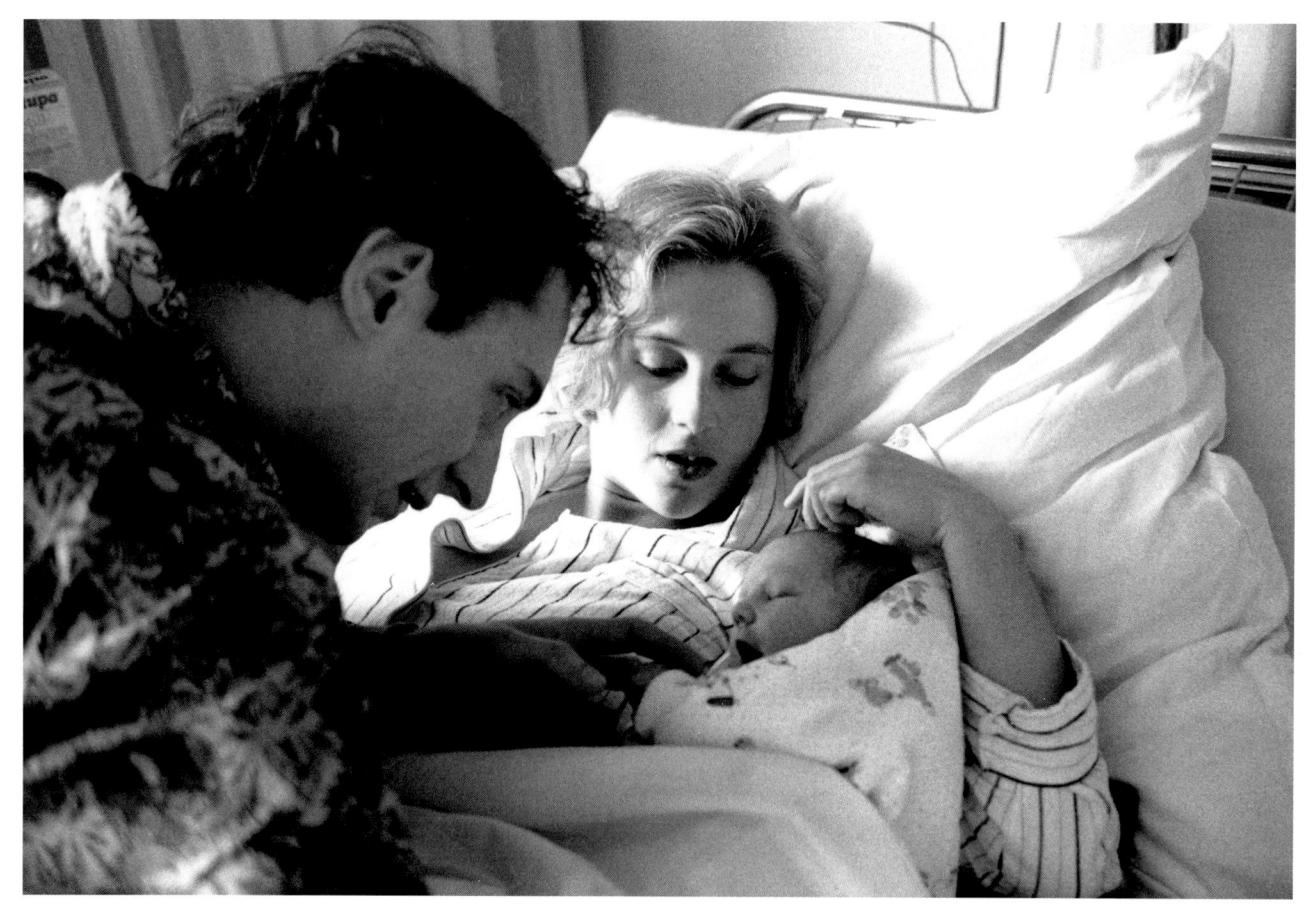

Andrea Heidemann sieht blaß und mitgenommen aus. Mit dem Nachlassen der Narkose beginnt die Operationswunde zu schmerzen. Trotzdem soll sie versuchen aufzustehen, um Thrombosen vorzubeugen, sagt Stationsschwester Nadja. Zusammen mit einer Kollegin hilft sie der Patientin aus dem Bett. Andrea Heidemann wimmert vor Schmerzen, aber die Schwestern machen ihr Mut. Und schließlich gelingt es auch. 'Absolut fertig' fühlt sich Andrea Heidemann danach.

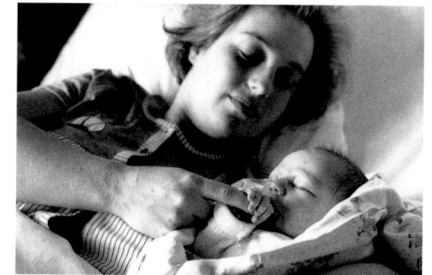

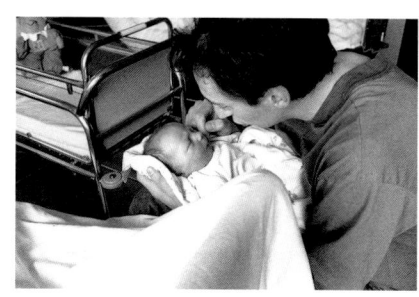

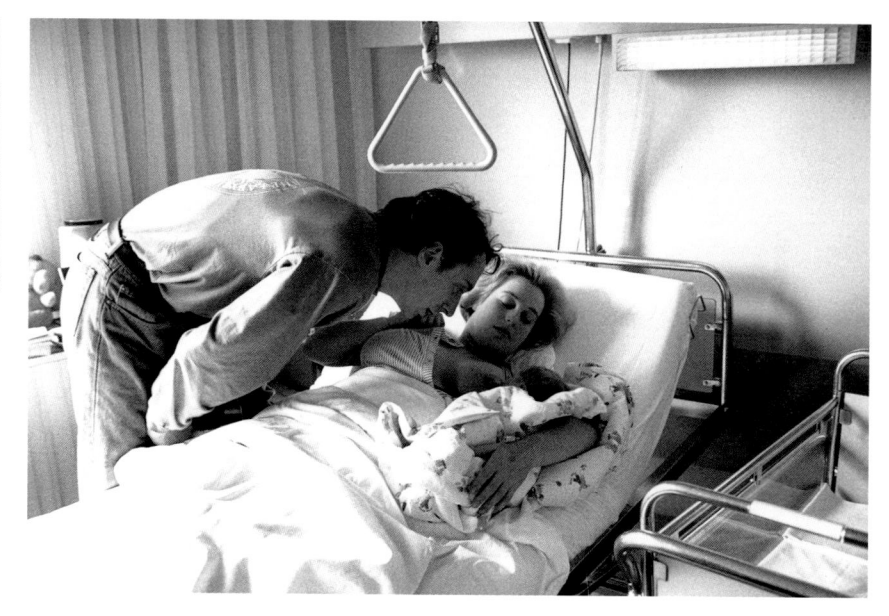

In den nächsten Tagen lassen die Schmerzen allmählich nach. Das Aufstehen fällt immer leichter. Die Stationsärztin Dr. Sieglinde-Manuela Reinelt ist mit der Wundheilung zufrieden. Im Säuglingszimmer wickeln und baden Andrea Heidemann und ihr Mann das Baby. Noch sind die beiden unsicher im Umgang mit Timo. Er scheint ihnen so klein und so zerbrechlich. So sind sie froh, daß immer eine der Säuglingsschwestern anwesend ist, die sie um Rat fragen können. Nur das Stillen gelingt nicht. Timo saugt nicht stark genug, um satt zu werden. Nach ein paar Tagen bekommt er nur noch Flaschennahrung. Zwischen den Mahlzeiten schläft der Säugling zufrieden und fest im Bettchen neben der Mutter. 'Hoffentlich bleibt er so lieb, wenn wir nach Hause kommen,' sagt die Mutter. Am dritten Tag untersucht der Kinderarzt Dr. Ludwig Hanssler während der zweiten Vorsorgeuntersuchung auch Timos Hüftgelenke mit Ultraschall. Denn viele Neugeborene, die in Beckenendlage in der Gebärmutter lagen, erleiden durch diese Stellung Schäden an den Hüftgelenkspfannen. Doch Timos Gelenke sind gesund. Auch der Bilirubintest und ein Test auf häufige angeborene Stoffwechselerkrankungen und Schilddrüsenhormonmangel verlaufen gut und sind normal.

An seinem achten Lebenstag verläßt Timo zusammen mit seiner Mutter das Krankenhaus. Oben im siebten Stock, im Kreißsaal, tut ein kleines Mädchen seinen ersten Schrei: Joana, 4050 Gramm.

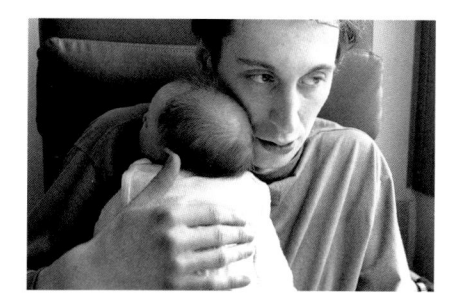

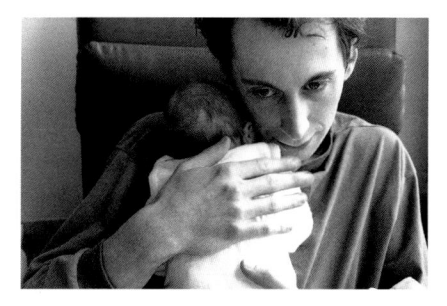

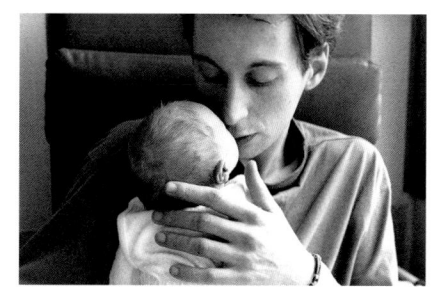

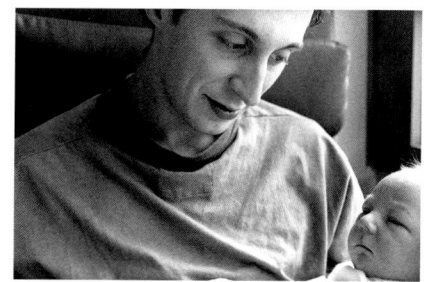

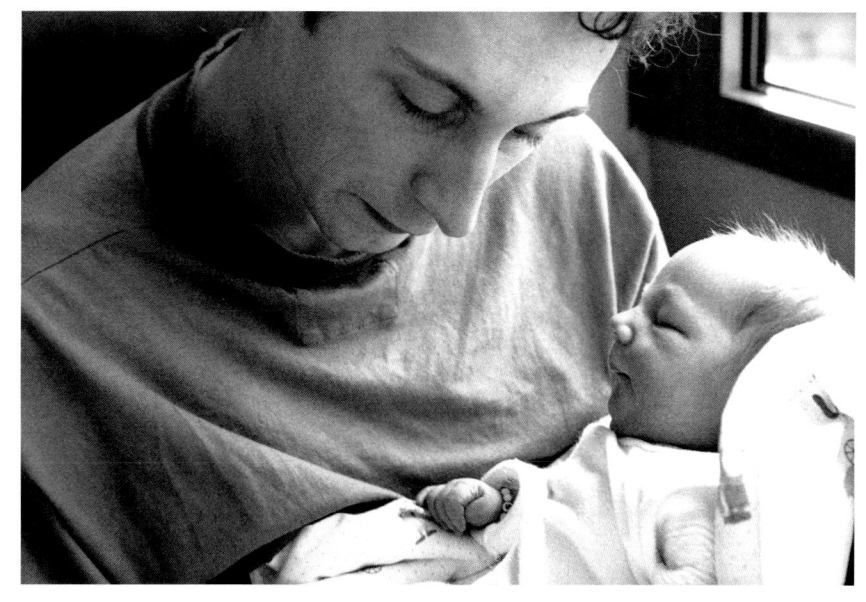

Das Fieberthermometer

Fieberthermometer bringen endgültige Gewißheit: 38 Komma vier. Na bitte. Das Gefühl hat nicht getrogen. Die Mattigkeit, die Hitzewallungen, die Kopfschmerzen, der Durst: keine Einbildung. Man ist krank. Wirklich krank. Die Temperaturanzeige ist der Beweis. Vierzehn Zehntel über der Grenze normaler Blutwärme. Auf den alten Quecksilberfieberthermometern ein beeindruckender Anblick. In dem gläsernen Gerät waren die Grade mit schwarzen Strichen markiert. Auch die Bezifferung war schwarz. Nur die 37 in der Mitte der kleinen Celsiusskala war rot. Vorsicht! hieß das. Viel weiter darf die spiegelig glänzende Quecksilbersäule aus dem unteren, verjüngten Teil bei gesunden Menschen nicht ansteigen. Jenseits der 37 beginnt das Fieber, als erhöhte Temperatur zunächst, ab 38 Grad dann aber als ernster Hinweis, daß da irgend etwas nicht stimmt im fein ausbalancierten Regelsystem der Körperfunktionen.

Anfang der 80er Jahre kamen digitale Fieberthermometer auf den Markt, in denen statt der langsam wachsenden Säule nüchtern-eckige Quarzziffern in einem kleinen Fenster die Höhe der Körpertemperatur anzeigen. Die neuen digitalen Fieberthermometer sind sicherer als die alten, aus denen, wenn sie herunterfielen und zersplitterten, das giftige Quecksilber herausfloß und verdampfte. Sie sind leichter abzulesen und lassen sich so programmieren, daß sie die Maximaltemperatur speichern und später auf Knopfdruck wiedergeben. In Krankenhäusern haben sie inzwischen die Quecksilberthermometer verdrängt. Von den knapp sieben Millionen Fieberthermometern, die nach Angaben eines Thermometerherstellers bisher jedes Jahr in Deutschland verkauft werden, landet aber ein großer Teil in privaten Haushalten. Und dort werden offenbar nach wie vor die Quecksilberthermometer bevorzugt. Nur so läßt sich erklären, daß immer noch rund zwei Drittel aller verkauften Thermometer Quecksilbersäulen sind.

Das Fiebermessen gehört seit jeher zur Krankenhausroutine. Bei schweren Krankheiten wird die Körpertemperatur alle zwei bis vier Stunden kontrolliert, bei leichten Erkrankungen zweimal täglich: morgens zwischen 7 und 9 Uhr, der Zeit der mutmaßlich niedrigsten Temperatur, und abends zwischen 17 und 19 Uhr, der Zeit der mutmaßlich höchsten Temperatur. In der Regel ändert sich das Normverhalten der Körpertemperatur auch bei Krankheiten nicht. Gemessen wird im Enddarm, in der Achselhöhle oder unter der Zunge. Die Krankenschwestern tragen sämtliche Temperaturbeobachtungen in ein Koordinatensystem aus Daten und Fiebergraden ein. So entsteht eine Fieberkurve, durch die sich der Arzt rasch über Höhe und Verlauf des Fiebers unterrichten kann. Aus ihren Krümmungen läßt sich oft schon auf die Art der Krankheit schließen. Die Versuche, das Fieber möglichst genau zu bestimmen, sind so alt wie die Entdeckung des Fiebers selbst. Früher legten die Ärzte den Patienten die Hand auf die Stirn und schätzten die Temperatur. Erfahrene Kinderärzte, aber auch Mütter kommen auf diese Weise noch heute erstaunlich nahe an die tatsächlichen Werte heran. Im Mittelalter half man sich mit bestimmten Kräutern. Man legte sie auf die Haut des Fiebernden und beobachtete, wie lange sie brauchten, um zu welken. Wirklich systematisch begann man erst vor etwa 140 Jahren, Körpertemperatur, Pulsfrequenz und Atmung zu kontrollieren. Aus jener Zeit stammen auch die ersten Fieberthermometer, teure mundgeblasene Einzelstücke. Ihre Glasstärke war uneinheitlich, sie zerbrachen häufig. Vor hundert Jahren begann dann die Serienproduktion von Oval-Thermometern, jenen ganz ähnlich, die auch heute noch gebraucht werden.

Das Fieberthermometer ist also ein Diagnosegerät. Es zeigt Abweichungen vom 'Sollwert' der Körpertemperatur und damit Krankheit an. Denn die Änderung der Blutwärme ist meist ein Zeichen für krankhafte Störungen, für allgemeine oder örtliche Entzündungen.

Wie Fieber entsteht, hat fast jeder Mensch schon einmal am eigenen Körper erfahren: Die Glieder beginnen zu zittern und erzeugen damit Wärme. Die Blutgefäße der Haut stellen sich eng, das Blut fließt zurück ins Körperinnere. Der Organismus 'heizt' sich auf, ganz so, wie es auch der gesunde Körper tut, wenn er ins Kalte kommt und sich vor einem Absinken der Temperatur schützen muß. Umgekehrt kommt es beim Fieberabfall zu Schweißausbrüchen, und die Gefäße weiten sich. Das Blut zirkuliert wieder an der Hautoberfläche und gibt damit Wärme ab, ganz so, als wenn beim Gesunden eine Überwärmung der Körpertemperatur ausgeglichen werden müßte. Der Körper 'macht' sein Fieber also selbständig. Das funktioniert durch ein besonderes Verhalten des Stoffwechsels: Fiebererzeugende Stoffe, vor allem Fett-Zucker-Verbindungen, die von Bakterienmembranen stammen, stimulieren die weißen Blutkörperchen zur Produktion einer fieberauslösenden Substanz. Die Körpertemperatur steigt, im äußersten Fall auf über 42 Grad Celsius. Glaubhaft überliefert sind sogar Temperaturen von 44 bis 45 Grad. Bei extrem hohen Temperaturen verbrennt sich der Körper selbst. Das Eiweiß seiner Zellen gerinnt. Der Mensch stirbt. Doch auch niedrigeres Fieber kann Gefahren mit sich bringen, kann beispielsweise eine Herzschwäche verursachen. Oft ist es schwer zu entscheiden, ob das Fieber selbst schädigt oder die zugrundeliegende Krankheit. Im allgemeinen ist das Fieber jedoch ein Heilungsvorgang, den der Körper hervorrufen kann, um sich selbst zu helfen. Die Hitze des Fiebers beschleunigt den Stoffwechsel. In den Körper eingedrungene Gifte oder in ihm entstandene Schädlichkeiten werden dadurch schneller abgebaut und ausgeschieden. Das wußten bereits die Menschen vor zweieinhalb tausend Jahren. Sie betrachteten das Fieber als reinigendes Feuer, das man ungestört brennen lassen sollte. 'Gebt mir die Macht, Fieber zu erzeugen, und ich heile alle Krankheiten,' forderte der griechische Philosoph Parmenides. Bis in das 20. Jahrhundert hinein erzeugten Ärzte ein künstliches Heilfieber, indem sie Patienten mit glühenden Eisen traktierten. Tiefe Brandwunden, so glaubte man, machten den Genesungsprozeß sichtbar. Die Idee des Heilfiebers gibt es auch noch heute. Künstlich hervorgerufenes Fieber wird zum Beispiel gegen Krebs oder Malaria eingesetzt. In den vergangenen Jahrzehnten ist die Heilkraft des Fiebers jedoch bei vielen Menschen in Vergessenheit geraten, wurde - vielleicht unter dem Druck, den Arbeitsplatz nicht zu verlassen, in der Schule nichts zu verpassen - jedes Fieber gleich mit Medikamenten bekämpft. Erst in den letzten Jahren hat man sich wieder auf die regulierenden Kräfte des Fiebers besonnen.

Man versucht, die fiebererzeugende Krankheit zu heilen, und greift das Fieber selbst nur dann an, wenn übermäßige oder lang andauernde Temperaturerhöhungen den Körper auszehren oder wenn der Kranke unter Fieberwirkungen leidet.

Die weitverbreitete Ansicht, Fieber müsse man unter dicken Decken ausschwitzen, ist inzwischen überholt. Eher das Gegenteil empfehlen Ärzte. Ein kühler Raum und kühle Packungen helfen viel eher, die Fieberwärme nach außen abzugeben und so zu senken.

Wichtig ist vor allem, den Organismus vor zu viel Flüssigkeitsverlust zu schützen. Fieberkranke sollten ermahnt werden, viel zu trinken. Wieder in Gebrauch gekommen sind die Fiebertees, die die Volksmedizin für den Hausgebrauch empfiehlt: Klee-, Hagebutten-, Holunder-, Kamille- und Lindenblütentee.

Besinnt sich so die Medizin auch auf Altbewährtes, stehen in der Technik des Fiebermessens neue Entwicklungen an: In einem universitären Forschungsprojekt erproben Mediziner die berührungslose Fernmessung der Körpertemperatur bei Frühgeborenen und Kleinstkindern. Bei der 'Telemetrie' genannten Methode ermitteln Infrarotstrahlen die Temperatur an beliebig vielen verschiedenen Stellen der Haut. So entsteht ein genaues Bild der Wärmeverhältnisse des Körpers.

Ob die neue Technik eines Tages das Fieberthermometer in den Krankenhäusern allgemein ersetzen wird, ist zweifelhaft. Denn die Präzision der apparativen Messung kann den menschlichen Kontakt nicht ersetzen: die Schwester, die ans Krankenbett kommt und die Temperatur abliest: 38 Komma vier. 'Kein Wunder, daß Sie sich nicht so wohl fühlen'.

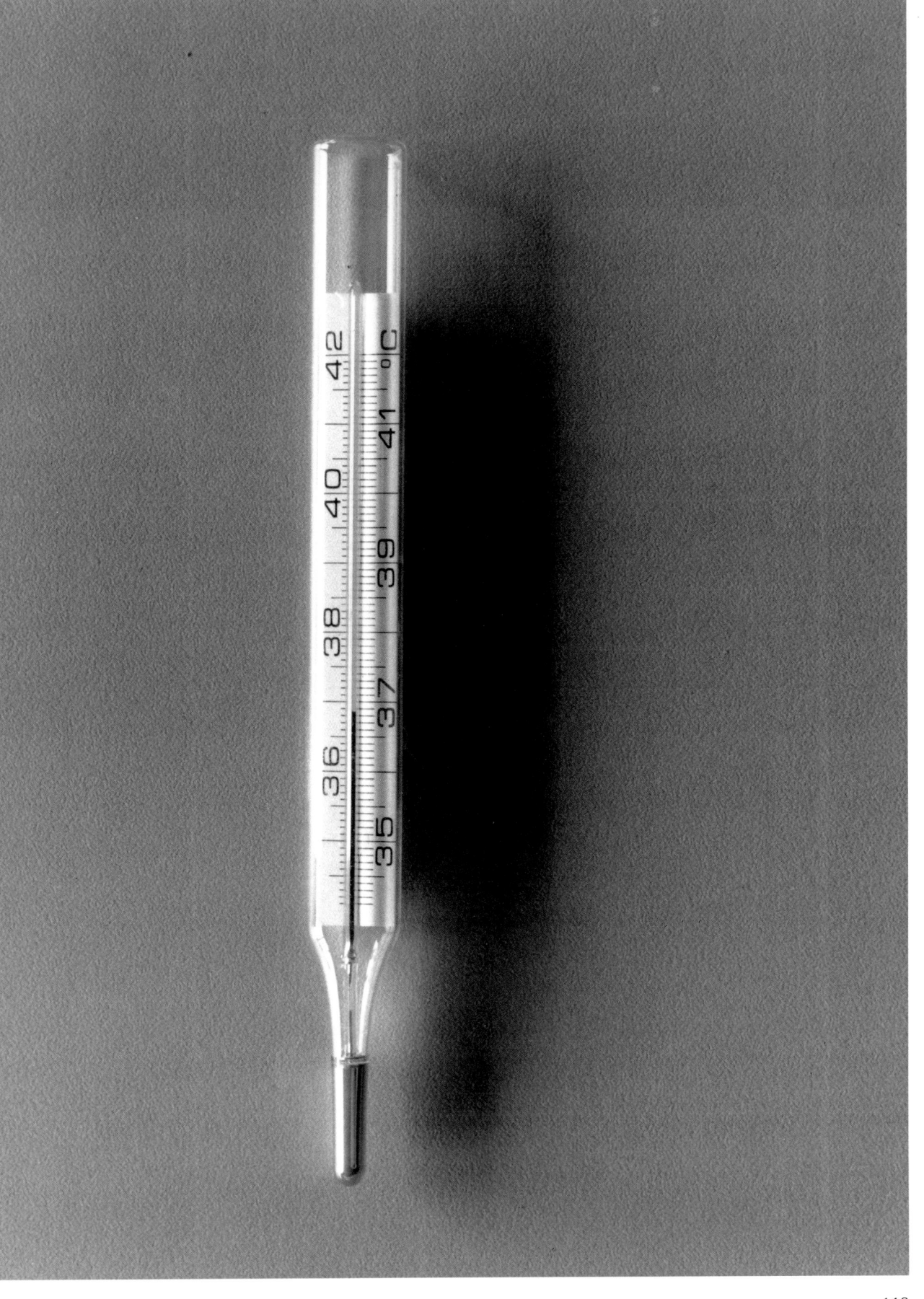

Kontrollierte Bewegung

Aus der Schilderung des Unfallhergangs schließt der Arzt auf eine schwere Verletzung des linken Kniegelenks. Bei der Untersuchung stellt er fest, daß sich Unter- und Oberschenkel gegeneinander verschieben lassen. Dieses Phänomen wird 'Schubladenphänomen' genannt. Es deutet auf einen Riß des vorderen Kreuzbandes hin. Endgültige Klarheit über Rißform des Kreuzbandes und Zusatzverletzungen wie etwa Meniskusrisse wird eine Arthroskopie geben, die Spiegelung des Kniegelenkes.

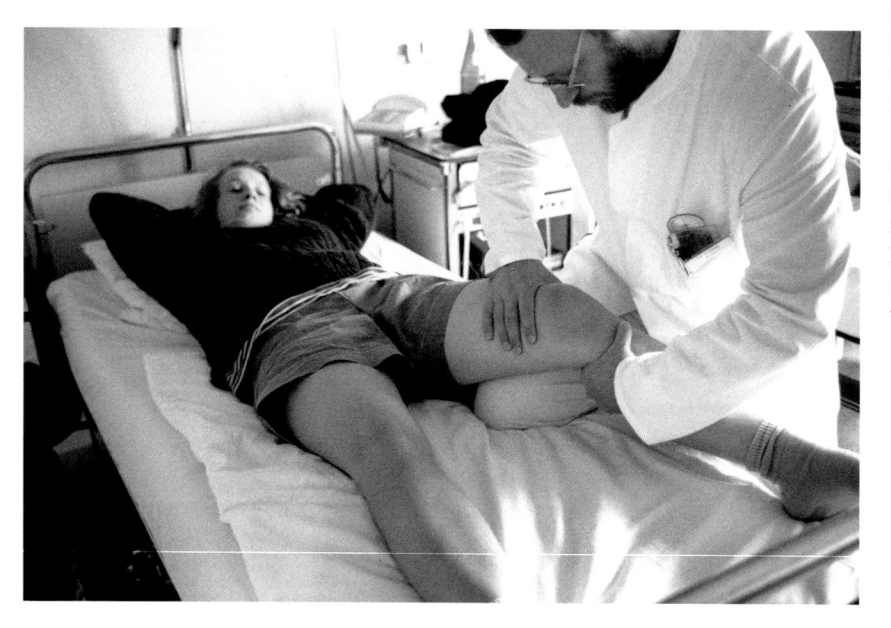

So mangelhaft, wie immer wieder behauptet, sei das Knie doch nicht konstruiert, meint der Orthopäde Dr. Gerhard Quack. Sieht man genau hin, entdeckt man sogar eine überaus sinnvolle Einrichtung. Ober- und Unterschenkelknochen werden durch ein System aus Bändern und Sehnen, halbmondförmigen Menisken und Kniescheibe miteinander verbunden und durch Muskeln stabilisiert. Daß Knieverletzungen zu den täglichen Routinefällen in der Orthopädie gehören, liegt daran, daß die Muskulatur, die das komplizierte und damit anfällige System des Kniegelenks stützt und beweglich hält, mit den Jahren ermüdet. Bei jungen Menschen liegt die Ursache für Knieverletzungen meist in Unfällen, bei denen das Kniegelenk überfordert wird. 'Die Anatomie eines Kniegelenks ist eben für eine normale Laufbelastung, nicht unbedingt fürs Fußballspielen oder Skilaufen bestimmt,' sagt der Arzt.

Katharina Schäfer knickte das Knie um, als sie mit dem Ski auf einer vereisten Stelle abrutschte. Unter dem Druck der plötzlichen Bewegung riß eines der beiden Kreuzbänder, die Schienbeinkopf und Oberschenkel verbinden. Nach einer Woche verschwanden zwar die Schmerzen, und Katharina konnte wieder laufen, doch die Roll-Gleit-Bewegung des Kniegelenks hatte ihren Halt verloren. Bei schnellen Bewegungen oder bei Sprüngen glitt der untere Teil des Gelenks an dem oberen vorbei und nach vorne. Katharina wagte es nicht mehr, unbefangen Tennis zu spielen oder zu laufen, denn immer wieder knickte ihr Bein um, wurde ihr Knie dick und schmerzte. Früher habe sie sich bewegt, ohne je über ihr Knie nachzudenken, sagt die Siebzehnjährige, aber seit dem Unfall finde sie es ganz eigenartig, Leute zu beobachten, die einfach so rumlaufen und springen, ohne sich Gedanken zu machen, wie ihr Knie funktioniert.

Für die Orthopäden des Alfried Krupp Krankenhauses sind Knieverletzungen ein gewohnter Anblick. Rund fünfzig Prozent aller orthopädischen Operationen im Jahr sind Eingriffe am Knie, 350mal wird der Meniskus ganz oder teilweise entfernt, über 100mal müssen abgerissene Kreuzbänder durch körpereigene Plastiken ersetzt werden. Die Warteliste für die Operation ist lang. Bis zu einem halben Jahr müssen sich die Patienten gedulden.

'Allzu lange sollte man nicht bis zur Operation warten', warnt Dr. Quack, der Oberarzt der orthopädischen Abteilung. 'Ist das Kreuzband abgerissen, muß mit Folgeschäden gerechnet werden.' Katharina kommt ein halbes Jahr nach ihrem Unfall zur Operation ins Alfried Krupp Krankenhaus. Zu diesem Zeitpunkt ist der Knorpel an der Innenseite ihres Knies, dort wo die Gelenkflächen monatelang in unnatürlicher Bewegung aufeinanderrieben, bereits aufgerauht. Ein Arthroskop mit eingebauter Minikamera, das unmittelbar vor dem Eingriff durch einen winzigen Schnitt seitlich ins Kniegelenk eingeführt wird, überträgt die Verschleißerscheinungen auf den Monitor neben dem Operationstisch. Und es zeigt, daß zusätzlich auch der hintere Teil des Innenmeniskus abgerissen ist. Die Operationsschwester dreht den Monitor so, daß auch die nur örtlich betäubte Katharina einen Blick auf die Innenansicht ihres Knies werfen kann.

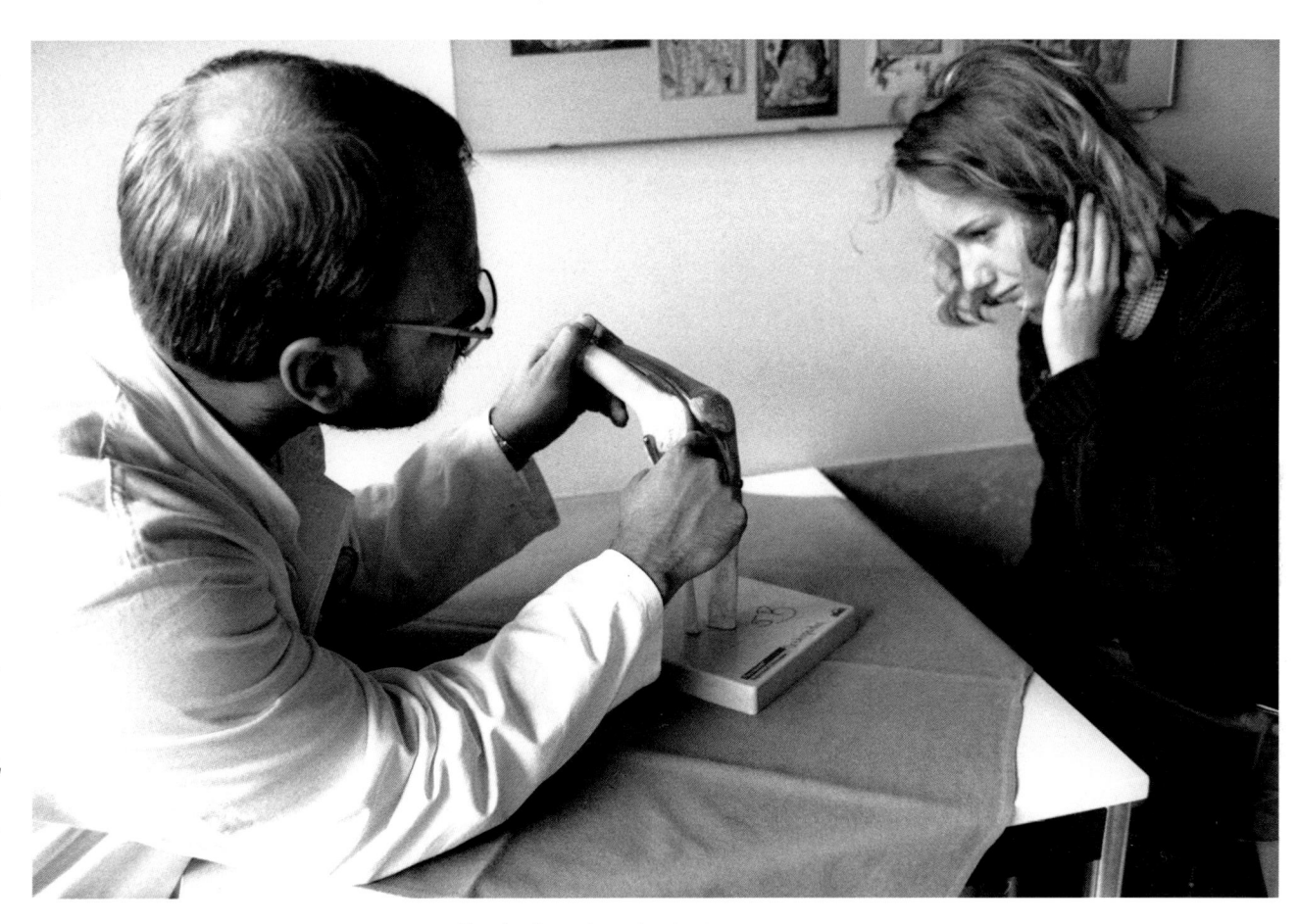

Vor der Operation zeigt der Arzt der Patientin an einem Modell, welche Strukturen ihres Kniegelenks verletzt sind. Er erklärt ihr die operativen Möglichkeiten, schwerwiegende Folgeschäden zu verhindern; gefährlich wäre die sehr schmerzhafte Arthrose und eine damit möglicherweise einhergehende Bewegungseinschränkung des Gelenks. Die genaue Aufklärung ist auch wichtig, damit die Patientin schon frühzeitig weiß, worauf es später in der Nachbehandlung ankommt.

Der Meniskus muß entfernt werden, da sich zusätzlich quergerissene Gewebeteile zwischen die Knorpelflächen des Kniegelenks schieben und sie auf die Dauer zerreiben könnten. 'Der Meniskus ist eine Art Hilfskonstruktion, die das Knie zusätzlich stabilisiert, weil die Knorpeloberflächen des Kniegelenks nicht ganz ineinanderpassen. Er ist ein notwendiger Bestandteil des Knies,' erklärt Dr. Quack. 'Ist er aber zerquetscht oder zerrissen, dann richtet er mehr Schaden an als Nutzen, und man muß die zerstörten Teile entfernen.'

Meniskusoperationen arthroskopisch durchzuführen, ist für einen geübten Orthopäden heute keine Schwierigkeit mehr. Das Arthroskop, ein silberner Stab, etwa so dick wie ein Kuli und fast doppelt so lang, enthält neben der Kamera und einem Kanal für das Lichtleitbündel parallel einen Absaugkanal und Arbeitskanäle, über die winzige chirurgische Instrumente eingeführt werden können. Mit ihnen kann der Operateur unter Kamerasicht den verletzten Meniskus entfernen. Anders als offene Operationen hinterläßt der arthroskopische Eingriff keine langen Narben, sondern nur einen kleinen Schnitt. Die Wunde heilt schnell und schmerzt kaum. Bei Katharina Schäfer muß das Knie durch zusätzliche Schnitte geöffnet werden, um die Kreuzbandplastik einzusetzen.

Die Plastik, die anstelle des verletzten Kreuzbandes eingesetzt

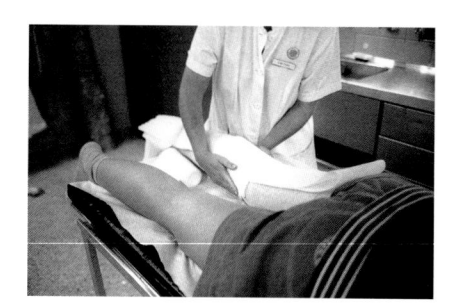

Am Tag vor der Operation passen Krankenpfleger der Patientin nach ärztlicher Anweisung eine Gipsschiene an, die sie während der ersten Tage nach der Operation tragen muß. Die Gipsschiene wird das Kniegelenk schützen und dafür sorgen, daß die Patientin weniger Schmerzen hat.

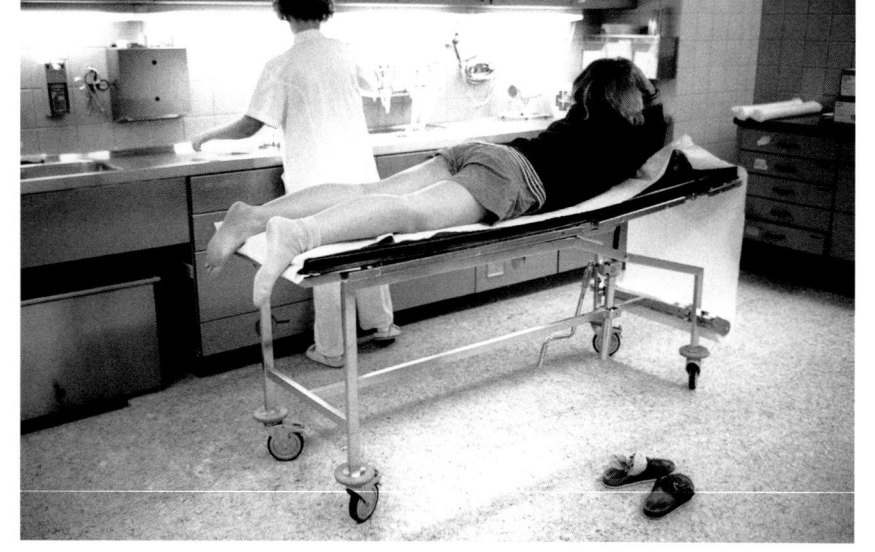

Das Wichtigste beim Anlegen des Gipses ist die Position des Kniegelenks. In der Regel beträgt die Beugestellung 20 Grad. Beim Anfertigen des Gipses dürfen keine scharfen Ecken oder Kanten entstehen, die später schmerzhafte Druckstellen verursachen. Neuerdings erhalten die Patienten direkt nach der Operation eine gepolsterte Kreuzbandschiene.

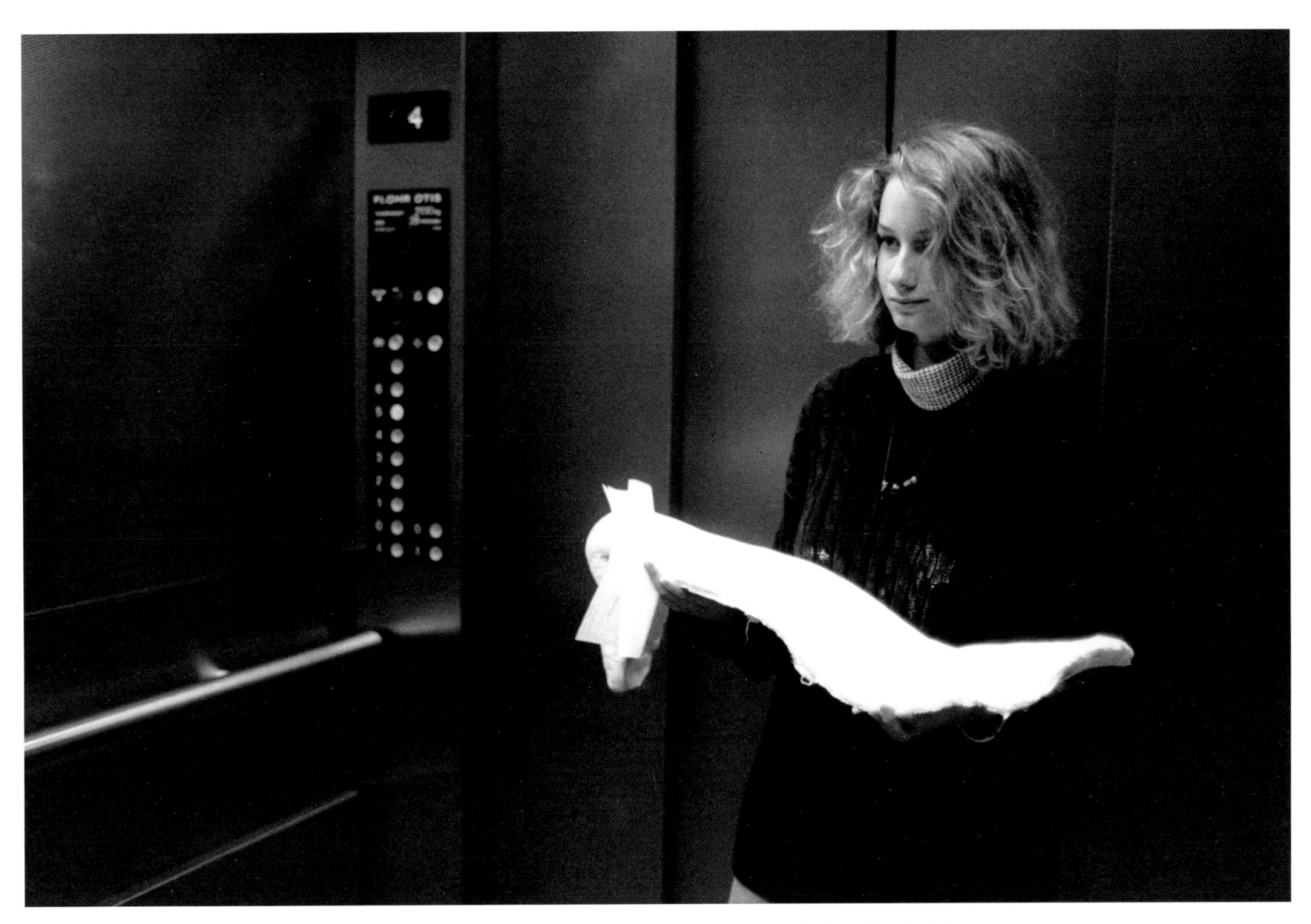

Den fertigen, noch feuchten Oberschenkelgips in den Händen, fährt die Patientin mit dem Aufzug zurück zur Station. Der Gips wird am nächsten Tag gleich im Anschluß an die eigentliche Operation angelegt. Müßte er erst im Operationssaal angefertigt werden, würden der Aufenthalt im Operationssaal und die Dauer der Narkose verlängert.

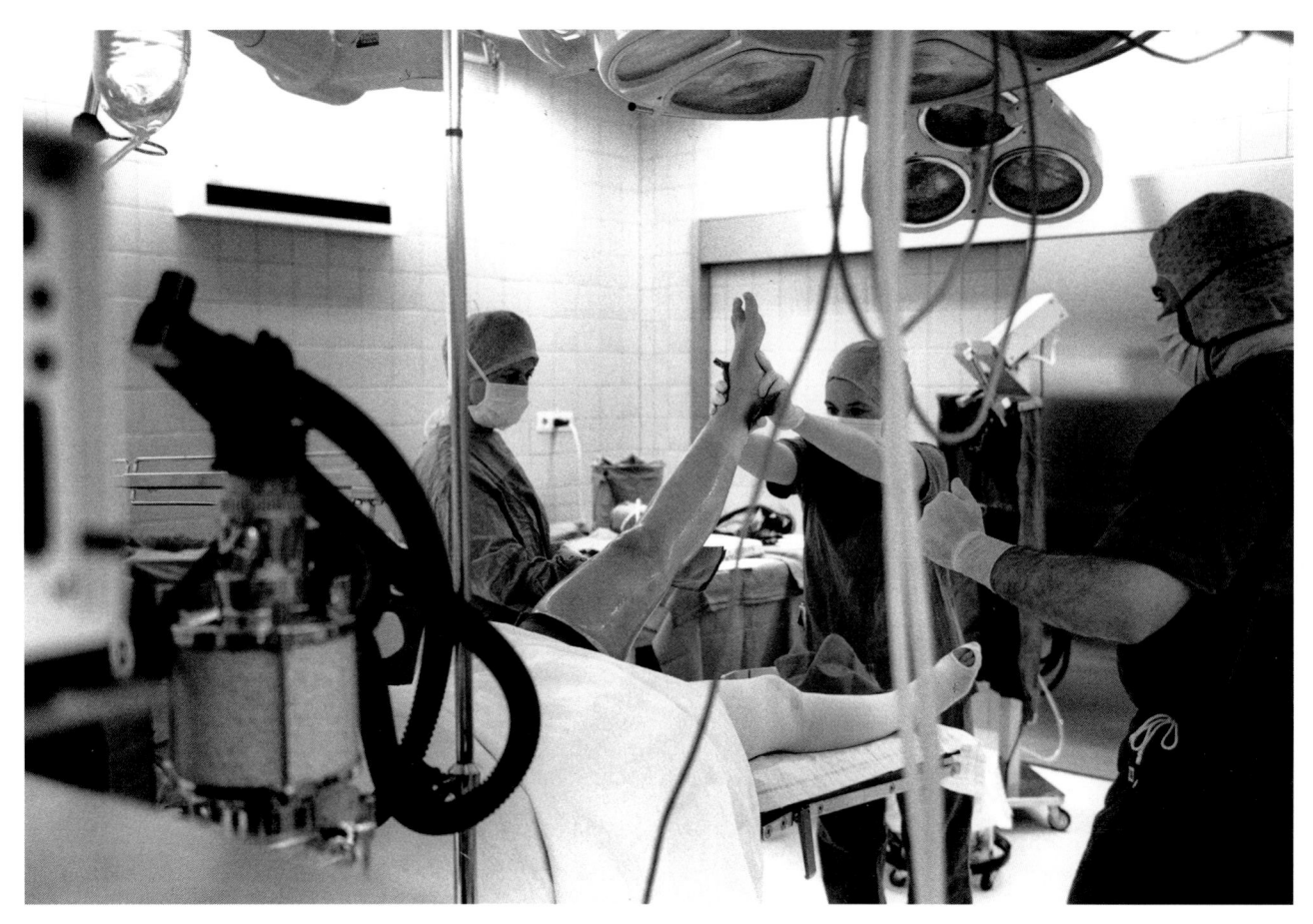

Bakterielle Infektionen an Knochen und Gelenken sind besonders gefährlich. Sie sind langwieriger und durch die damit einhergehende Gewebszerstörung schwieriger zu heilen als an anderem Körpergewebe. Daher muß bei orthopädischen Operationen besonders sorgfältig auf Sterilität geachtet werden. Hierzu gehören zum einen die Reinigung und Desinfektion des OP-Teams selbst und das Tragen steriler Kleidung, zum anderen das Desinfizieren und Abdecken des Operationsfeldes.

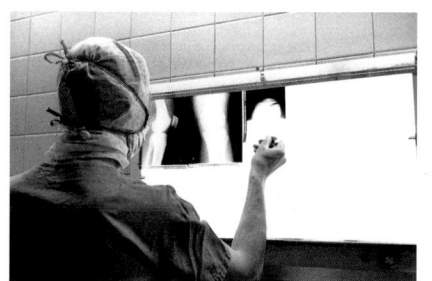

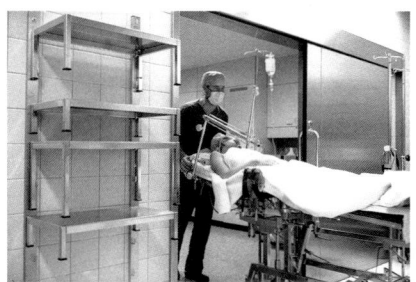

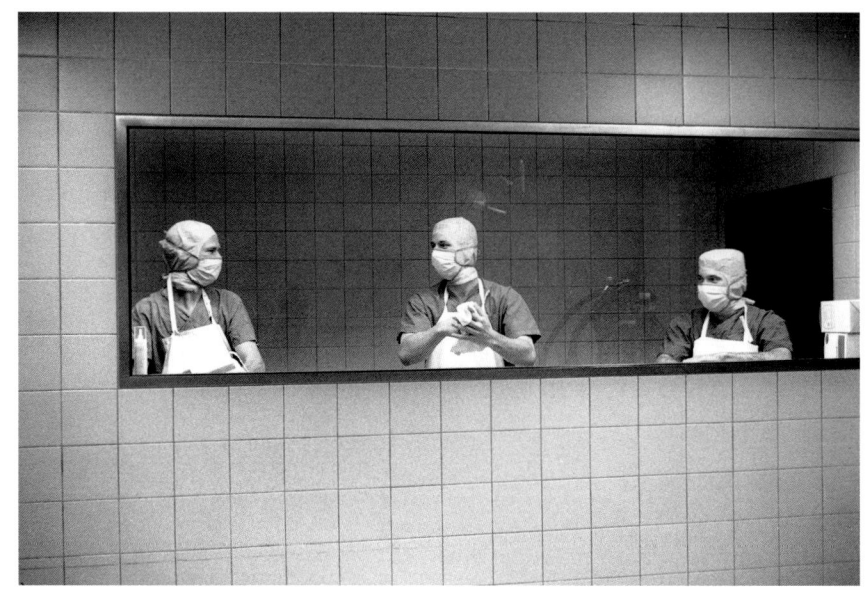

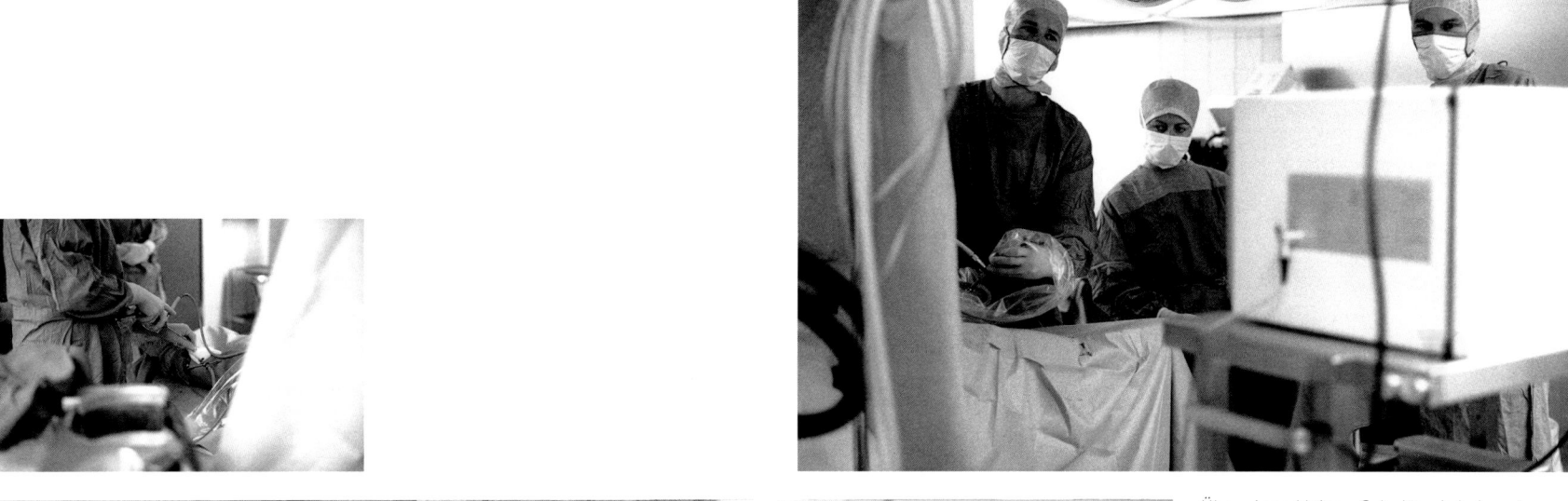

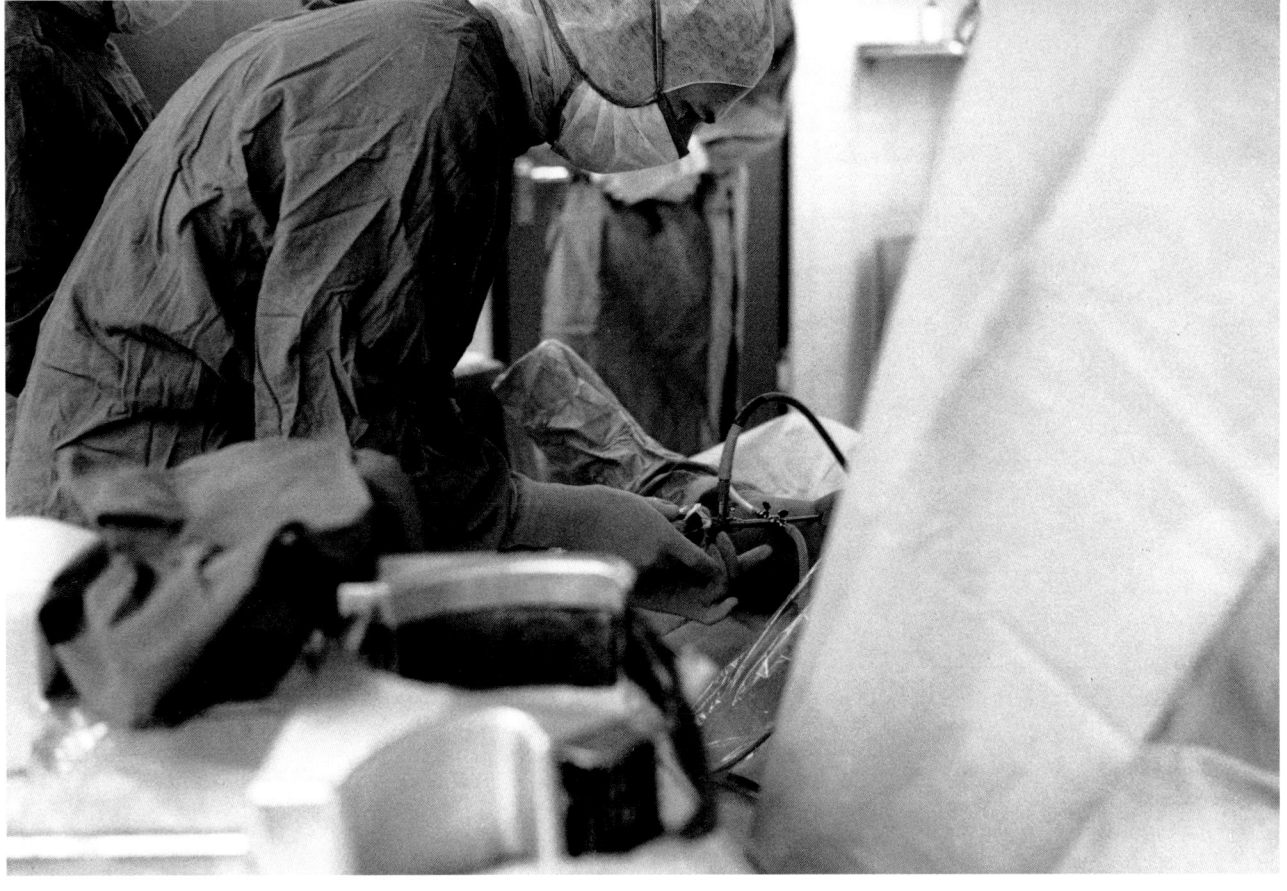

Über einen kleinen Schnitt wird eine etwa
fünf Millimeter durchmessende Optik
in das Knie der Patientin eingeführt. Die fünf
Zentimeter lange Kamera überträgt das
Bild des Gelenkinneren auf einen Monitor.
Mit Blick auf diesen Monitor operiert
der Arzt mit kleinen Instrumenten im Gelenk.

Anstelle einer Vollnarkose wird durch eine örtliche Betäubung der Rückenmarksnerven lediglich der untere Teil des Körpers schmerzunempfindlich. Die Patientin hat in dem betäubten Körperbereich nur ein Gefühl von Taubheit und Schwere, das etwa drei bis vier Stunden anhält. Das Bewußtsein wird nicht beeinflußt. Während der Operation helfen Musik oder Medikamente der Patientin, sich zu entspannen. Sie kann mit dem Arzt sprechen und sogar, wenn sie möchte, die eigene Operation auf dem Monitor verfolgen.

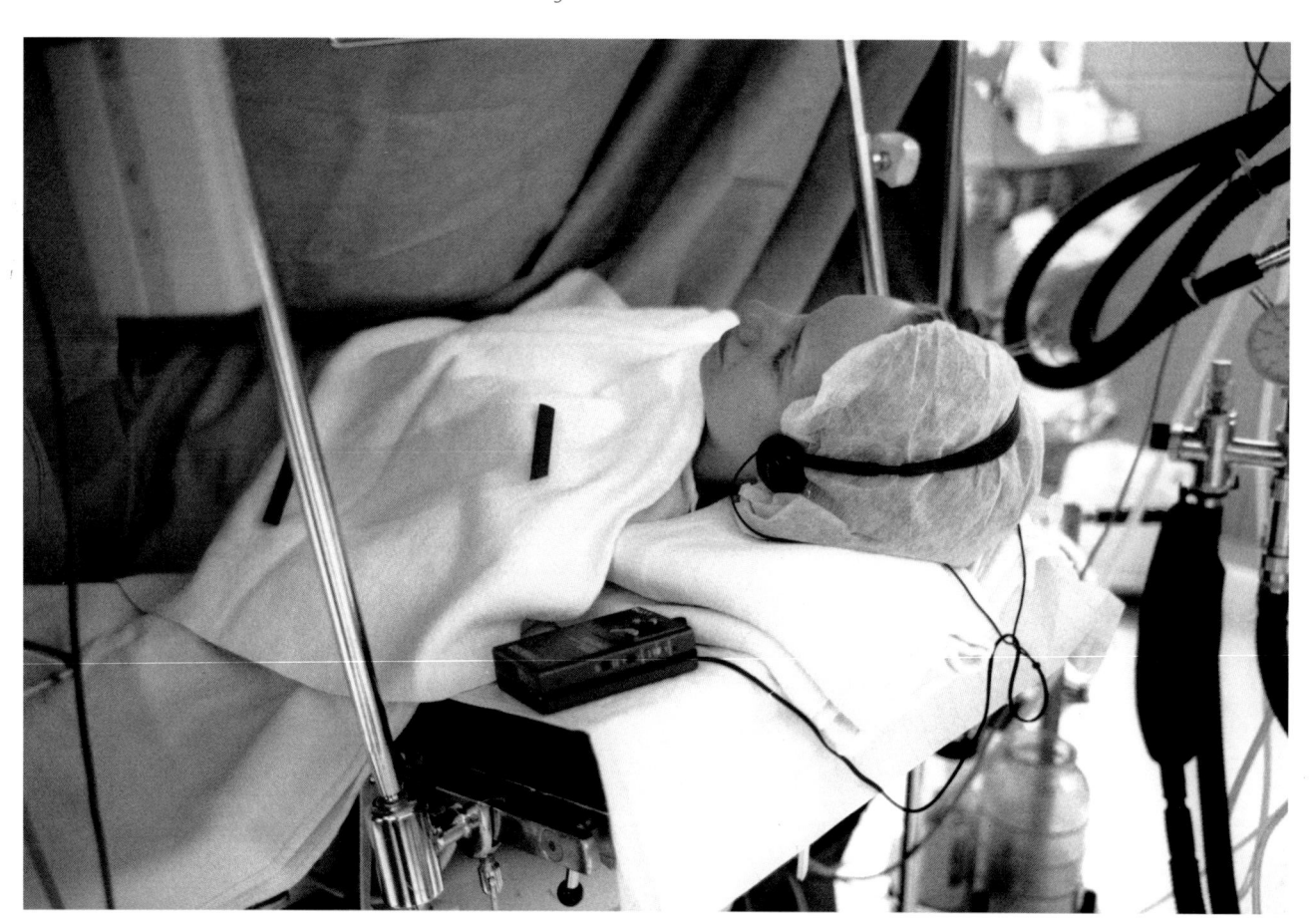

werden soll, wird aus körpereigenem Gewebe gewonnen, um das Risiko einer Abstoßungsreaktion so gering wie möglich zu halten. Aus der breiten Sehne, die die Kniescheibe einschließt, schneidet der Orthopäde einen etwa acht bis zehn Millimeter breiten Sehnenstreifen heraus: das Ersatzkreuzband. Während das alte Kreuzband an den Knochenenden angewachsen war, muß das neue im Knochen selbst befestigt werden. Dr. Quack fädelt es in genau berechnete Bohrkanäle ein und befestigt es dort mit Hilfe einer Metallklammer. Knochenspäne aus der Kniescheibe und den Bohrkanälen selbst dienen als zusätzliche Haltekeile. Darüber hinaus helfen sie aber auch dem Transplantat einzuwachsen. Denn je intensiver der Kontakt zum Knochenmaterial ist, desto schneller sprießen wieder kleine Blutgefäße und versorgen die Kreuzbandplastik. Zumindest bei jungen Menschen. Bei Älteren ist die Heilung schwieriger. Die Blutgefäße bilden sich nicht mehr so schnell.

'Es ist allerdings ein Irrglaube, daß die Kreuzbandplastik ein perfekter Ersatz ist,' warnt Dr. Quack. 'Das Knie ist nach einer solchen Operation grundsätzlich anfälliger für Verschleiß als ein unversehrtes Gelenk. Prothesen können immer nur ein Kompromiß sein. Bei einer normalen Alltagsbelastung wird die Patientin nach einer geglückten Operation keine Beschwerden haben, und auch bestimmte Sportarten sind wieder möglich. Die ideale Situation, die es ursprünglich einmal gab, kann aber nicht wieder hundertprozentig erreicht werden.'

Ohnehin sei die Operation nur ein Teil der umfassenden Behandlung. 'Ebenso entscheidend für die Wiederherstellung der Beweglichkeit ist die Krankengymnastik nach orthopädischen Operationen.' Kreuzbandpatienten müssen ganz neu lernen, wie sie

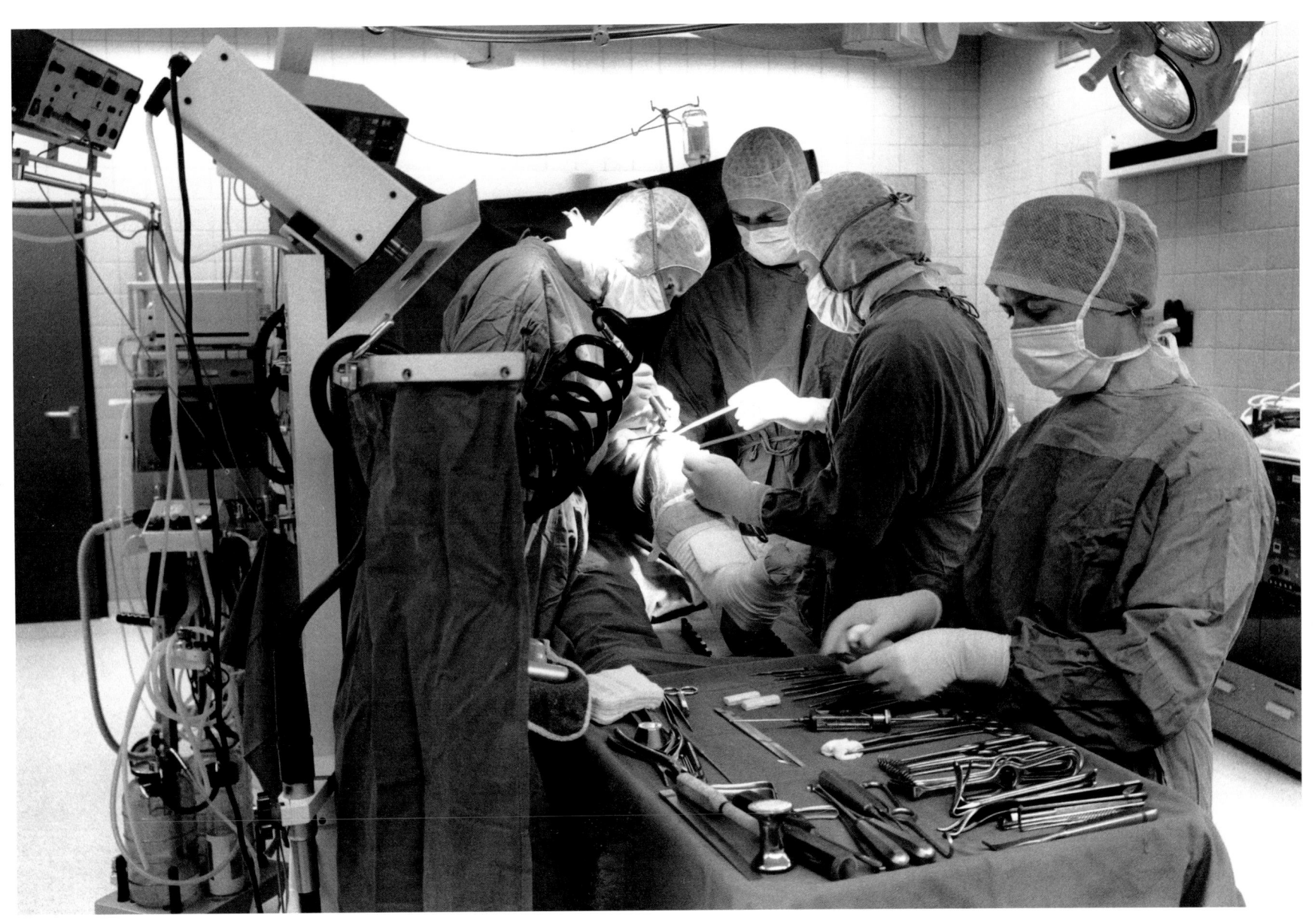

Das Operationsteam besteht aus dem Operateur, zwei Assistenten und der instrumentierenden Schwester.
Der Operateur hat den Hautschnitt gelegt, um das Transplantat aus der Kniescheibensehne zu entnehmen. Mit einer oszillierenden Säge werden die knöchernen Ansätze des Transplantates aus der Kniescheibe und dem Schienbeinkopf gesägt.

Das Bein wird von einer speziellen Schiene gehalten. Die Instrumente für den weiteren Operationsablauf liegen griffbereit und werden von der OP-Schwester angereicht.

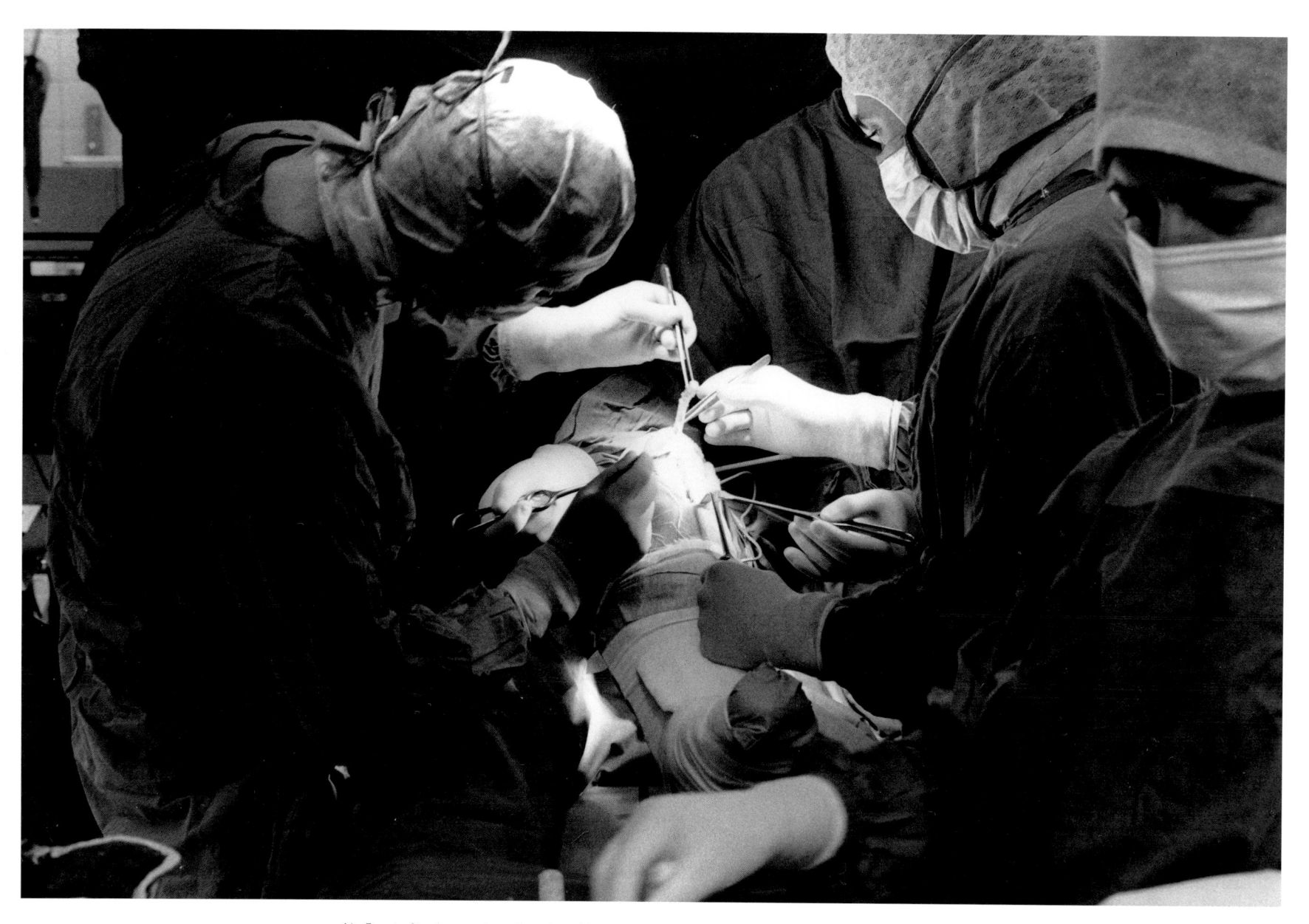

Als Ersatz für das vordere Kreuzband hat sich körpereigenes Sehnengewebe bewährt. Dieses Gewebe wird aus dem mittleren Drittel der Kniescheibensehne entnommen. An der Stelle, an der die Sehne am Schienbein und an der Kniescheibenspitze entspringt, bleibt am entnommenen Sehnenstück an beiden Enden je ein Knochenblock stehen. Die entstandene Lücke in der Kniescheibensehne wächst später wieder zu.

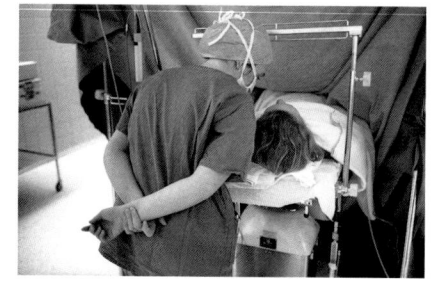

Das Transplantat muß für den Einbau zubereitet werden: In die Knochenblöcke werden Löcher gebohrt, durch die anschließend Verankerungsfäden gezogen werden. Das gewonnene Knochen-Sehnen-Knochen-Transplantat mißt insgesamt zwischen zwölf und fünfzehn Zentimeter. Die Knochenblöcke werden ebenso wie der Sehnenanteil für den Einzug ins Gelenk geglättet.

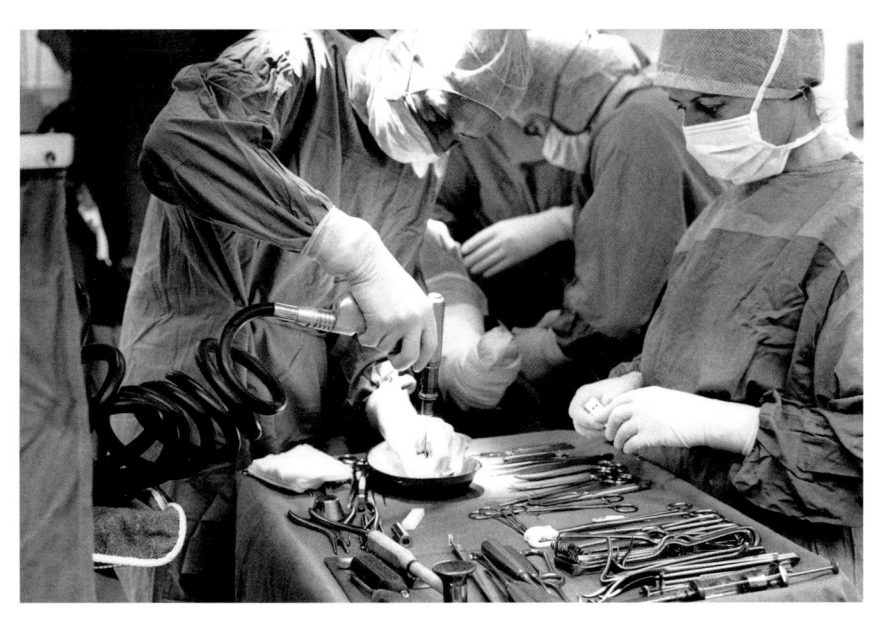

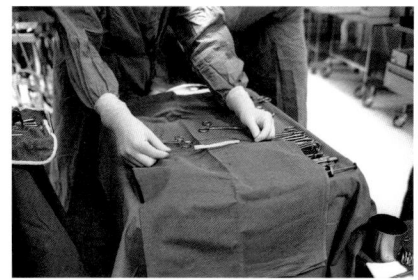

ihre Muskulatur gebrauchen können. Es gibt Muskeln, die die Funktion der Kreuzbänder unterstützen, und andere, die ihr entgegenarbeiten. Normalerweise geschieht dies instinktiv. Doch nach der Operation sind die Reflexe, die über das Kreuzband laufen, nicht mehr da. Die Patienten haben kein Gefühl mehr für ihre Bewegungen, weil die Nervenstrukturen aus ihrem natürlichen Verband gelöst sind und auch nicht mehr angeschlossen werden können. Gehen und Laufen müssen bewußt neu gelernt werden.

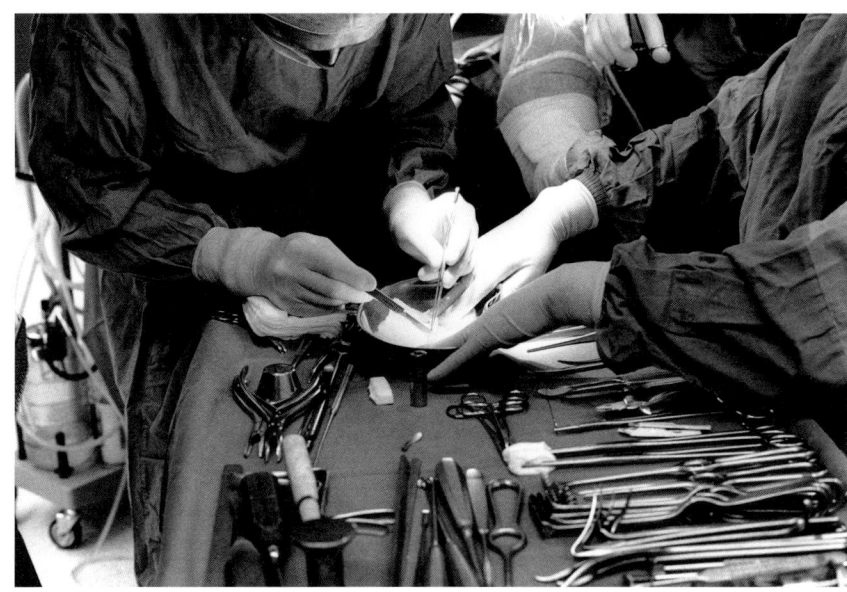

Während des Eingriffs werden in regelmäßigen, kurzfristigen Zeitabständen Puls und Blutdruck gemessen und in einem Anästhesieverlaufsprotokoll notiert. Das EKG-Monitoring gibt fortlaufend Informationen über die Herztätigkeit. Außerdem werden die Atmung und die Konzentration von Sauerstoff und Kohlensäure im Blut kontrolliert.

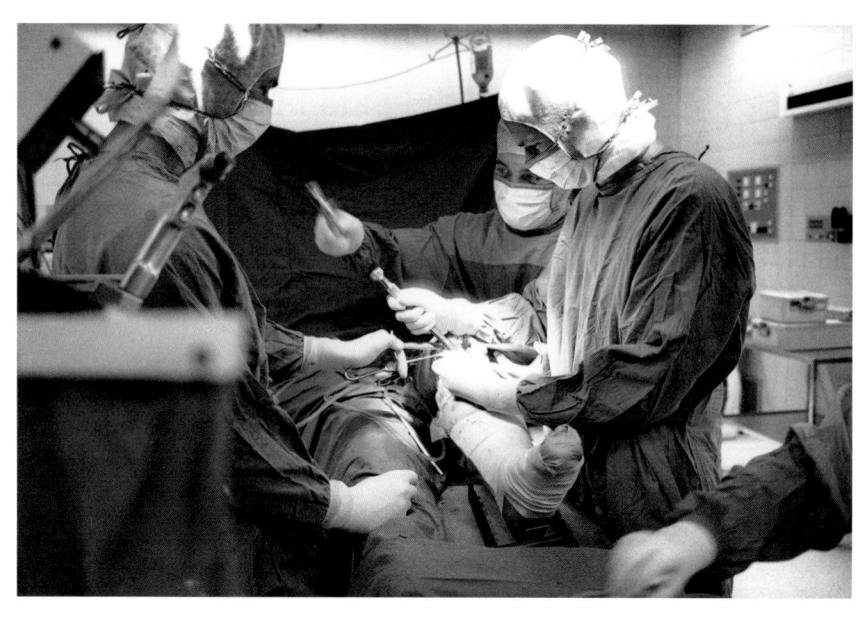

Damit das verpflanzte Sehnentransplantat im Körper besser einwächst, bohrt der Operateur mit Hilfe von Zielgeräten Knochenkanäle durch den Schienbeinkopf und die äußere Oberschenkelrolle. In die Knochenkanäle kann er die am Ende der Sehne hängenden Knochenblöcke verkeilen. Zuletzt fixiert er das Kreuzbandtransplantat mit einer Metallkrampe am Schienbeinkopf, die mit einem Hammer in den Knochen eingetrieben wird. Dann können das Gelenk und die gesamte Wunde verschlossen werden.

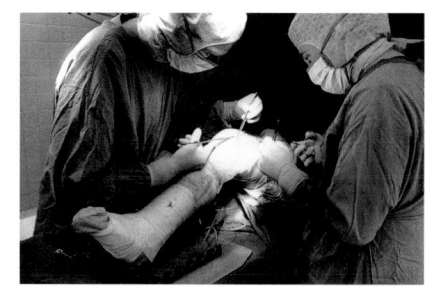

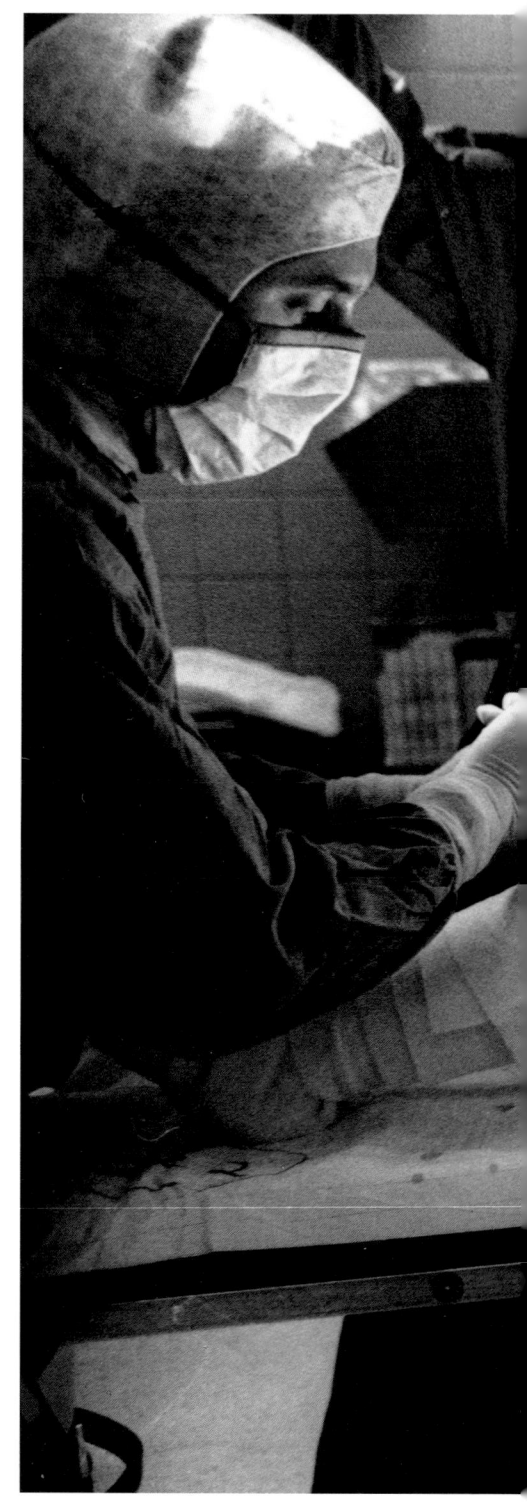

Nach Beendigung der Operation wird das Kniegelenk mit einem sterilen Verband versehen, der das operierte Kniegelenk vor einer Infektion mit Krankheitserregern schützt. Die sterilen Tücher wurden in der Zwischenzeit entfernt.

Die Patientin hält Drainagen fest, die das Blut aus dem Gelenk absaugen. Durch die rückenmarksnahe Narkose kann sie die letzten Handgriffe des Eingriffs wach verfolgen.

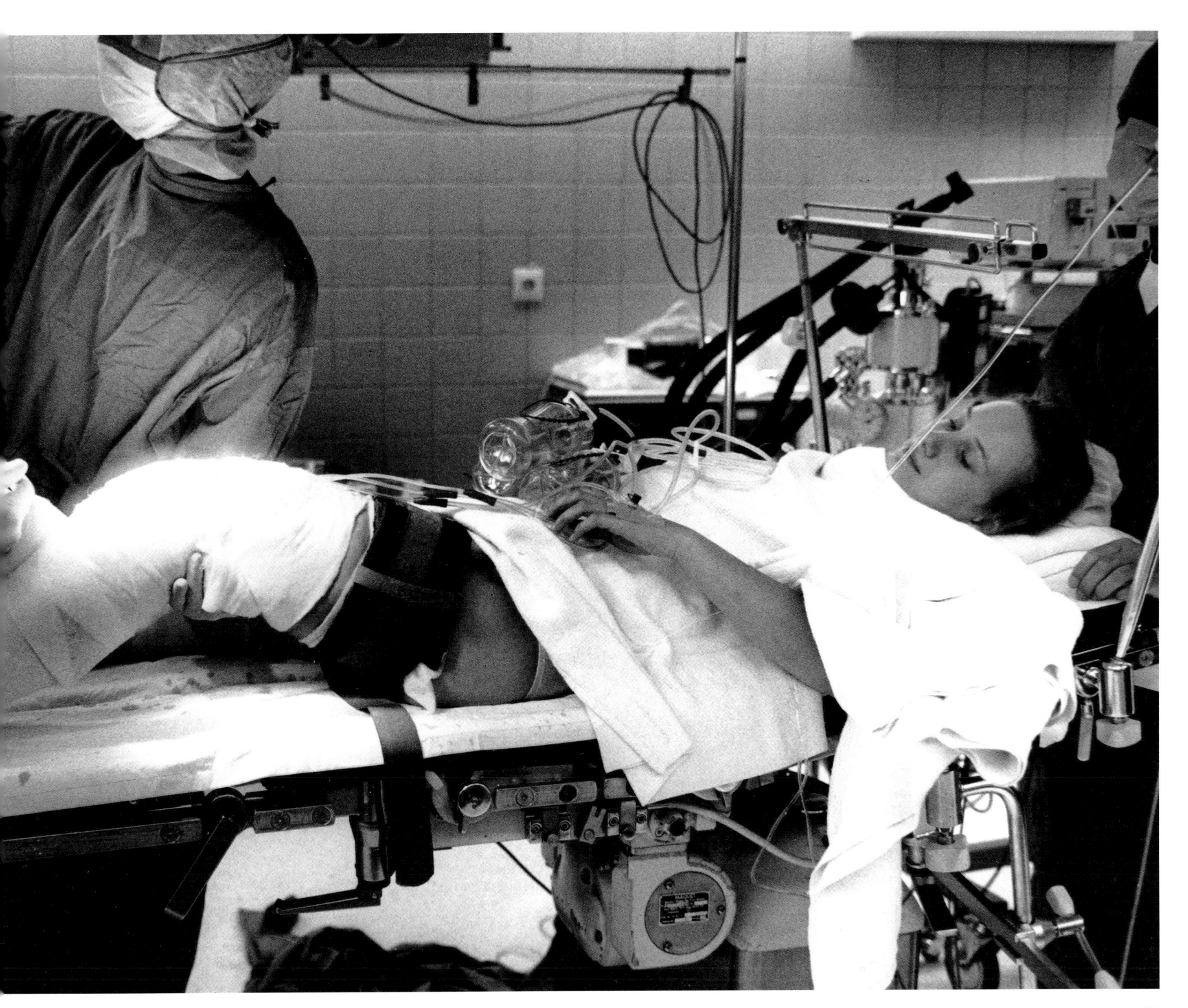

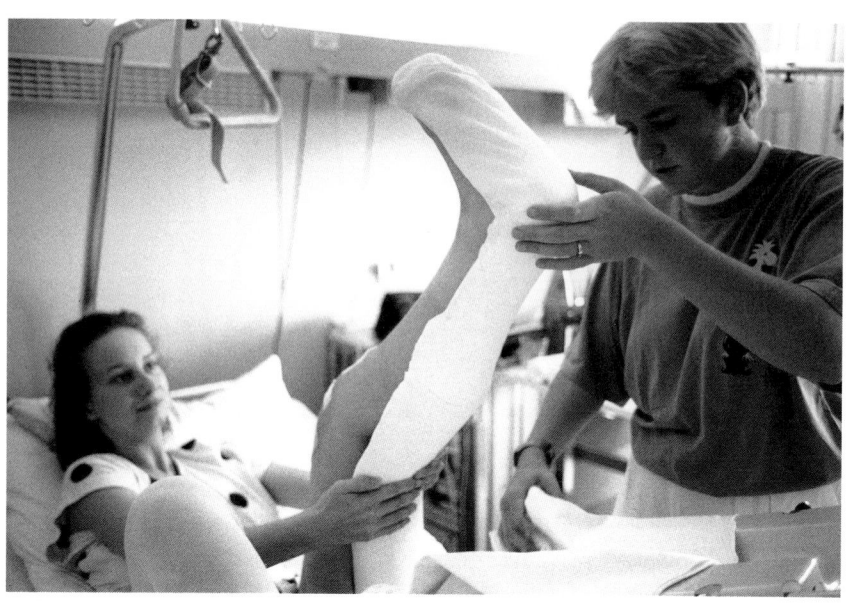

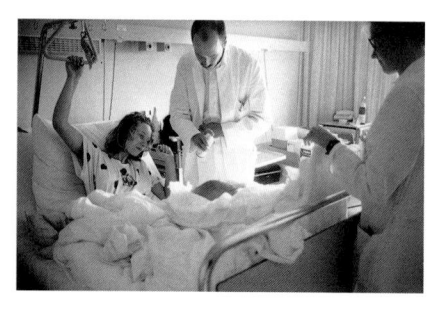

Die Rehabilitation ist genauso wichtig wie die Operation. Die Funktion des Knies und die Belastbarkeit des operierten Beins können nur mit einer mehrwöchigen gezielten Bewegungsschulung wiedergewonnen werden. Sonst schrumpfen Muskeln und Bänder, sogar Knochenschwund ist möglich. Das Gelenk kann möglicherweise für immer in der Bewegung eingeschränkt bleiben.

Nach dem ersten Verbandswechsel wird das Kniegelenk zum ersten Mal aus der schützenden Gipsschiene oder der gepolsterten Kreuzbandschiene gehoben, der Zustand des operierten Knies wird überprüft.

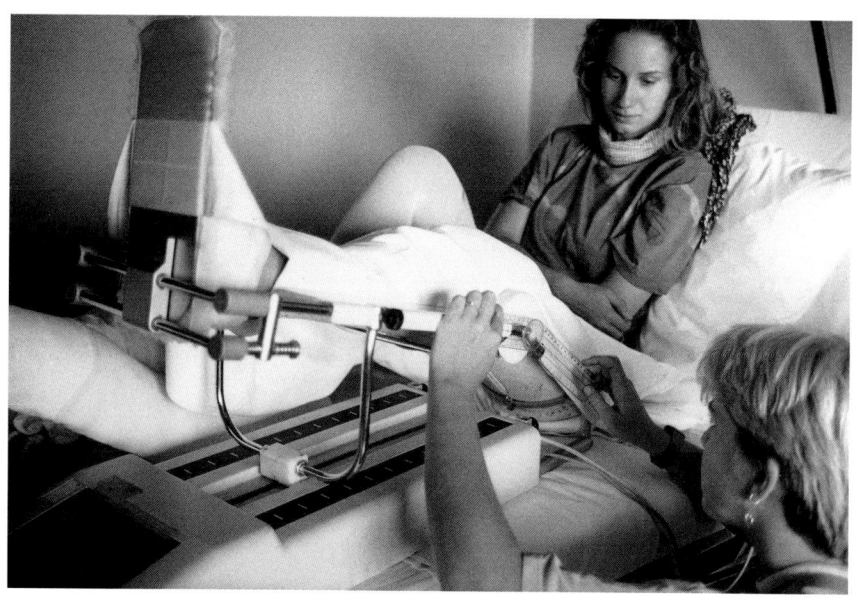

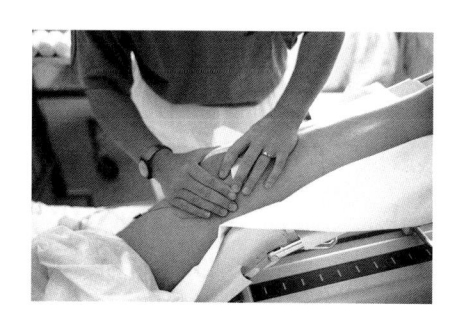

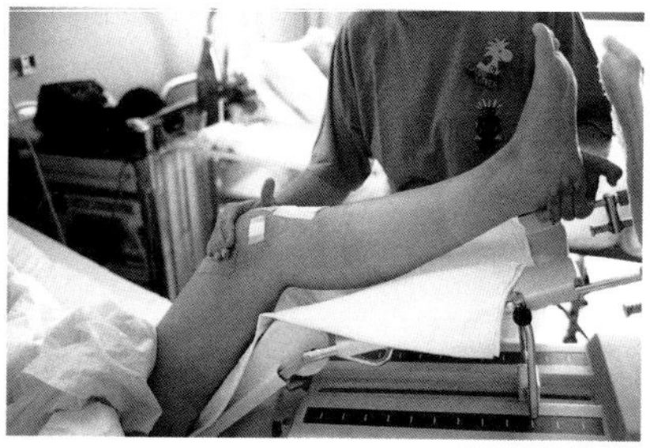

Unmittelbar nach der Operation wird Katharinas Bein jedoch erst einmal für fünf Tage ruhiggestellt. Es liegt auf einer Gipsschale, die schon vor dem Eingriff dem Bein angepaßt wurde. Während dieser Zeit kommt die Krankengymnastin Claudia Eitner jeden Tag und arbeitet mit der Patientin. Die Übungen, die sie ihr zeigt, sollen helfen, das Wundsekret aus dem Knie zu pressen und die Kniescheibe beweglich zu halten; vor allem aber sollen sie verhindern, daß sich die Muskulatur nach einer solchen Operation zurückbildet und das Bein seine Beweglichkeit verliert. Nach dieser Zeit kommt das Bein zusätzlich zur Krankengymnastik täglich für eine halbe Stunde auf eine Motorschiene, die es in einem vorher festgelegten Winkel beugt und streckt, ohne daß das neue Kreuzband angespannt wird. Katharina bekommt ein Elektrostimulationsgerät, mit dem sie ihrem Oberschenkelmuskel kleine Impulse versetzt, damit er sich immer wieder anspannt. Claudia Eitner ermuntert die Patientin, kleine Strecken zu laufen.

Die Krankengymnastin bewegt vorsichtig Kniegelenk und Kniescheibe. Die Motorschiene wird an die Beinlänge angepaßt, die vorgesehenen Bewegungswinkel werden genau eingestellt. Anschließend bewegt die Motorschiene das operierte Knie ohne Zutun der Patientin.

Das Bein mit abnehmbarem Schienenverband fest umwickelt, und auf zwei Krücken gestützt, humpelt Katharina abends über den Krankenhausflur – der erste kleine Spaziergang nach der Operation. Er scheint eine Ewigkeit zu dauern. Katharina verzieht das Gesicht. Das Knie schmerzt:

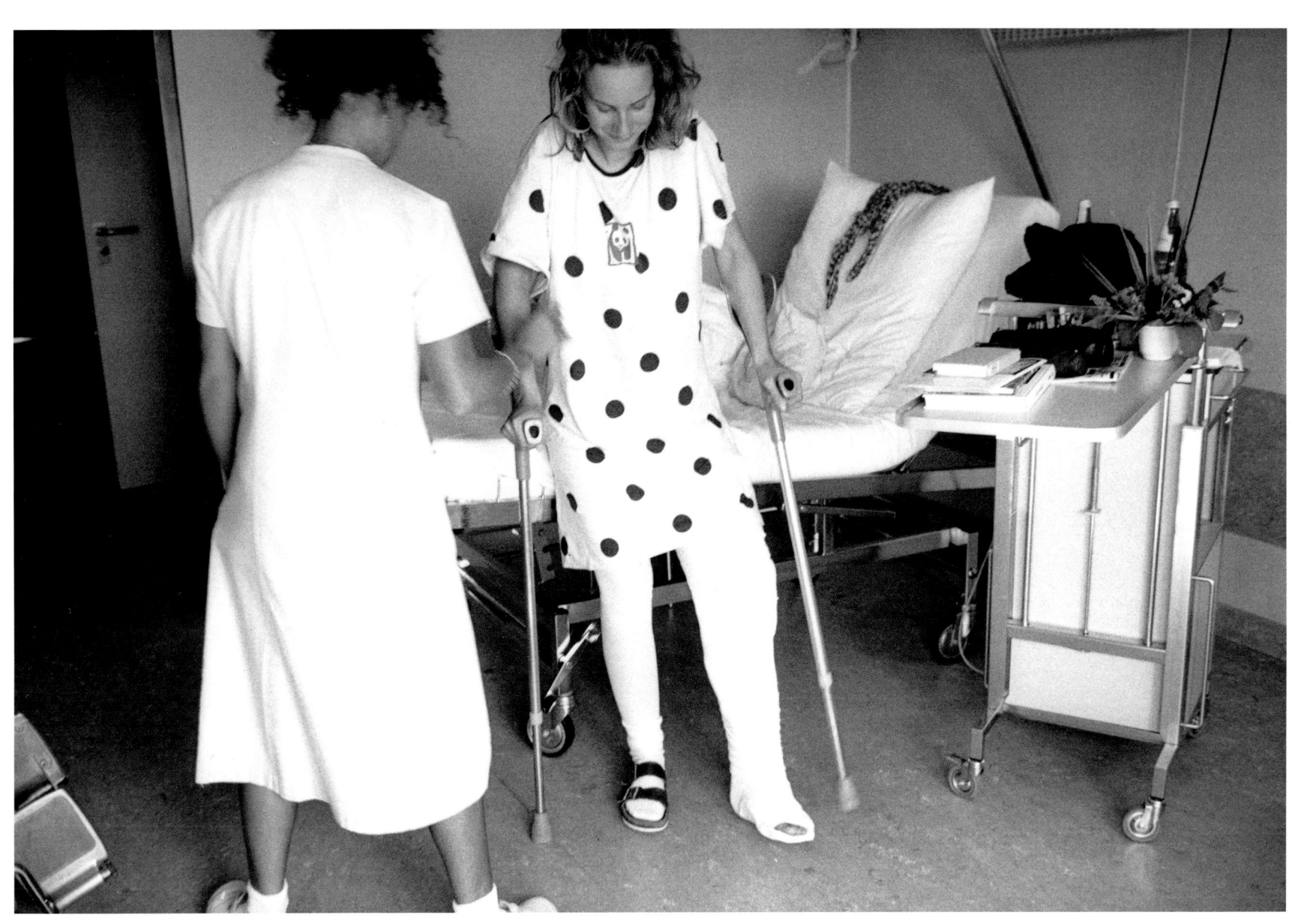

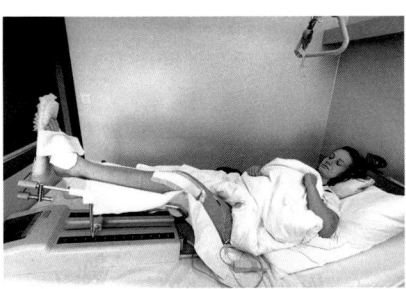

Das erste Aufstehen nach der Operation: Noch kann die Patientin mit dem operierten Bein nicht auftreten. Trotz Hilfestellung durch die Schwester schmerzt der erste Stehversuch. Die Patientin hat sich verkrampft, durch das lange Liegen sind die Blutgefäße weit gestellt und haben ihre Fähigkeit verloren, sich wieder zu verengen.

Das Blut versackt in den erweiterten Gefäßen und staut sich dort. Muskeltraining soll die Stauungen wieder rückgängig machen.

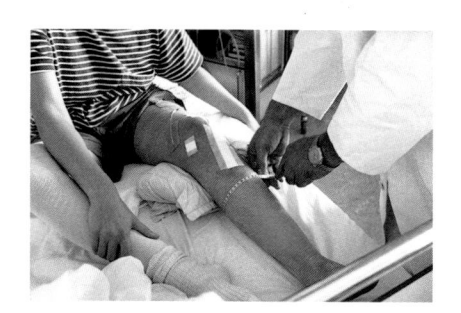

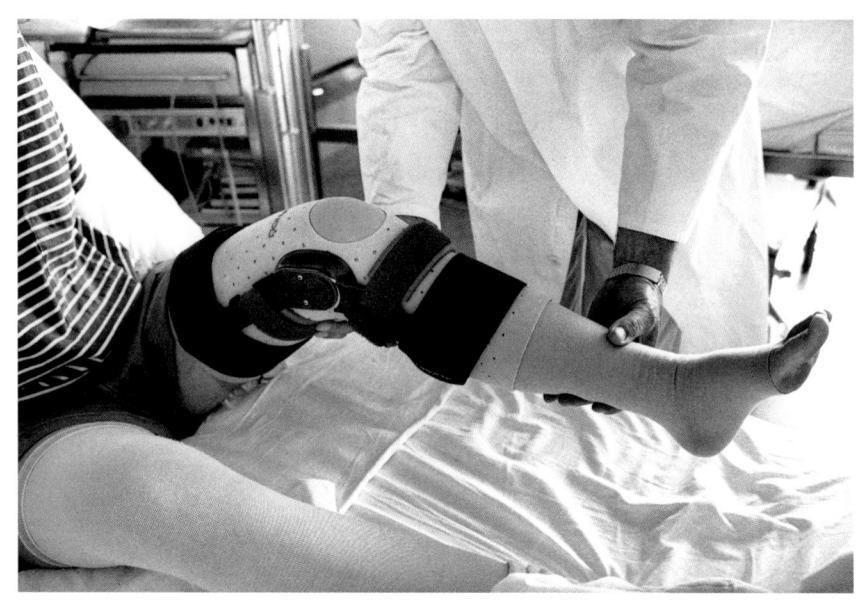

ein Kribbeln, als schösse plötzlich ein Schwall Blut ins Gelenk.

Acht Tage nach der Operation wird ihr wie allen Kreuzbandpatienten eine Knieschiene angepaßt, mit der sie ihr Bein auch zunehmend wieder belasten kann. Diese Schiene sichert während des ersten Vierteljahres nach der Operation die Bewegung des Knies. Sie läßt wie die Motorschiene nur einen bestimmten Beuge- und Streckwinkel zu und schützt das Knie auch von außen. Katharina ist vor allem froh, mit der Schiene endlich wieder auf der Seite schlafen zu können. Langsam und immer noch auf Krükken gestützt kann sie mit Hilfe der Schiene nun auch zur Krankengymnastikabteilung laufen. Claudia Eitner nimmt der Patientin die Schiene ab und fordert sie auf, mit aufgestütztem Bein das Becken anzuheben. 'Das kann ich nicht. Es geht nicht mehr.' Katharina blickt mit einer Mischung aus Angst und Mißtrauen auf ihr Bein. Doch zusammen mit der Krankengymnastin gelingt es dann noch. Mit leicht gebeugtem Knie und leicht zitternd stemmt sie sich von ihrer Unter-

Der Gips ist abgenommen. Jetzt wird eine Kreuzbandschiene (Knie-Brace) ausgemessen und angepaßt. Sie schützt das operierte Knie in den nächsten Wochen bei jeder Bewegung vor falscher Belastung. Sie kann zum Duschen und später auch zum Schlafen entfernt werden.

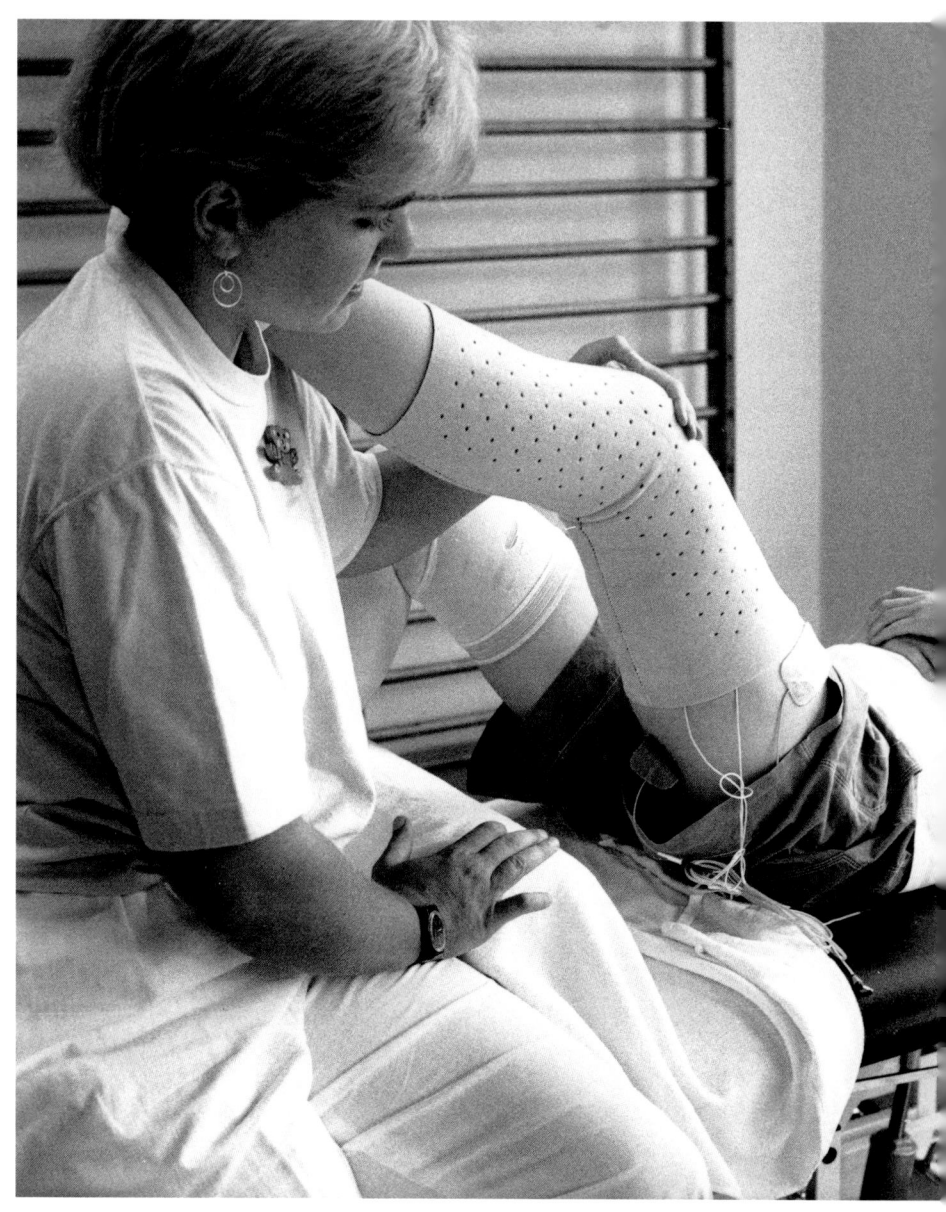

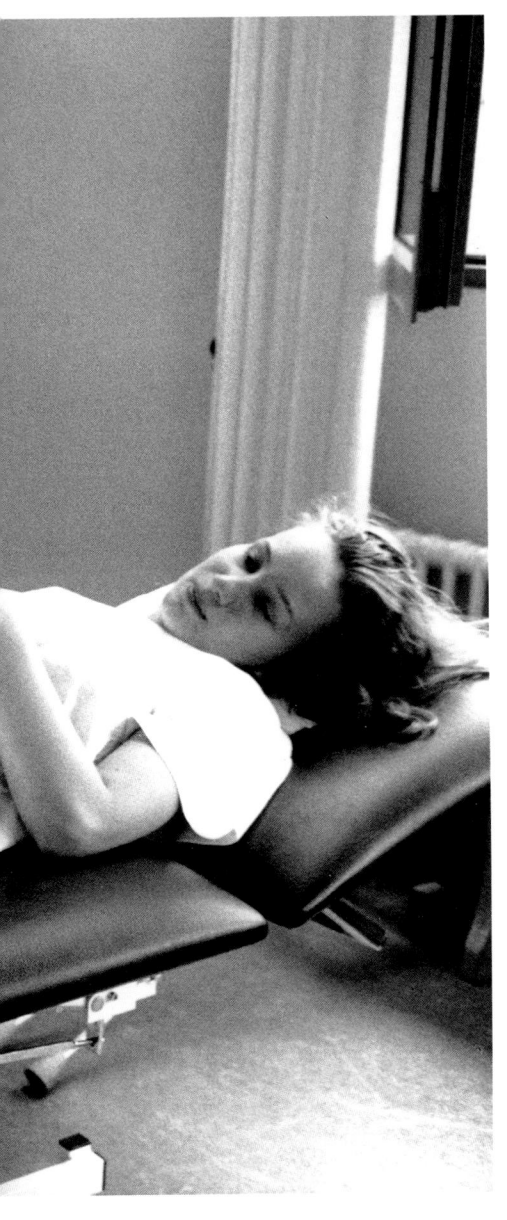

lage ab, zweimal, dreimal... – Krankengymnastin und Patientin seufzen erleichtert.

Katharina verläßt das Krankenhaus nach vierzehn Tagen. Ihr Bein bleibt geschient. Die Krankengymnastik setzt sie ambulant fort. Alle vier bis sechs Wochen kommt sie ins Alfried Krupp Krankenhaus zur Kreuzbandsprechstunde. Mit dem Orthopäden bespricht sie dort, wie das Bein weiter zu bewegen ist und wie weit es belastbar ist. Skifahren, sagt ihr Dr. Quack, ist jetzt nicht mehr die ideale Sportart, aber nach einem Intervall durchaus möglich. Dagegen könne sie, sobald die Kondition wieder stimmt, unbeschränkt Fahrrad fahren oder laufen. Auch Tennis sei nach einem Vortraining, guter Krankengymnastik und Krafttraining wieder möglich. Auf jeden Fall müsse sie vorsichtig sein. Da der Reflexbogen nicht mehr stimme, bekommen die Muskeln bei Gefahr nicht mehr den 'Befehl', das Band zu stützen. Und da sei dann die Gefahr sehr groß, daß die Kreuzbandplastik reißt und alle Mühen Katharinas und der Ärzte, alle Pflege und Hilfe der Schwestern und Krankengymnastinnen umsonst gewesen sind.

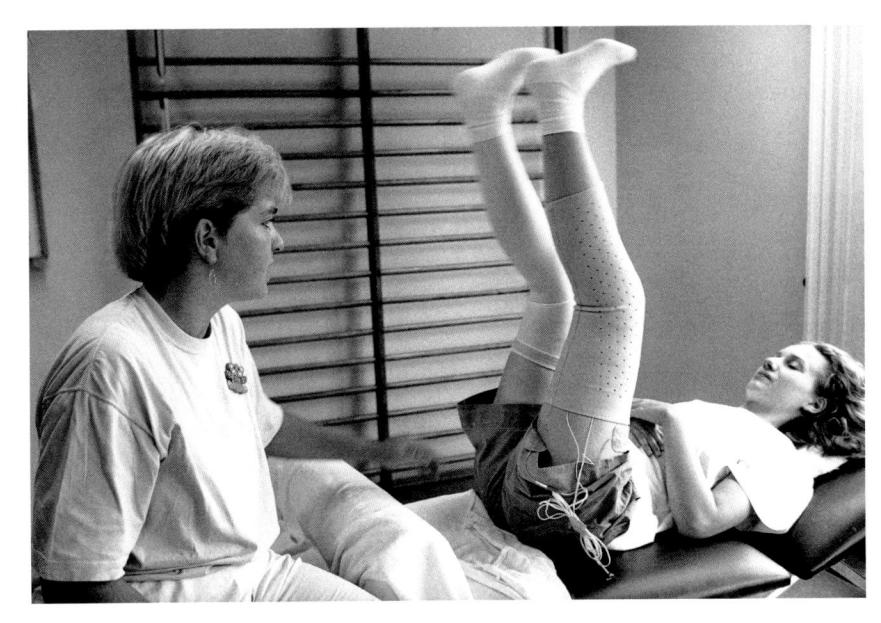

Auch bei der Krankengymnastik wird das Knie-Brace abgenommen. Die Krankengymnastin zeigt der Patientin, wie die Muskulatur das Knie am besten sichern und stützen kann, um wieder beschwerdefrei zu werden und um sicher gehen und laufen zu können.

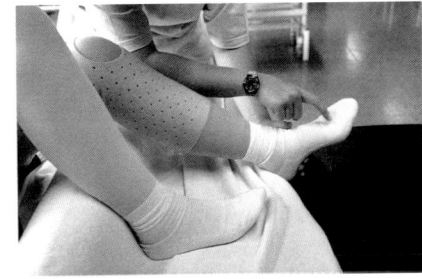

Die Spritze

Spritzen machen keine Umwege. Ein Stich, ein kurzer Widerstand der Haut, und die Nadel ist im Innern des Körpers. Langsam wird das Medikament in die Vene, in den Muskel oder unter die Haut gedrückt. In seltenen Fällen auch in die Arterie. Es wirkt sofort, muß nicht erst von Magen oder Darm aufgenommen werden und sich langsam durch den Körper zu seinem Einsatzort durcharbeiten. Das Spritzen von Medikamenten gehört daher zum Behandlungsplan im Krankenhaus.

Beim Spritzen ist sauberes Arbeiten oberstes Gebot. Einwegspritzen aus Plastik, die nach Gebrauch weggeworfen werden, haben deshalb heute die Glasspritzen verdrängt. Die Einwegspritzen bestehen aus einem Röhrchen, an dessen Seite eine Milliliter-Graduierung für die Bemessung der Medikamente aufgedruckt ist, und einem Kolben, mit dem das Medikament angesaugt und dann herausgedrückt werden kann. Am unteren Ende der Spritze sitzt etwas seitlich oder in der Mitte der Kegelschaft, auf den der Kanülenansatz gesetzt wird. Die Kanüle selbst ist eine Hohlnadel aus rostfreiem Stahl. Ihre Spitze ist schräg abgeschliffen. Das mindert den Hautwiderstand beim Einstich. Vor allem aber werden auf einer abgeschrägten Nadel weniger Hautpartikel und Bakterien von der Hautoberfläche mit in das Gewebe geschoben. Die Länge und Stärke der Nadel hängt vor allem von der Art der Injektion ab. Um ein Medikament unter die Haut oder in die Haut zu injizieren, reicht eine 13 Millimeter lange Nadel mit einem Durchmesser von nicht einmal einem halben Millimeter. Vor allem Diabetiker spritzen unter die Haut, um sich Insulin zu verabreichen. Für Injektionen in den Muskel nimmt man in der Regel eine doppelt so dicke und etwa dreimal so lange Nadel. Die meisten Injektionen werden intramuskulär verabreicht. Am häufigsten in den Gesäßmuskel, der ein guter 'Speicher' für Medikamente ist. In dem großen Muskel verteilt sich die Injektion gleichmäßig und kann von dort aus langsam vom Körper aufgenommen werden. Spritzen in die Venen waren bis vor einigen Jahren etwas seltener. Sie werden aber wegen ihrer schnellen Wirkung immer wichtiger in der Therapie. Krankenhauspatienten, denen mehrmals am Tag Medikamente gespritzt werden, bekommen häufig statt der einfachen Nadel eine Verweilkanüle, Braunüle oder eine Butterfly-Kanüle gelegt. Sie kann mehrere Tage lang liegen bleiben, so daß durch sie immer wieder neue Medikamente gespritzt werden können, ohne daß die Haut erneut durchstochen werden muß. Aus den Venen wird auch das Blut abgenommen, das der Arzt für Laboruntersuchungen braucht. Abweichungen von der normalen Blutzusammensetzung geben oft Hinweise auf ganz bestimmte Krankheiten.

Da die Verabreichung von Medikamenten in die Venen Aufgabe des Arztes ist, setzt er die Spritze. Schwestern spritzen nur auf besondere ärztliche Anweisung.

Die Verabreichung von Spritzen muß sorgfältig vorbereitet werden. Der Arzt zieht sich zum Schutz gegen AIDS und Hepatitis Latex-Handschuhe an. Auf einem Spritzentablett liegen Tupfer, Feindesinfektionsmittel, Spritze, Kanüle, Aufziehkanüle, die Ampulle mit dem Medikament und die Ampullenfeile, bei intravenösen Spritzen zusätzlich auch noch ein Stauschlauch und ein Schnellverband. Damit beginnt das genau vorgeschriebene Ritual. Die Schwester feilt vorsichtig die Ampulle auf, nimmt die Spritze aus der Verpackung, steckt die Aufziehkanüle darauf und saugt die Injektionslösung in die Spritze. Dann entfernt sie die Aufziehkanüle und befestigt die eigentliche Injektionsnadel. Zügig muß das gehen, aber nicht hastig. Zum Spritzen braucht man innere Ruhe, schreibt Schwester Liliane Juchli in ihrem Lehrbuch für Krankenpflege. Arzt und Schwester sollen sich auf den Patienten einstellen, denn der Patient hat Angst. Es ist die Urangst vor der Spritze: Spritzen gehen unter die Haut. Fast alle Patienten bekommen beim Anblick der Nadel ein flaues Gefühl im Magen. Manchen reicht alleine die Ankündigung der Spritze, um sich schwindelig zu fühlen. Der Arzt sagt dem Patienten daher, was er vorhat, und bittet ihn, sich zu setzen oder zu legen. Bei intravenösen Spritzen muß nun erst eine Ader gesucht werden. Der Arzt legt einen Stauschlauch an und läßt den Patienten Pumpbewegungen mit der Hand machen, so daß sich das Blut staut.

Dort, wo der Arzt die Nadel einstechen will, desinfiziert er die Haut, läßt das Mittel kurz trocknen, damit es nicht in den Stichkanal gelangt. Dann spannt er die Haut oder hebt sie ein wenig ab und führt die Nadel ein. Der Stich durch die Haut ist objektiv kaum wahrnehmbar. Zur Vergewisserung, ob die Kanüle richtig liegt, wird der Kolben leicht zurückgezogen. Nur bei der Injektion in Blutgefäße darf jetzt Blut nachfließen. Nach diesem kurzen Test kann das Medikament gespritzt werden. Langsam und sorgfältig, damit der Druck auf das Gewebe nicht schmerzt. Wenn das Medikament durchgelaufen ist, zieht der Arzt die Kanüle zurück und verschließt mit einem Tupfer den Stichkanal. Die Einmalspritze wirft er in einen speziellen Spritzen-Abfallbehälter. Spritzentablett und Desinfektionsflasche werden gereinigt. Zuletzt muß noch die Injektion protokolliert werden, die genaue Bezeichnung des Medikaments, die Dosis, die Zeit, die Art der Verabreichung und die Reaktion des Patienten. Erst damit ist die Injektion ordnungsgemäß beendet.

131

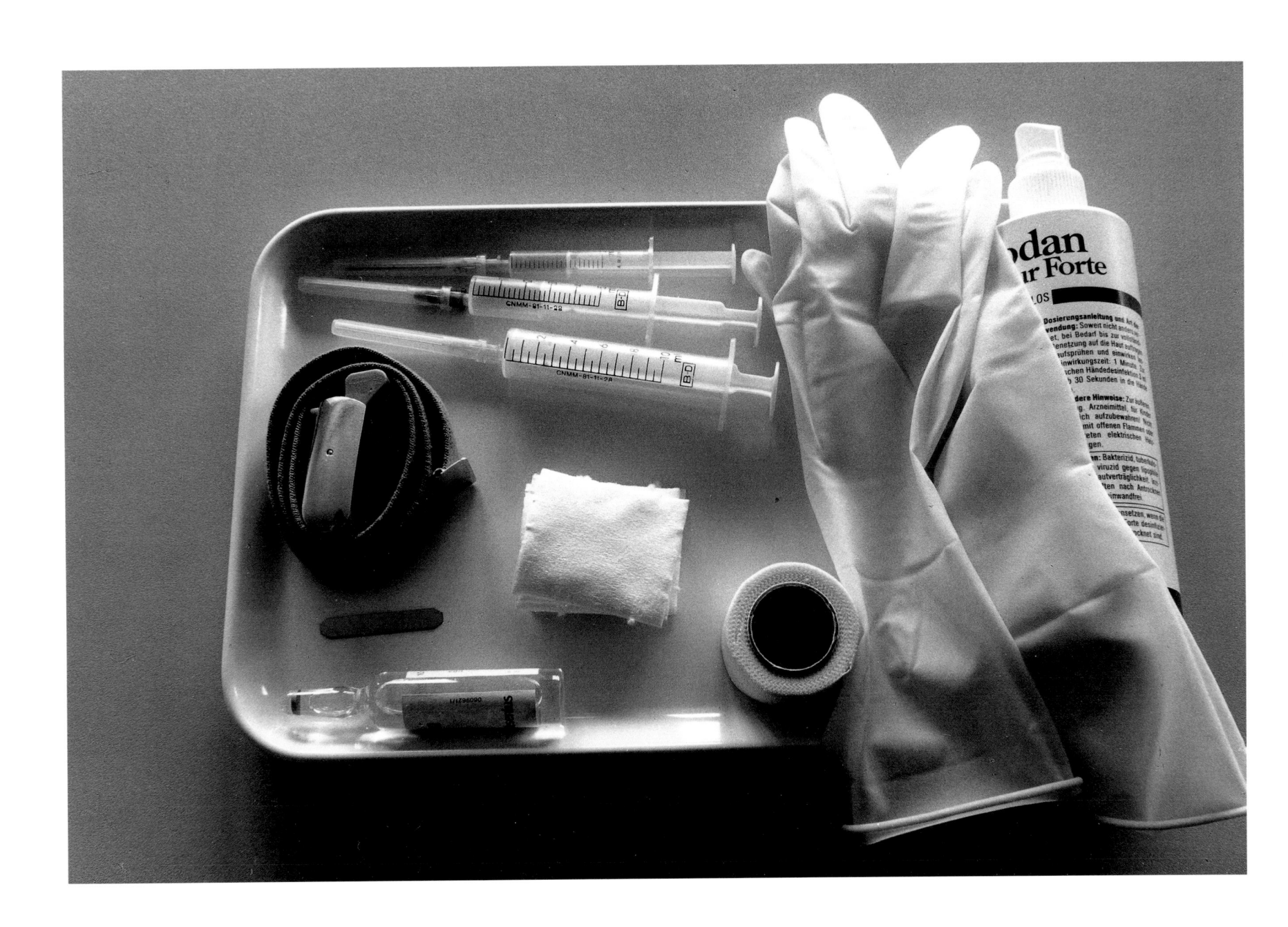

Aus heiterem Himmel

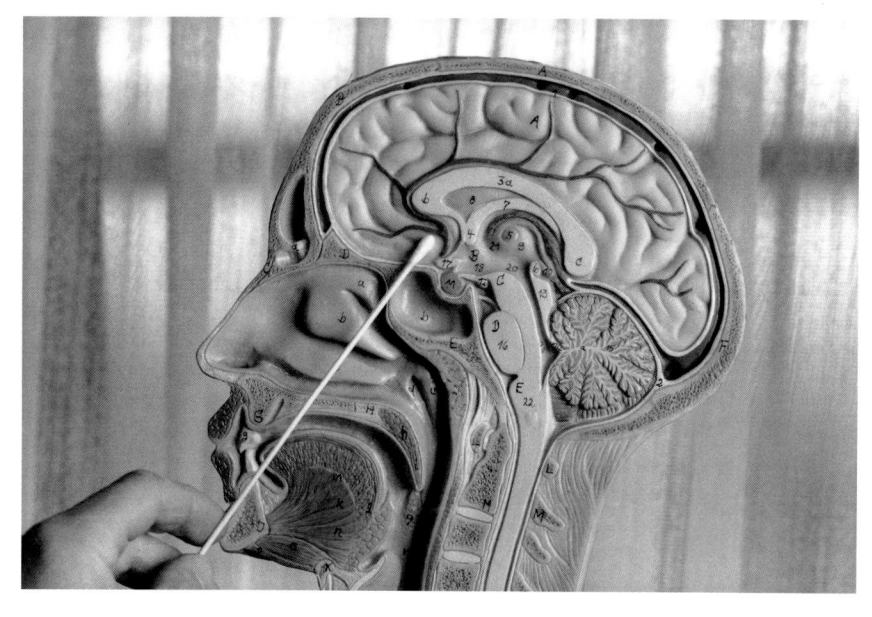

Die Modellansicht des Hirns im Längsschnitt zeigt die Strukturen des Großhirns, des Kleinhirns, des Balkens, des Hirnstamms und der Hirnkammern. Die Spitze des Zeigestocks deutet auf die Lage der Gefäßwandaussackung, das Aneurysma. Es befindet sich an der Schädelbasis unter dem Gehirn an der Hirnschlagader.

Sofia Utecht sitzt mit dick verbundenem Kopf auf ihrem Bett und versucht, sich an die vergangenen Monate zu erinnern. Eine seltsame Unruhe sei in ihr gewesen. In einem Moment habe sie Squash spielen wollen, im nächsten wieder schwimmen und schließlich wieder etwas anderes, und der Kopf habe so oft weh getan. Mit der Erinnerung kommt die Angst. 'Wenn ich daran denke, daß ich mit einer Lebensbedrohung gelebt habe, von der ich nichts gemerkt habe, dann wird mir ganz schwindelig.' Die Lebensbedrohung, die Sofia Utecht noch im nachhinein in Schrecken versetzt, konnte sie weder sehen noch spüren. Doch sie war da, von Geburt an: eine kleine Aussackung an einer großen Schlagader des Gehirns, die durch den anströmenden Blutdruck mit den Jahren wuchs und dabei wie ein Luftballon immer dünnwandiger wurde.

An einem Freitag im Winter, auf dem Heimweg, 200 Meter von ihrer Haustür entfernt, reißt die Wand des Blutgefäßes in Sofia Utechts Kopf. Blut strömt in ihr Gehirn. Es wird ihr übel, der Kopf schmerzt, ihr wird abwechselnd warm und kalt. In der Klinik, in die man sie bringt, verschlimmert sich ihr Zustand. Ein Krankenwagen bringt sie nach Essen in die Neurochirurgie des Alfried Krupp Krankenhauses.

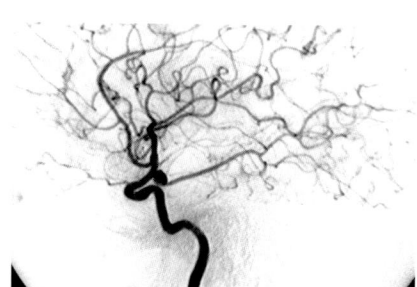

'Durch Obduktionen wissen wir, daß Aneurysmen, also Gefäßwandaussackungen, nichts Seltenes sind. Sie entstehen meist durch eine angeborene Gefäßwandschwäche, seltener durch Arteriosklerose, durch Verletzungen oder durch Entzündungen. Viele Menschen leben damit, ohne jemals etwas davon zu spüren,' sagt Professor Roland Müke. 'Erst wenn ein Aneurysma platzt, wird es bemerkt, und dann ist es oft schon zu spät. Fünfzig Prozent aller Erstblutungen sind tödlich. Nur mit viel Glück kann man ein geplatztes Aneurysma ohne Schaden überleben. Die Gefäßwand verschließt sich wieder, und die Blutung bildet sich zurück. Allerdings kann die beschädigte Gefäßwand leicht zum zweiten Mal platzen. Das Risiko einer tödlichen Nachblutung innerhalb von zehn Jahren nach der ersten Blutung liegt wiederum bei fünfzig Prozent, wenn man sich nicht operieren läßt.'

Die Neurochirurgische Klinik des Alfried Krupp Krankenhauses gehört zu den wenigen Zentren in Deutschland, in denen man auf die Operation von Gefäßwandaussackungen des Gehirns spezialisiert ist. Zwischen 30 und 50 Aneurysmen operiert Professor Müke zusammen mit seinem Team jedes Jahr. Unter den insgesamt rund 1000 neurochirurgischen Eingriffen, die die Klinik durchführt, unter anderem bei Hirntumoren, Hirnfehlbildungen, Hirnverletzungen und Abszessen des Gehirns, zählen die Aneurysma-Operationen zu den schwierigsten.

Die Operation wird geplant. Der Operateur erläutert seinen Mitarbeitern am Röntgenschaukasten anhand von Gefäßbildern die Operationsstrategie.

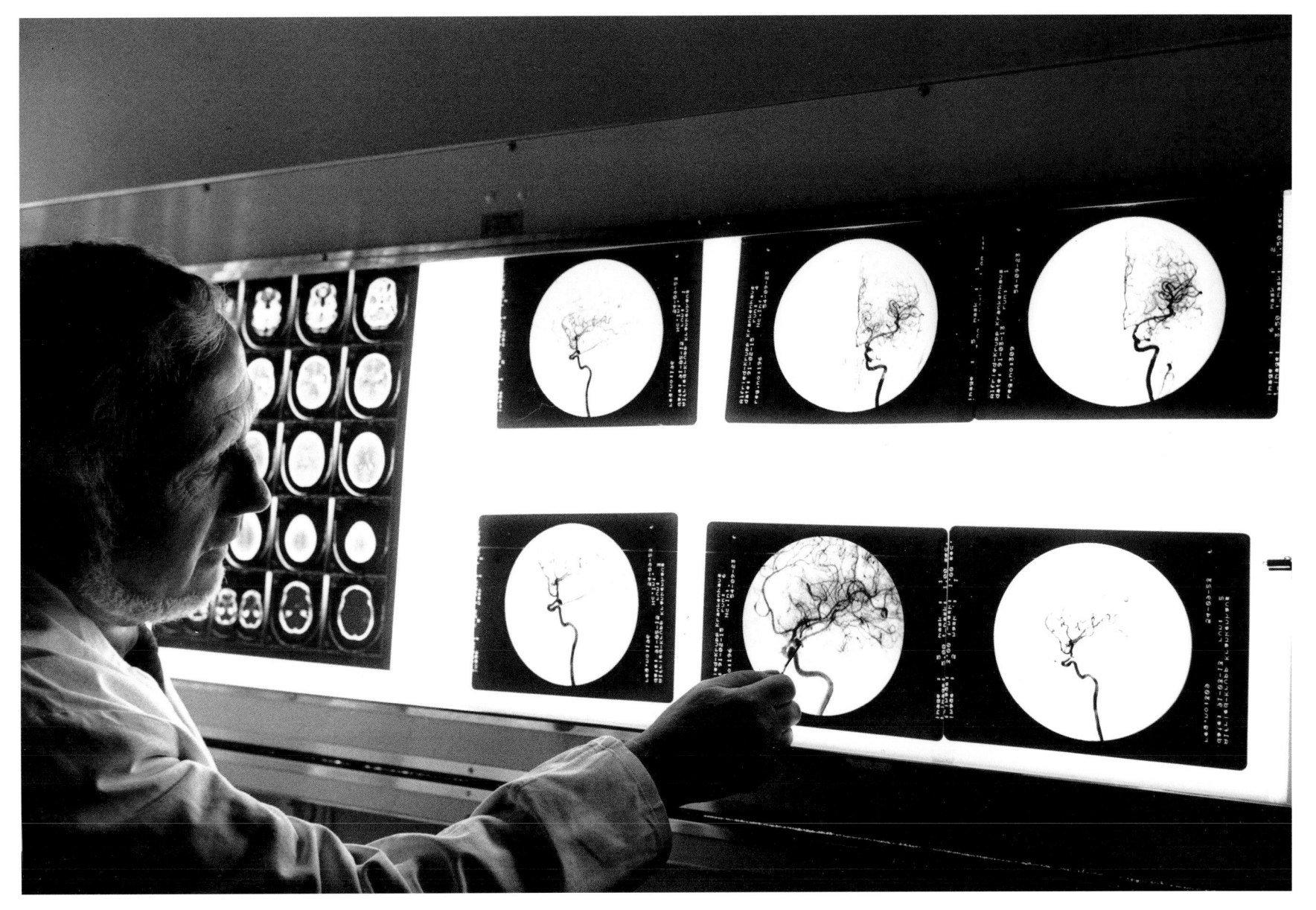

*Im Operationssaal treffen Anästhesist, Operationsschwestern und die Operateure die letzten Vorbereitungen zum Eingriff.
Der Patient ist bereits gelagert. Das Narkosemonitoring wird überprüft, der Instrumententisch gerichtet.*

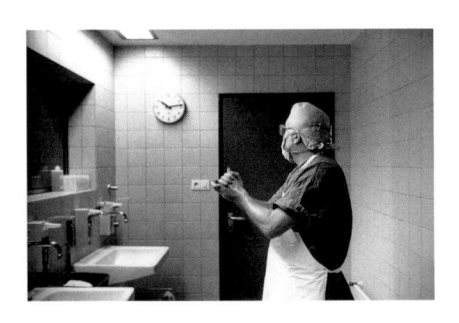

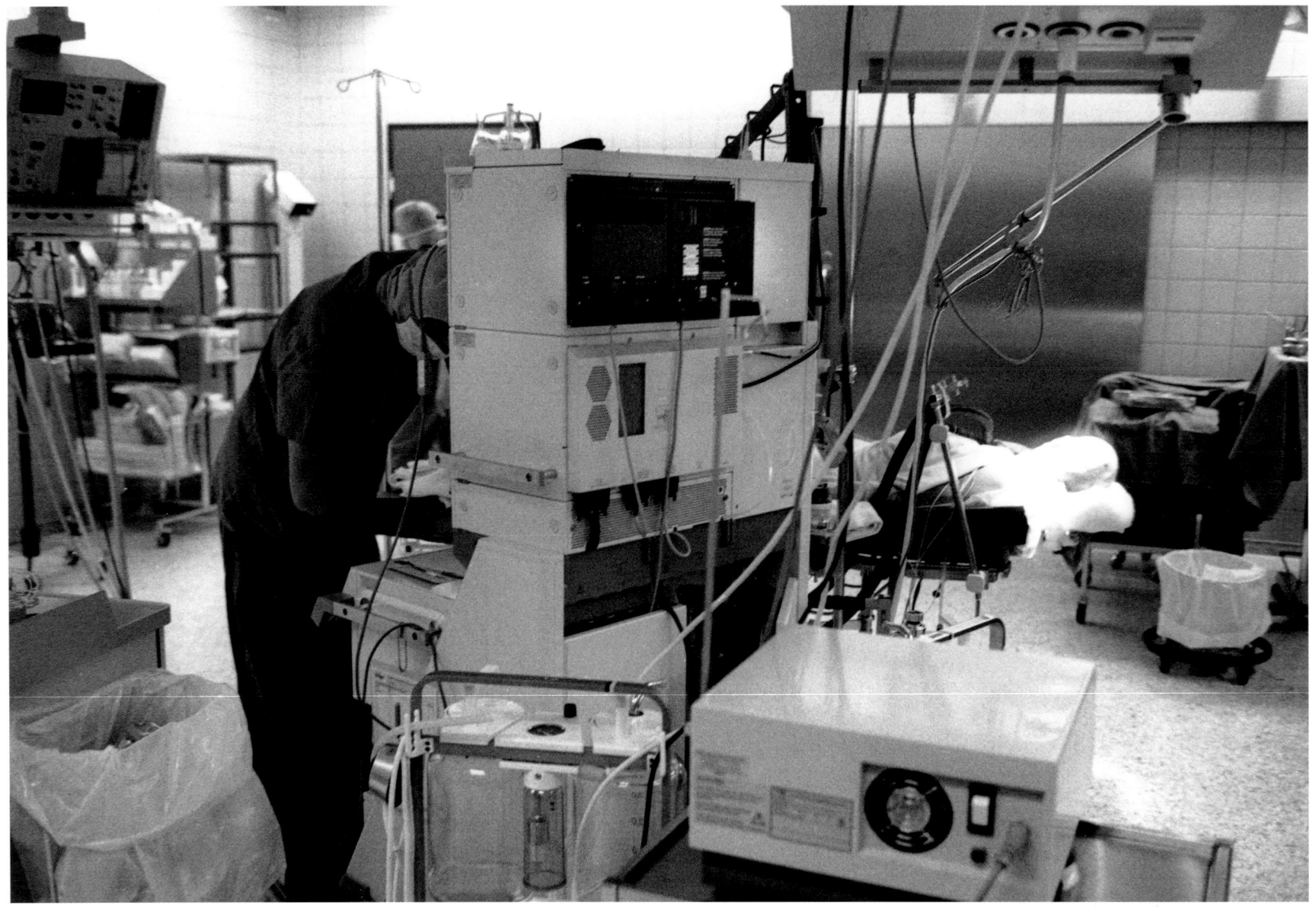

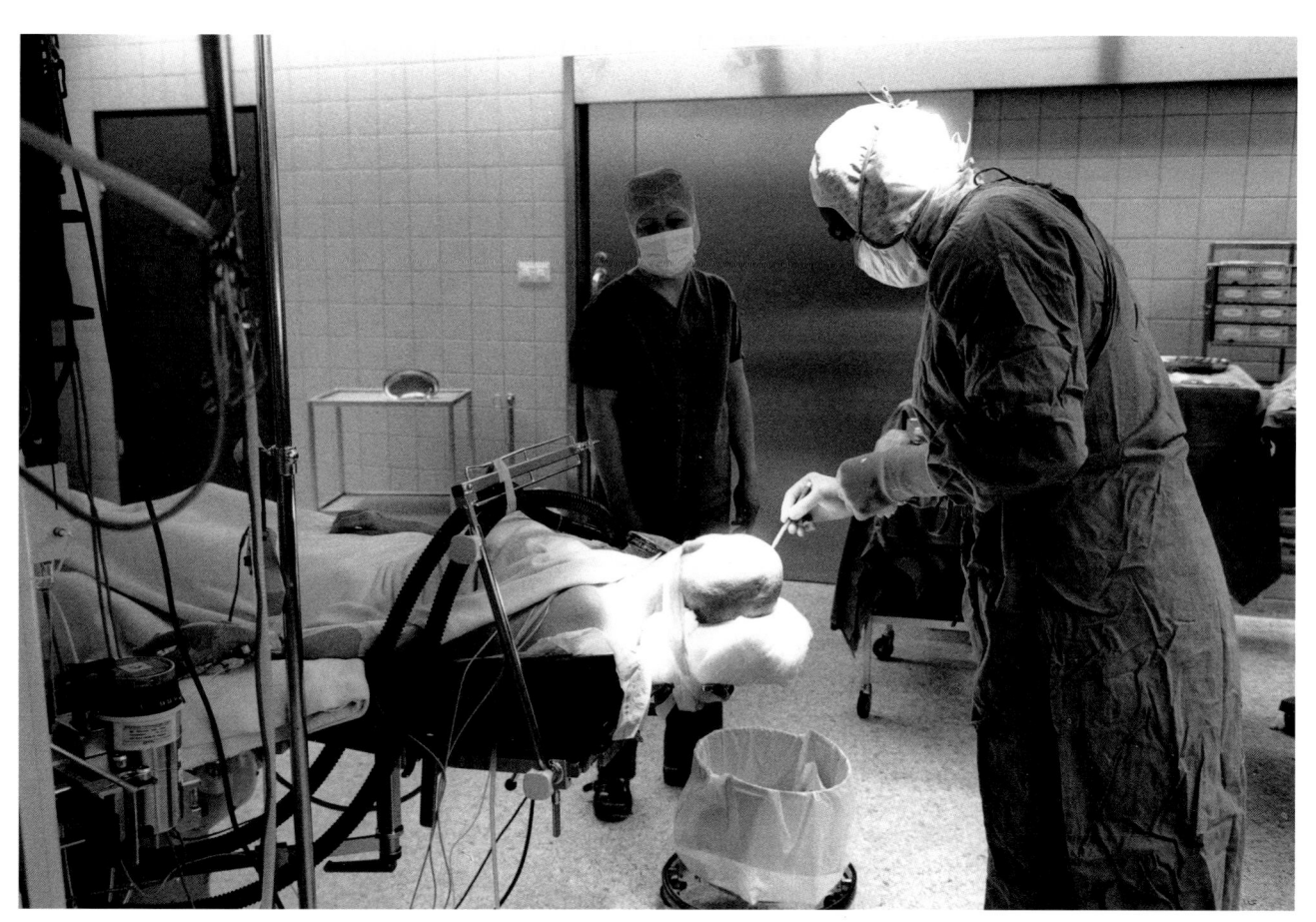

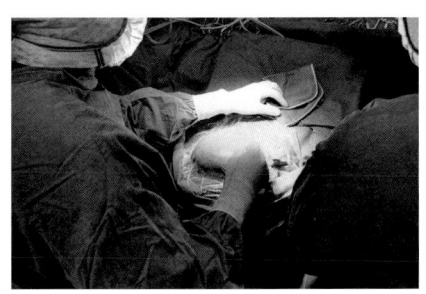

Der Operateur zeichnet den Hautschnitt ein, unter dem die Schädeldecke eröffnet werden soll. Danach wird das Operationsfeld mit sterilen Tüchern und Folien abgedeckt, verschiedene Sauger und Koagulationspinzetten werden angeschlossen. Die Operation beginnt mit dem Anlegen eines Hautlappens.

Dennoch haben die Patienten große Chancen, den Eingriff zu überleben. Das Risiko, innerhalb der ersten sieben Tage nach der Operation an den Folgen des Eingriffs zu sterben, liegt heute in erfahrenen Kliniken bei zwei bis drei Prozent, bei Akut-Operationen etwas höher, bei Intervall-Operationen, wo noch einige Tage bis zur Operation gewartet wird, etwas niedriger. Zu verdanken ist dies den verbesserten Methoden und Werkzeugen der Neurochirurgie. Die Entwicklung der Mikro-Neurochirurgie und parallel dazu die Erfindung von Mikro-Instrumenten, mit denen die empfindliche Hirnstruktur schonend präpariert werden kann, die Erfindung der bipolaren Pinzette, mit der Gefäße durch Strom verödet werden, blutdrucksenkende Medikamente und Kortison, das die gefürchteten Hirnschwellungen verhindert, die Entwicklung der Hyperventilationsbeatmung, mit der die Hirndurchblutung gesenkt wird, neue bildgebende Diagnoseverfahren wie das Computertomogramm – dies alles hat dazu beigetragen, daß während der vergangenen zwanzig Jahre die Neurochirurgie von allen operativen Fächern die größten Fortschritte gemacht hat. Doch ebenso wichtig wie alle technischen und pharmazeutischen Neuerungen sind die Erfahrung und die Geschicklichkeit des Neurochirurgen.

Denn das Gehirn, diese zwischen 1245 und 1375 Gramm schwere, aus eng zusammengefalteten Windungen bestehende Masse, ist das Hauptorgan des Nervensystems, in dem sich die wichtigsten Schalt- und Steuerzentren des Körpers befinden. Es ist das Zentrum für alle Sinnesempfindungen und Willkürhandlungen, der Sitz des Bewußtseins, des Unterbewußtseins, des Gedächtnisses und aller geistigen und seelischen Leistungen. So weit im Leben ist auch nah am Tod. Ein unbedachter Schnitt des Neurochirurgen, ein Zögern im falschen Augenblick, und der Patient ist für den Rest seines Lebens an Körper und Geist verkrüppelt.

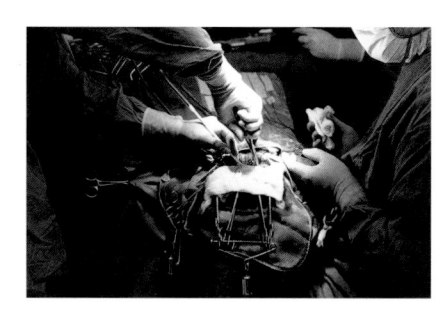

Der Operateur bohrt zunächst den Schädelknochen auf und sägt einen Knochendeckel aus, den er vom Hirn abhebt und am Ende der Operation wieder einsetzt. Darauf folgt die Eröffnung der Hirnhaut. Die Hirnoberfläche ist nun gut zu sehen. Indem er das Hirn schrittweise von der vorderen Schädelbasis abhebt und Hirnwasser nach Eröffnung der Hirnwasserräume absaugt, legt der Operateur den Zugang zum Aneurysma frei.

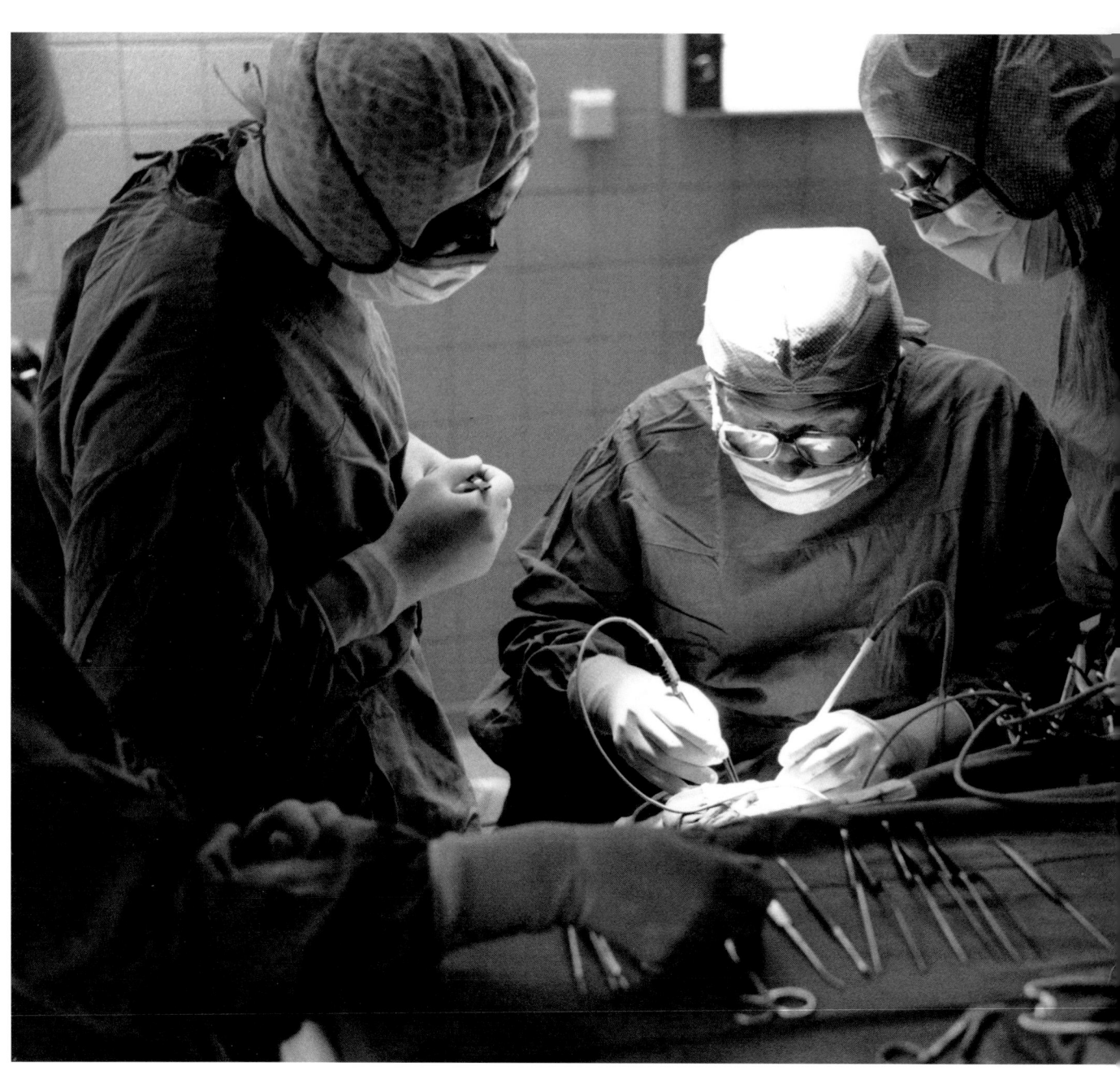

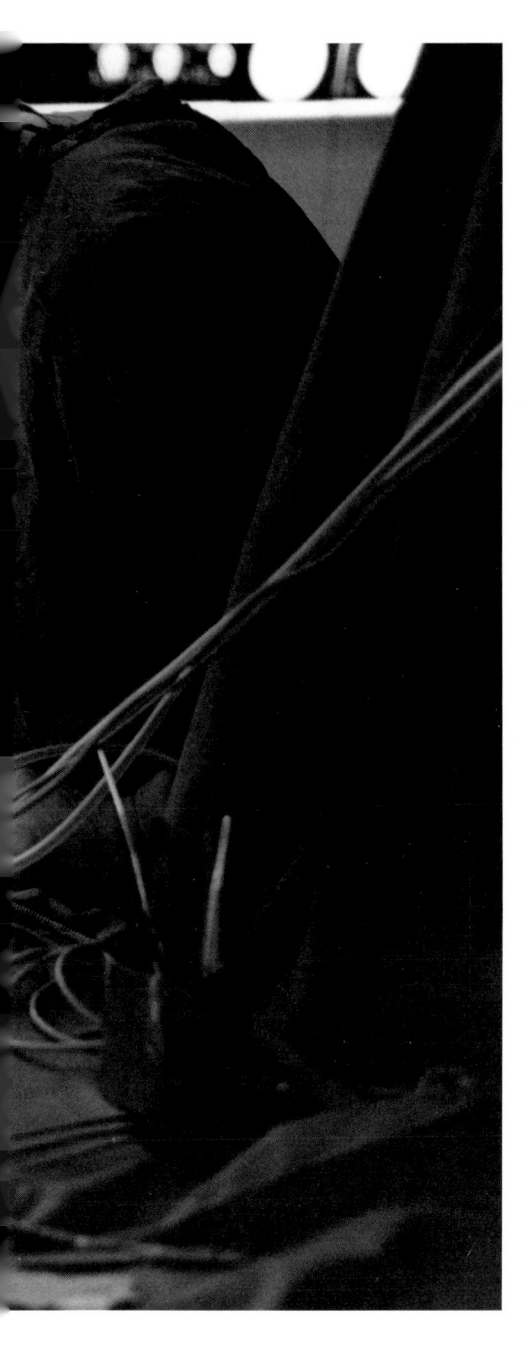

Hirnoperationen beginnen in der Regel alle gleich. Nachdem der Schädelknochen an einer vorher bestimmten Stelle vorsichtig freigelegt und mit Hilfe von Bohrer und Säge ein kreisförmiges Loch ausgeschnitten wurde, schneidet der Operateur die harte Hirnhaut auf. Liegt das Operationsfeld, wie bei Aneurysmen häufig, tief unter dem Gehirn, muß er durch eine Öffnung der Hirnwasserräume oder durch eine Rückenpunktion zunächst Gehirnwasser ablassen, um genug Raum zum Arbeiten zu haben. Mit kleinen Instrumenten löst er Schritt für Schritt das Hirn von der Schädelbasis, deckt es mit feiner, weicher Hirnwatte ab und drängt es mit Spateln zur Seite und von der Schä-

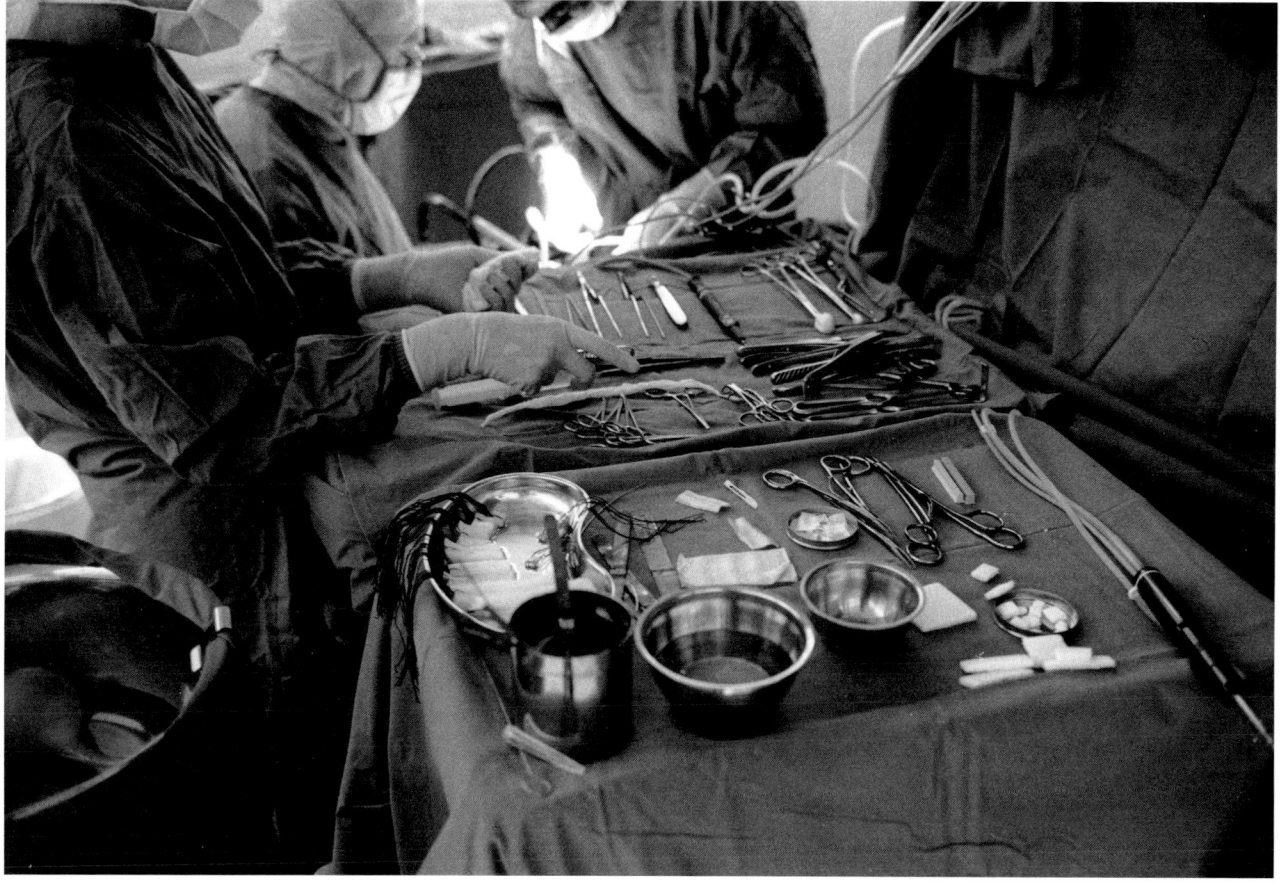

Der Instrumententisch der OP-Schwester mit Klemmen, Spateln, Pinzetten, Saugeransätzen, Wattetupfern, Zangen, Clips und Spülflüssigkeit.

delbasis weg, um sich Platz und freie Sicht auf das Operationsfeld zu verschaffen. Die Gefäßwandaussackung selbst wird zunächst sorgfältig von Verwachsungen freipräpariert. 'Das kann sehr schwierig sein,' erklärt Professor Müke. 'Wenn durch den Gefäßwandriß schon viel Blut nach außen getreten ist, ist das Blutgefäß oft mit dem Gehirn verklebt. Man muß diese Verklebungen dann sehr vorsichtig lösen, denn die Gefäßwände sind äußerst dünn und reißen schnell.' Das freipräparierte Aneurysma versucht der Operateur mit Metallklammern abzuklemmen.

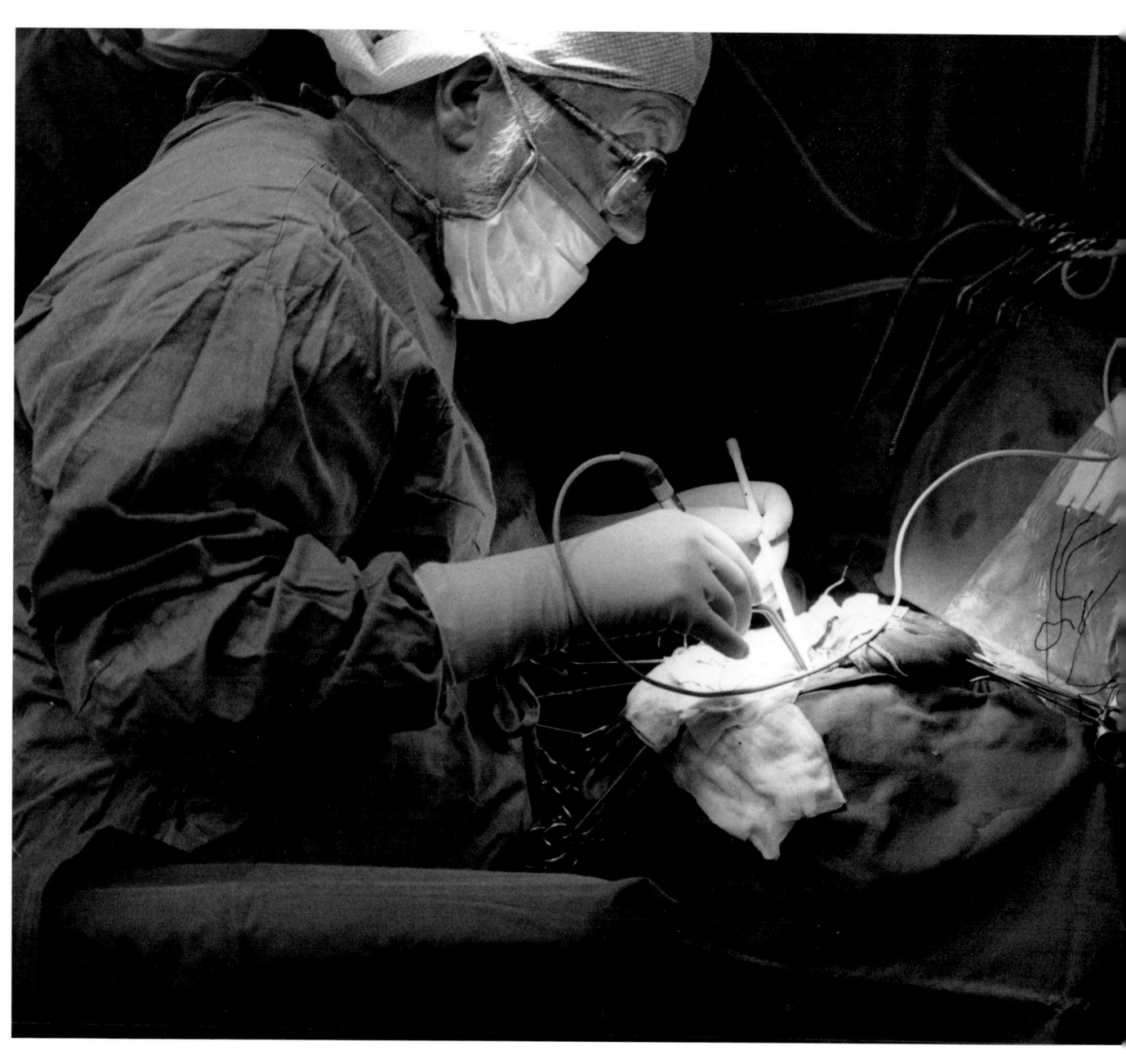

Blutungsbedingte Verwachsungen und Verklebungen erschweren den Zugang zum Aneurysma. Sie müssen durchtrennt werden. Kleine Gefäßblutungen, die während des Eingriffs entstehen, werden mit einer bipolaren Koagulationspinzette verschorft. Das freigelegte Hirn wird mit Wattestreifen abgedeckt.

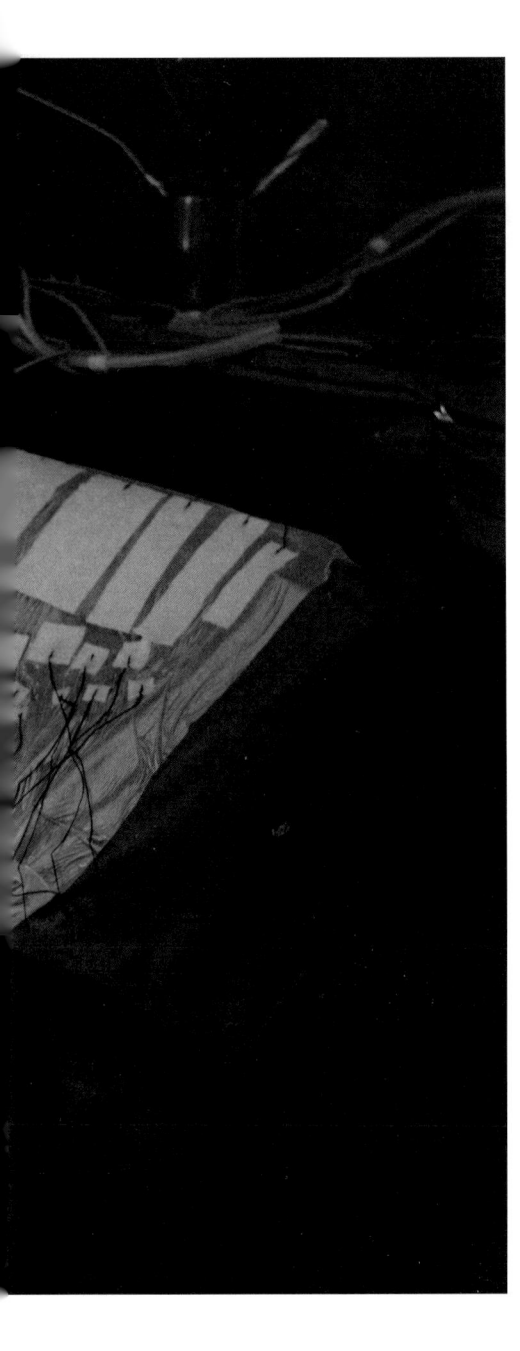

Das größte Risiko bei Aneurysma-Operationen ist für den Operateur Müke und seine Mitarbeiter die Lage und Form der Gefäßwandaussackung. 'Zum Glück gibt es nur wenige Aneurysmen, die wir nicht abclippen können. Doch manchmal liegt die Aussackung so unglücklich, daß man sie nicht vom Gefäß ablösen kann, ohne gleichzeitig das Gefäß selbst zu schädigen. Bei einigen Patienten besteht die Aussackung beispielsweise nur in einer einfachen Verdickung der Blutbahn und kann deshalb schlecht abgeklemmt werden, bei anderen liegt das Aneurysma an einer Stelle, von der Gefäßabzweigungen abgehen, die man nicht ausschalten kann, ohne Gehirnausfälle zu riskieren. Gefährlich wird's auch, wenn die dünne Wand des Aneurysmas noch während des Freipräparierens reißt. Unter Umständen ist man dann gezwungen, das Hauptgefäß mit auszuschalten, um die Blutung zu stillen.' Kurze Unterbindungen des Blutstroms sind manchmal möglich. Einige Gefäße können bis zu 20 Minuten abgeklemmt werden, andere höchstens drei. Die Neurochirurgen helfen sich deshalb mit einem Trick: 'Vor dem Abklemmen wird mit Medikamenten der Blutdruck der Patienten auf 40 bis 60 mm/Hg abgesenkt. Das Aneurysma ist dann wesentlich weniger prall und läßt sich besser handhaben.' Im günstigsten Fall sind die Aneurysmen kugelförmige Auswölbungen, über einen kleinen 'Hals' mit der Blutbahn verbunden. Mit einem speziell geformten Clip wird der 'Hals' umfaßt und zugeklemmt. Das schlimmste ist dann überstanden. Der Rest, Hirnhaut schließen, Schädelknochen einsetzen und Kopfhaut verschließen, ist Routine.

Mit einem Fußschalter setzt der Operateur die Elektrokoagulation zum Verschorfen der kleinen Gefäßblutungen in Gang. Er kann über zusätzliche Fußschalter verfügen, die eine sensible Steuerung erlauben: Damit kann er die Vergrößerung und Tiefeneinstellung des Mikroskops regeln und weitere Geräte bedienen. Die Hände bleiben frei für die unmittelbaren operativen Aufgaben.

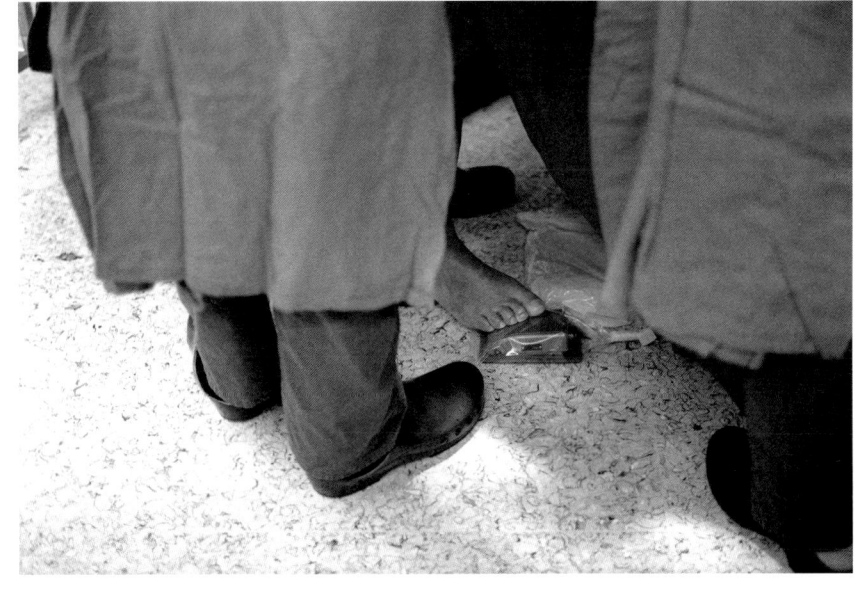

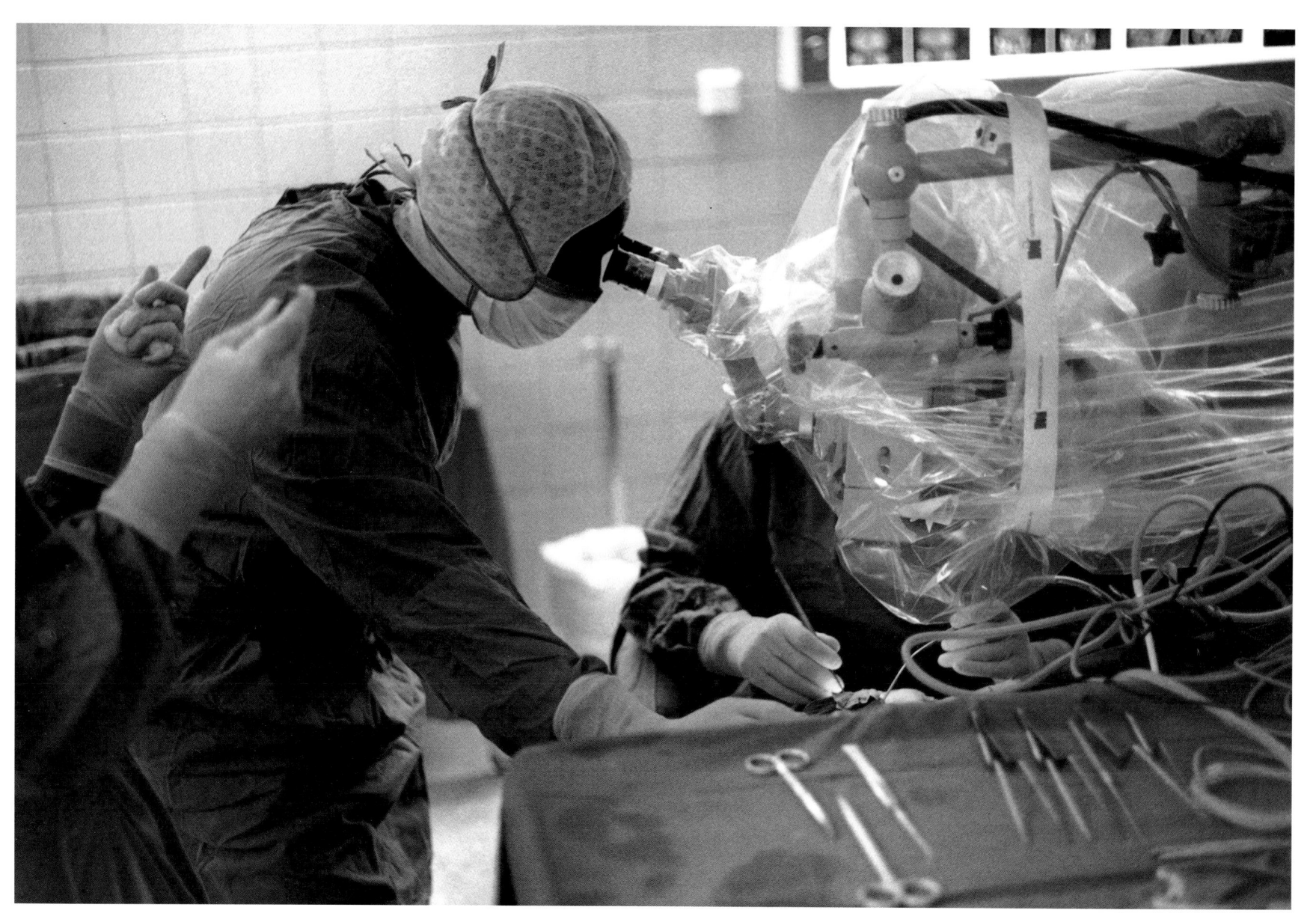

Bei optimal ausgeleuchtetem Operationsfeld folgt nun der schwierigste Teil der Operation unter dem Mikroskop, die mikroneurochirurgische Operationsphase: Der Operateur präpariert das Aneurysma frei, löst es von den umgebenden Strukturen und schaltet es durch Clippung des Aneurysmahalses aus der Blutzirkulation aus. Das Mikroskop mit stufenlos einstellbarer Vergrößerung ist in der Längs- und Querachse verstellbar. Es hängt an einem Hebelarm, der verschieden geknickt werden kann und an einem Stativ befestigt ist. Auf diese Weise läßt sich das Operationsfeld exakt einstellen. Der Assistent blickt durch einen Beobachtertubus. Die Schwester und der Narkosearzt können den Operationsvorgang über eine am Mikroskop angebrachte Videokamera verfolgen.

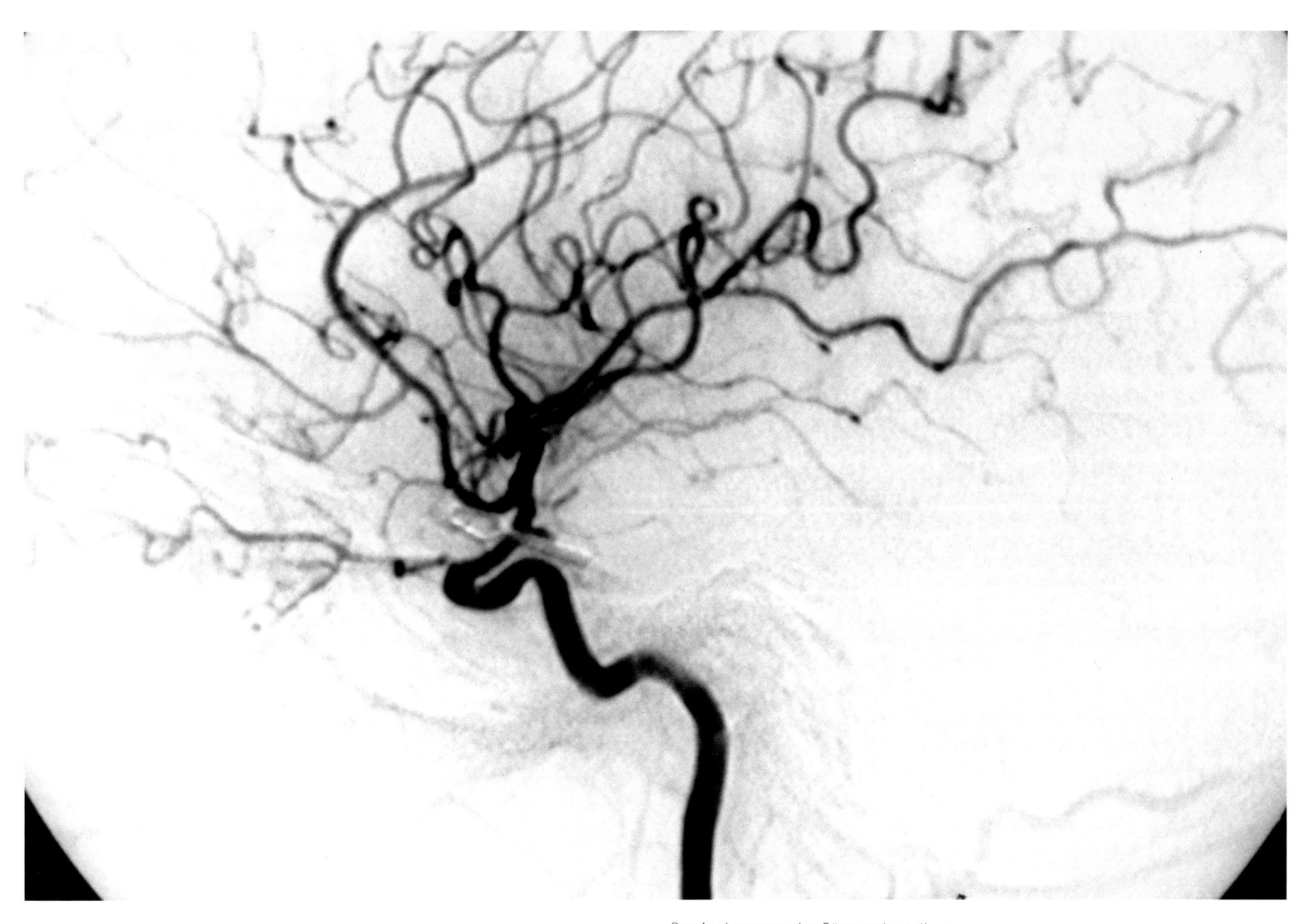

Das Angiogramm, eine Röntgendarstellung der Hirngefäße, belegt den Erfolg der Operation. Die Gefäßwandaussackung an der Hirnhauptschlagader ist nicht mehr erkennbar. Sie ist durch einen Clip verschlossen, der anstelle des ehemaligen Aneurysmas zu sehen ist.

Gehirnoperationen stellen an die Anästhesie und die Überwachung des Patienten ganz besondere Anforderungen. Da Atmung und Kreislauf in unmittelbarem Zusammenhang mit dem Gehirn stehen und der operativen Situation angepaßt werden müssen, sind enge Kommunikation und Teamarbeit zwischen Operateur und Anästhesist wichtige Voraussetzungen für ein gutes Gelingen der Operation.

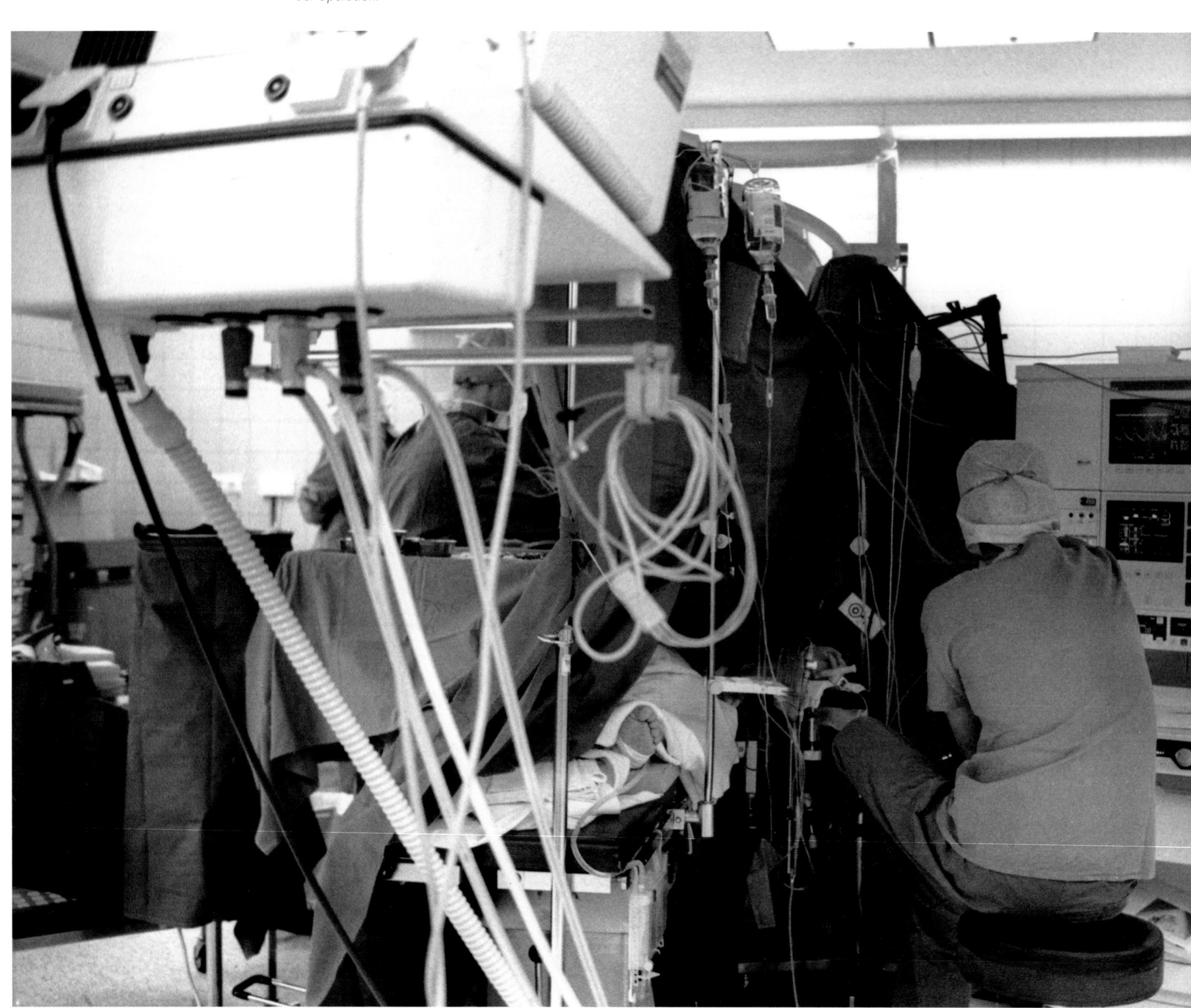

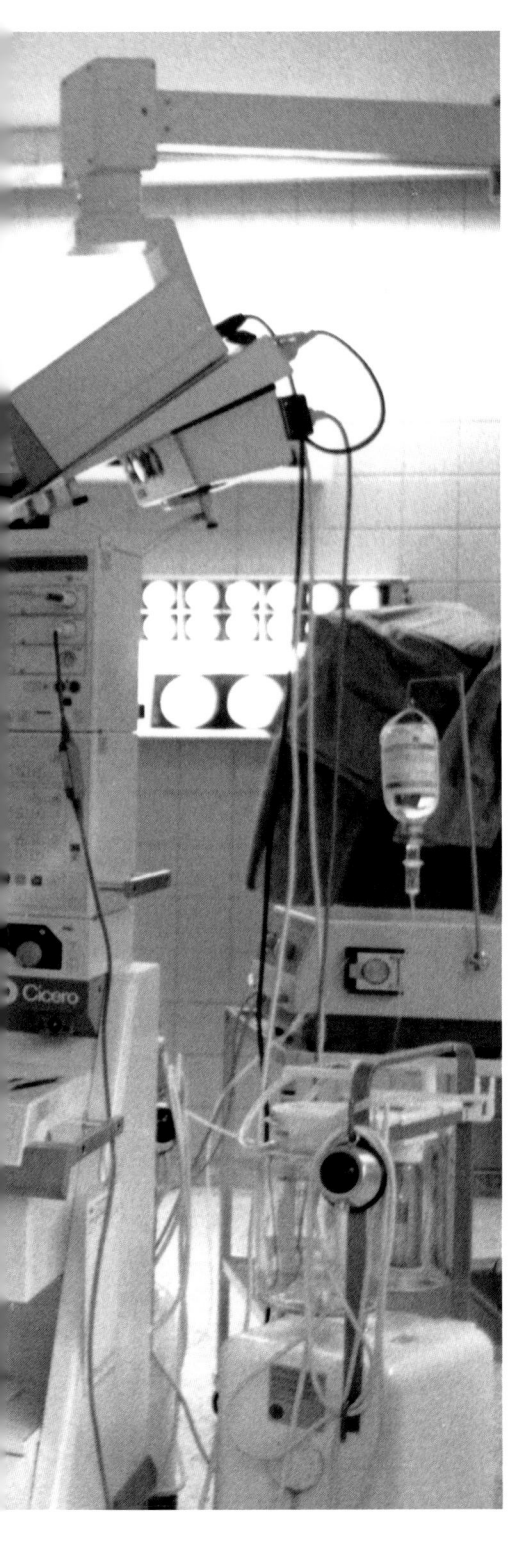

Drei bis vier Wochen nach der Operation verlassen die Patienten das Krankenhaus. Die meisten können nach einiger Zeit wieder ihren alten Berufen nachgehen und ihr gewohntes Leben fortführen. Das Risiko, daß sie durch geschädigte Hirnzellen eines Tages unerwartet einen Anfall bekommen, ist zwar nicht groß, es wird sie jedoch ihr Leben lang begleiten.

Einige Patienten können trotz erfolgreicher Operation nicht geheilt werden. Denn die Blutung im Gehirn hinterläßt oft schwere körperliche und psychische Ausfälle und Störungen. Oft verschwinden die Leiden nach einiger Zeit wieder, manchmal bleiben sie für immer. 'Vor allem schwere Blutungen tief liegender Arterien unterhalb des Zwischenhirns sind gefährlich', sagt Professor Müke. 'Das Blut zerstört Zellen des Zwischenhirns, das für psychische Belange außerordentlich wichtig ist. Die psychischen Schäden, die dadurch verursacht werden, sind oft irreparabel. Denn das Gehirn ist nicht rekonstruierbar.'

Um Gehirnschädigungen möglichst gering zu halten, bekommen Patienten mit Gehirnblutungen im Alfried Krupp Krankenhaus Kalziumantagonisten und Kortisonpräparate. Die Kalziumantagonisten verhindern, daß sich die Gefäße im Gehirn, in ihrem natürlichen Instinkt, die Blutung zu stillen, zusammenziehen und dadurch Durchblutungsstörungen bis hin zu Infarkten verursachen. Das Kortison hemmt Gehirnschwellungen.

Sofia Utecht kann sich nicht mehr erinnern, ob sie in den ersten fünf Tagen nach der Operation gegessen oder getrunken hat, ob sie wach war, ob sie reden konnte. Als zum ersten Mal der Verband vom Kopf genommen wird und den Blick auf die große Narbe freigibt, erschrickt sie. Immer noch fällt es ihr schwer zu sprechen. Viele Worte fallen ihr nur noch in Spanisch, ihrer Muttersprache, ein. Doch ihr Zustand bessert sich mit jedem Tag. Die Doppelbilder, die sie anfangs sieht, verschwinden mit der Zeit, die Reflexe werden normal. Vier Wochen nach der Operation wird sie von ihrer Familie nach Hause geholt. Geheilt.

Zurück in der neurochirurgischen Abteilung bleibt eine andere Patientin. Zellen ihres Gehirns sind entartet und haben eine bösartige Geschwulst gebildet. Sie wird operiert, doch der Eingriff kann nur noch helfen, Nervenausfälle zu verhindern, heilen kann er nicht mehr. Bösartige hirneigene Tumoren sind trotz aller Fortschritte der Neurochirurgie auch heute noch tödlich. 'Für den Arzt ist das dann eine schwierige Frage, wie er mit dem Patienten über seine Krankheit und Überlebenschancen spricht', sagt Professor Müke. Einerseits habe man juristisch gesehen eine Aufklärungspflicht, andererseits stehe das Wohl des Kranken im Vordergrund, und man dürfe ihm nicht alle Hoffnung nehmen. Der lange Umgang mit Todkranken hat dem Arzt gezeigt, daß es auch für eine nur noch kurze Lebensspanne ohne die Hoffnung nicht geht: 'Häufig verlangen die Menschen Aufklärung. Sie wollen die volle Wahrheit hören. Doch im gleichen Moment, wo sie erfahren, daß sie nicht mehr lange leben, beginnt die Mehrzahl von ihnen zu verdrängen. 'So schlimm muß es doch gar nicht sein', sagen sie sich im Stillen. Diese Patienten fragen danach nie wieder den Arzt. Sie umgehen das Thema Krankheit.' Der Arzt müsse auch das akzeptieren, er darf sich mit seinem Wissen nicht aufdrängen. Wenn ihn aber ein unheilbar Kranker frage, ob sein Leben nun begrenzt sei, sagt ihm das der Neurochirurg: 'Wir reden dann darüber, und ich sage ihm: 'Es wäre gut, wenn Sie Ihre Sachen in Ordnung bringen würden'. Aber ich sage ihm auch gleichzeitig: 'Wann es zu Ende ist, das kann ich Ihnen auch nicht sagen'.'

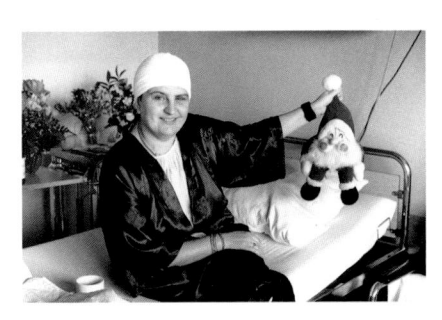

Berufe im Alfried Krupp Krankenhaus

Anästhesist und Anästhesistin
Apothekenhelferin
Apotheker und Apothekerin
Archivar und Archivarin
Arzt und Ärztin
Arzt und Ärztin für Strahlentherapie
Arzthelferin
Ärztliche Schreibkraft
Audiometristin
Augenarzt

Bauingenieur
Beiköchin
Betriebsärztin
Bibliotheksangestellte
Buchhalter und Buchhalterin
Bürobote und Bürobotin
Bürokaufmann und Bürokauffrau

Chirurg und Chirurgin

Datentypistin
Dekorateur
Desinfektor
Diätassistentin
Diplom-Betriebswirt und Diplom-Betriebswirtin
Diplom-Ingenieur (Architektur)
Diplom-Ingenieur (Elektrotechnik)

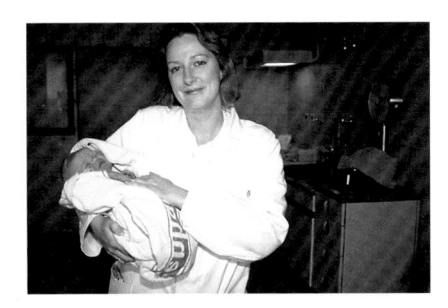

Diplom-Kaufmann und Diplom-Kauffrau

EEG-Assistentin
Einkaufssachbearbeiter
Elektriker
Elektrotechniker
Empfangsdame
Erzieherin

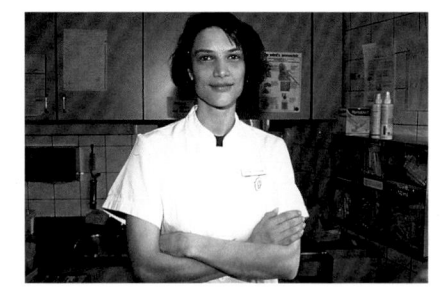

Fachkraft für Arbeitssicherheit
Fachkrankenschwester für Endoskopie
Fachkrankenschwester und Fachkrankenpfleger für Anästhesie und Intensivmedizin
Fachkrankenschwester und Fachkrankenpfleger für Operationsdienst
Feinmechaniker
Fernmelderevisor
Frauenarzt und Frauenärztin

Gärtner
Gastroenterologe und Gastroenterologin
Gehaltsbuchhalter und Gehaltsbuchhalterin

Hals-, Nasen-, Ohrenarzt
Hauswirtschafterin
Hauswirtschaftsleiterin
Hautarzt
Hebamme
Heizungsingenieur
Hygienefachkraft

Informatiker und Informatikerin
Internist und Internistin

Jurist

Kardiologe und Kardiologin
Kassiererin
Kinderarzt
Kinderkrankenschwester

Kinderpflegerin
Koch und Köchin
Krankengymnast und Krankengymnastin
Krankenhausseelsorger und Krankenhausseelsorgerin
Krankenpflegehelfer und Krankenpflegehelferin
Krankenpflegehilfeschüler und Krankenpflegehilfeschülerin
Krankenpfleger und Krankenschwester
Krankenpflegeschüler und Krankenpflegeschülerin
Küchenhilfe
Küchenleiter

Laboratoriumsärztin
Logopäde

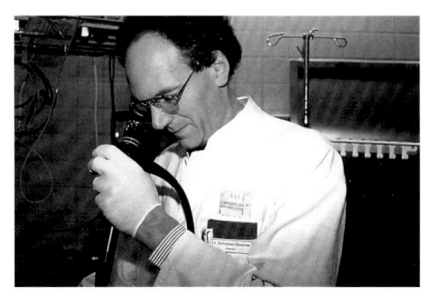

Maler
Masseur und Masseurin
Maurer
Medizinisch-technischer Laboratoriumsassistent und medizinisch-technische Laboratoriumsassistentin
Medizinisch-technischer Radiologieassistent und medizinisch-technische Radiologieassistentin
Medizinischer Bademeister und Medizinische Bademeisterin
Medizintechniker
Mitarbeiter und Mitarbeiterin im Etagendienst
Mitarbeiter und Mitarbeiterin im Zentrallager
Mitarbeiter und Mitarbeiterin in der Zentralsterilisation
Mitarbeiter und Mitarbeiterin in der Bettenzentrale
Mitarbeiterin in der Kommunikationszentrale
Mitarbeiterin in der Wäschezentrale

Nephrologe und Nephrologin
Neurochirurg und Neurochirurgin
Neurologe und Neurologin
Neuroradiologe
Nuklearmediziner

Oberin
Oberpfleger und Oberschwester
Orthopäde und Orthopädin

Personalsachbearbeiter und Personalsachbearbeiterin
Pförtner
Pharmazeutisch-technische Assistentin
Physiker und Physikerin
Psychologe

Radiologe und Radiologin
Raumpflegerin
Rechnungsprüfer
Röntgentechniker

Sanitärinstallateur
Schlosser
Schreiner
Schulassistentin
Sekretärin
Sektionsgehilfe
Sozialarbeiterin
Sportarzt und Sportärztin
Stationssekretärin
Systemadministrator
Systemanalytiker

Telefonist und Telefonistin

Unterrichtspfleger und Unterrichtsschwester
Urologe

Verwaltungsangestellter und Verwaltungsangestellte

Zahnarzt

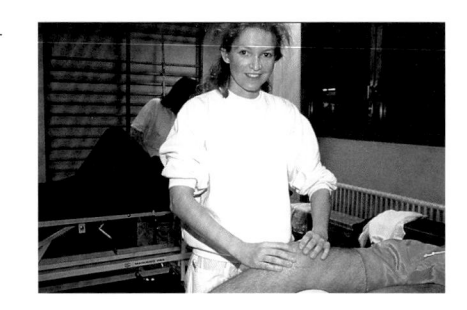

145

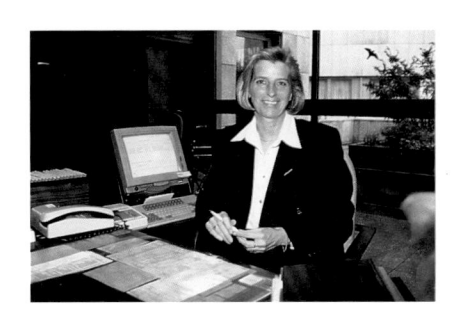

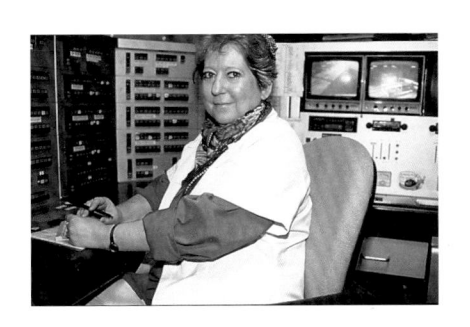

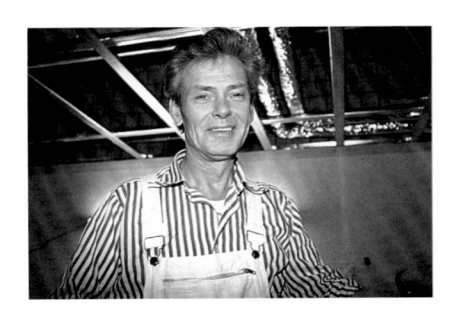

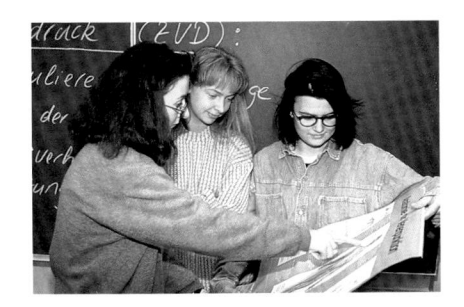

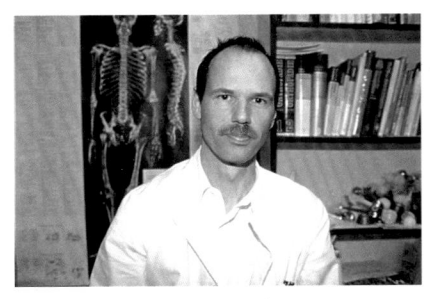

Menschen im Krankenhaus

Der Patient zwischen Technik und Zuwendung

Professionalität und Menschlichkeit

Krankenhäuser sind Dienstleistungsunternehmen. Nüchtern betrachtet ist das ihre Funktion. Der Dienst, den sie anbieten, läßt sich aber nicht allein funktional verstehen, denn es ist ein Dienst am Kranken. Dieser Dienst hat seinen besonderen Wert durch die menschlichen Ansprüche, die mit ihm verbunden sind. Der Kranke ist auf Hilfe, auf Verständnis und Zuwendung angewiesen. Wenn wir nur diese Ansprüche in den Blick nehmen, sind Krankenhäuser Institutionen der Menschlichkeit, Stiftungen des sozialen Gewissens von Menschen für Menschen. Das sind sie ihrer Idee nach. Die Frage ist, wie lebendig diese Idee in einem modernen Dienstleistungsunternehmen sein kann, das wirtschaftlich haushalten und medizinisch erfolgreich arbeiten soll. Krankenhäuser haben die schwierige Aufgabe, medizinisch und wirtschaftlich gut zu funktionieren und gleichzeitig dem Kranken menschliche Zuwendung zu schenken. Der Dienst am Kranken soll diese konträren Ziele gleichzeitig und jedes dieser Ziele optimal erfüllen.

Es ist eine überaus wichtige, aber auch schwierige Aufgabe, den Widerstreit zwischen diesen Zielen zu überwinden. Wenn dies gelingt, ist das Ergebnis ein Krankenhaus, das nicht nur Krankheiten und Fälle behandelt, sondern jeden Kranken ganzheitlich versteht. Es ist ein Krankenhaus, das alle vertretbaren Ansprüche der Patienten ernst nimmt, ihnen beste medizinische Versorgung anbietet und dabei ihre Gesamtbefindlichkeit im Auge hat. Hier erfüllen die Ärzte, das Pflegepersonal und die Verwaltung ihre Aufgaben so, daß sich Funktionalität und Menschlichkeit ergänzen. Sie werden den Bedürfnissen des Ganzen gerecht, den medizinischen, den menschlichen und den ökonomischen. Das berufliche Profil der Ärzte vereinigt diese Ansprüche. Es ist eine ärztliche Professionalität gefordert, die darin besteht, den Bedürfnissen des Ganzen gerecht zu werden.

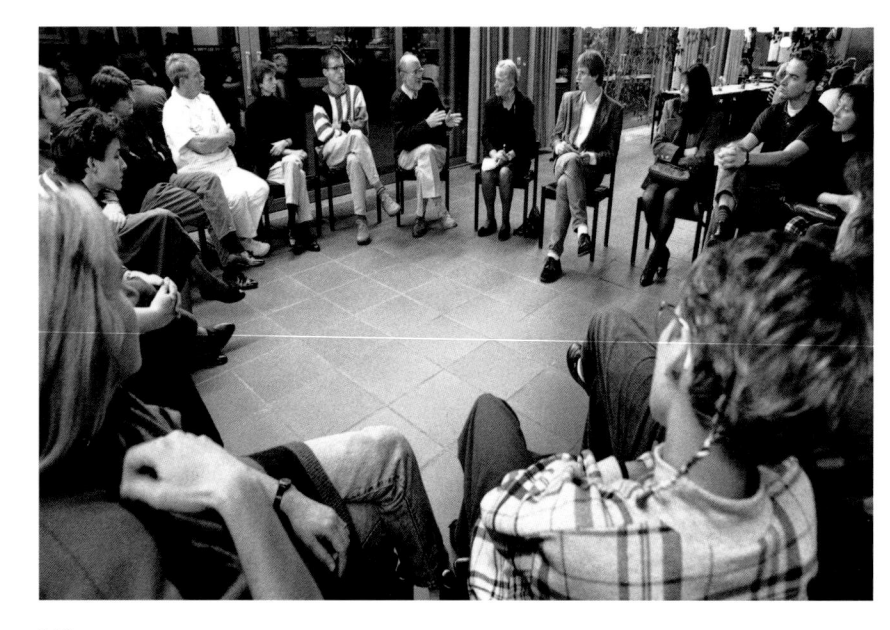

Die Sorge um das Wohl der Kranken hat drei sich ergänzende und unverzichtbare Grundlagen. Es sind die menschliche Zuwendung zum Kranken, medizinische Kunst und Technik und nicht zuletzt Wirtschaftlichkeit. Vereinigt und zum Erfolg geführt werden diese Grundlagen durch die Professionalität der Ärzte und Mitarbeiter, aber auch durch die Planung und Organisation des Krankenhauses insgesamt. Das Verhältnis dieser drei Grundlagen entscheidet über den Erfolg der medizinischen Hilfe für den Kranken und über deren menschlichen Wert. Die wärmste und tiefste Zuwendung kann mangelndes medizinisches Wissen nicht ersetzen. Das am weitesten fortgeschrittene medizinische Wissen und die technisch beste medizinische Versorgung machen umgekehrt die menschliche Sorge um den Kranken nicht überflüssig. Das Krankenhaus muß zugleich ein wirtschaftlich arbeitendes Dienstleistungsunternehmen sein.

Ökonomische Erfordernisse dürfen nicht gegen medizinische oder menschliche ausgespielt werden. Aber ein wirtschaftlich arbeitendes Krankenhaus kann Spielraum für eine bessere Krankenversorgung, für mehr menschliche Zuwendung zum Kranken schaffen.

Medizinischer Fortschritt und Zuwendung

Das Verhältnis zwischen menschlicher Zuwendung und medizinischer Hilfe und Versorgung ist mit den rapiden wissenschaftlichen Fortschritten der Medizin nicht einfacher geworden. Die großen Fortschritte des medizinischen Wissens, der Diagnostik und der medizinischen Technik in unserem Jahrhundert haben die Entwicklung des Krankenhauses bestimmt. Die wissenschaftlich-technologische Entwicklung nimmt nicht nur Einfluß auf die äußere, architektonische Gestalt, sondern auch auf den inneren Aufbau, die gesamte Organisation des Krankenhauses, auf seine Arbeitsstruktur und die Versorgung der Kranken.

Dies hat die Zuwendung zu den Kranken eher schwieriger als einfacher gemacht. Technisierte Abläufe verbessern die medizinische Versorgung, machen sie effektiver. Wenn ein Patient unter zeitlichem Druck aber eine Station nach der anderen durchläuft und immer neuen diagnostischen Techniken begegnet, bleibt wenig Zeit für menschliche Zuwendung. Dann wird die Sorge um sein Wohl in den Augen der Kranken anonym.

Der medizinische Fortschritt hat offensichtlich Vor- und Nachteile. Die Vorteile sind deutlich und überwältigend. Immer mehr Kranke können mit immer größeren Erfolgschancen klinisch versorgt werden. Immer mehr Krankheiten, die als unheilbar galten, werden geheilt. Viele Leiden, deren Heilung lebenslange Einschränkungen zur Folge hatten, können ganz überwunden werden, oder die Einschränkungen werden durch Rehabilitation erträglich. Die moderne Medizin hat viele menschliche Gebrechen und Leiden erträglicher gemacht. Die Endlichkeit des Menschen, seine Hilflosigkeit als Kranker und Leidender bleiben davon aber unberührt. Die moderne Medizin hat schließlich auch selbstkritisch erkannt, daß nicht alles, was medizinisch machbar ist, dem Wohl der Kranken dient.

Die Grenzen des Lebens, seiner Dauer und Intensität, wurden stetig erweitert. Die Menschen in den medizinisch gut versorgten Industrieländern werden immer älter. Die heutige 'Alterspyramide', die sogenannte Überalterung unserer Gesellschaft wäre ohne den hohen Standard unserer medizinischen Versorgung, vor allem in den Kliniken, nicht denkbar.

Neben den unabweisbaren Erfolgen erscheinen die Nachteile des medizinischen Fortschritts zunächst eher gering zu sein und von den Vorteilen vielfach aufgewogen zu werden. Ein Nachteil ist, daß die humane Sorge, die direkte Zuwendung zum einzelnen Kranken unter den optimierten medizinischen Abläufen leiden kann. Die Patienten fühlen sich einem unübersichtlich großen Apparat ausgeliefert. Sie sind oft verängstigt und reagieren mit dieser Empfindung, die in jeder fremden Umgebung zunächst normal ist, nicht nur auf ihre Begegnungen mit Ärzten, Pflegern und Krankenschwestern. Die ihnen undurchsichtige, unverständliche Medizin empfinden sie gerade wegen ihrer Unverständlichkeit und Undurchschaubarkeit als bedrohlich.

Dies ist eine wahrlich widersprüchliche Lage. Die Institutionen, deren Fürsorge ganz und gar dem Wohl der Kranken dient, verängstigen diese Kranken, wirken auf sie unheimlich, mitunter sogar bedrohlich. Wer würde einen Computertomographen zunächst nicht mit gemischten Gefühlen sehen. Wer denkt nicht bei einem solchen Gerät an gefährliche Strahlen. Der schlimmste Helfer der Phantasie ist die Hilflosigkeit.

Es ist aus der Distanz schwer zu begreifen, wie das, was der Rettung von Leben und dem Wohl von Kranken dient, als bedrohlich empfunden werden kann. Vielleicht sind solche Empfindungen Extreme,

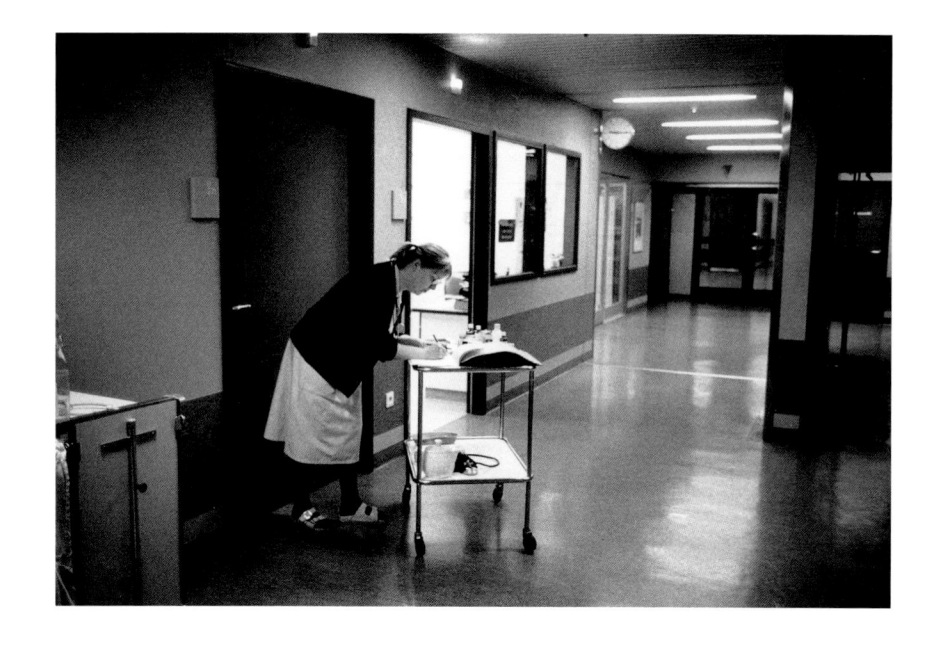

Irritationen von ohnehin von ihrer Krankheit und ihrer Hilflosigkeit irritierten Menschen. Sicherlich ist das Bedürfnis nach menschlicher Zuwendung gerade bei den besonders hilflosen Kranken, bei den Menschen, die von Schmerz und Leiden erdrückt werden, groß, vielleicht unstillbar groß.

Die Schwestern und Pfleger kennen diese Bedürfnisse aus nächster Nähe und aus der Kontinuität ihrer Begegnungen mit den Kranken. Sie begleiten die Kranken in den positiven und negativen Phasen ihrer Krankheit, teilen mit den Kranken ein beträchtliches Stück ihres Lebens- und Arbeitsraums. Sie gehen auf ihre individuellen Nöte und Bedürfnisse im Gespräch und durch tätige Hilfe ein. Daraus erwächst eine menschliche Bindung, die oftmals stärker sein kann als die Bindung zwischen Arzt und Patient. Das Pflegepersonal ist mit den Sorgen und Ansprüchen der Kranken, auch mit deren individuellem Schicksal, großen emotionalen Belastungen ausgesetzt. Der so entstehende Druck wird gewöhnlich unterschätzt. Erfahrung, Mut und Einsatzbereitschaft sind nötig, um diesen Druck im pflegerischen Alltag zu bewältigen. Häufig empfängt die Schwester als erste die Signale, die die Kranken über ihren veränderten Zustand aussenden. Die Ärzte sind in ihrem eigenen Handeln auf diese Wahrnehmungen angewiesen.

Angst, Aufklärung und Hoffnung

Krankheiten sind zunächst immer von Angst begleitet, vor allem wenn ihre Ursachen, ihr Charakter, ihre Schwere, ihre Wirkung und Dauer unbekannt sind. Meist vergeht eine bestimmte Zeit, bis sie aufgeklärt werden können. Die Angst kann nicht immer beseitigt werden. Wenn ich schwer erkrankt oder gar unheilbar krank bin, begleitet mich die Angst ständig. Bis in unser Jahrhundert war das Verhältnis zwischen Krankheit und Angst beinahe schicksalhaft und unausweichlich. Die moderne Medizin hat viele Krankheiten heilbar, zumindest in ihrem Verlauf beherrschbar gemacht, hat das Leiden der Kranken erträglicher gemacht. Sie hat den Bannkreis von Aberglauben, Unwissenheit und Angst durch Aufklärung gebrochen.

Die moderne Medizin wurde zu einer der wichtigsten Instanzen der Aufklärung. Die aufklärerische Leistung der Medizin seit dem 19. Jahrhundert ist durchaus mit der politischen Aufklärung seit dem 18. Jahrhundert vergleichbar, dieser sogar ebenbürtig. In beiden Fällen ging es um die Befreiung der Menschen von Unwissenheit und Angst, von Aberglaube und Unmenschlichkeit. Die medizinische Aufklärung hatte einen nachhaltigen und dauerhaften Erfolg für den einzelnen Menschen und geht weiter. Sie muß weitergehen, weil die Gesundheit der Menschen von immer neuen, immer massiveren Gefahren bedroht ist.

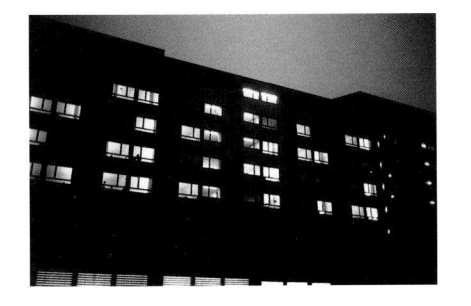

In jüngster Zeit führt uns AIDS diese Gefahren vor Augen. Wir benötigen gerade bei Krankheiten, die wie AIDS das soziale Leben der Patienten und ihrer Umwelt verändern, mehr denn je medizinische Aufklärung. Die Ursachen, die Symptome und Folgen solcher Erkrankungen müssen bekannt werden, um eine Tabuisierung der Krankheit und eine Isolierung der Kranken zu verhindern.

Aufklärung ist aber nicht nur bei schweren Krankheiten notwendig. Sie tut bei jeder Erkrankung not. Aufklärung hat allgemein nicht nur eine gesellschaftliche, sondern auch eine individuelle Seite. Gerade die individuelle Seite ist bedeutsam für die Arbeit in den Krankenhäusern. Vor allem, was wir als einzelne nicht durchschauen und verstehen, haben wir Angst. Durch Wissen und Information kann diese Angst, wenn nicht beseitigt, so doch beherrscht werden.

Nach diesem Rezept sprechen Ärzte mit ihren Patienten, informieren sie, erklären ihnen, wie es mit ihnen steht, sprechen ihnen Mut zu, geben ihnen Hoffnung oder spenden Trost. Diese Zuwendung und Sorge kann den Patienten die Angst vor dem klinischen Betrieb und der medizinischen Technologie nehmen.

Die medizinische Aufklärung hat also zwei Seiten. Sie befreit von zweierlei Ängsten, von der Angst, von Krankheiten beherrscht zu werden, und von der Angst, im klinischen Betrieb als Objekt der medizinischen Technologie ein anonymer Fall zu werden. Die zweite Angst hat, historisch betrachtet, die erste beerbt, ohne sie allerdings gänzlich abzulösen. Beide Ängste existieren nebeneinander, und beide wirken inhuman. Beide fordern die Medizin heraus und stellen sie auf die Probe.

Ängste sind schwer faßbar oder beherrschbar. Sie haben nicht selten kleine Ursachen, aber große Wirkungen auf das soziale und individuelle Leben. Wenn Angst nicht beherrschbar ist, vernebelt sie die Sinne und schränkt die Wahrnehmungs- und Urteilsfähigkeit ein. Unser Leben wird ständig von mehr oder weniger Angst begleitet. Sie ist Teil der menschlichen Befindlichkeit. Nicht immer bedroht sie uns. Wir können lernen, mit der Angst zu leben. Medizinische Aufklärung kann vom irrationalen Einfluß menschlicher Ängste befreien und Kranken helfen, ihre seelischen Kräfte zu sammeln und zur Heilung einzusetzen.

Den einzelnen Patienten befreit die Aufklärung über seine Krankheit nur von Angst, wenn sie ihm gleichzeitig Hoffnung gibt. Aufklärung, die keine Hoffnung gibt, verstärkt nur die Angst. Ärzte können aber nur Hoffnung geben, wenn nachvollziehbare und nicht nur abstrakte Gründe dazu Anlaß geben und wenn die Patienten diese Gründe akzeptieren. Für die Patienten, die Aussichten auf Genesung haben, sind solche Gründe einfach anzugeben. Für diejenigen, die diese Aussichten nicht mehr haben, kann es gleichwohl Hoffnung geben. Ein wirklicher und zuverlässiger Grund dafür ist etwa die Gewißheit, bei einer dauernden Behinderung, bei einer bleibenden gesundheitlichen Beeinträchtigung oder auf dem Weg zum Sterben nicht allein gelassen zu werden. Ein weiterer Grund ist das Vertrauen, daß starke Schmerzen und Leiden so weit wie möglich gelindert werden. Solches Vertrauen und solche Gewißheit können die Ärztinnen und Ärzte den Schwerkranken nur im Rahmen einer behutsamen, aber wahrhaften Aufklärung geben. Aufklärung mit Hoffnung gelingt bei Schwerkranken oder bei Menschen mit bleibenden Behinderungen nur, wenn sie durch die Gespräche mit den Ärzten den Mut finden, ihr Leiden anzunehmen.

Dies setzt voraus, daß die Menschen eine doppelte, tief im Alltag verankerte Gedankenlosigkeit an der Wurzel packen und selbstkritisch angehen. Es ist die gedankenlose Gewißheit, daß sie letztlich einen Anspruch auf Gesundheit haben und daß das Krankenhaus eine Art Reparaturbetrieb ist, der jede Krankheit wie einen Defekt beseitigen kann. Die Gesundheit wäre dann die Ware, die das Krankenhaus anbietet. Beide Gedankenlosigkeiten sind durch Anspruchsdenken und die Mentalität der

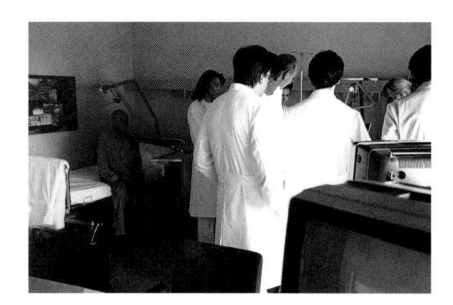

Machbarkeit miteinander verquickt. Das Anspruchsdenken macht die individuellen Bedürfnisse zu einem absoluten Maßstab. Die Mentalität der Machbarkeit macht blind gegenüber den natürlichen und sozialen Grenzen der individuellen Ansprüche. Dieser Individualismus, der die Bedürfnisse des anderen oder der Gesellschaft weitgehend den eigenen unterordnet oder ignoriert, macht es Kranken schwer zu verstehen, daß Gesundheit eine Gunst, ein Geschenk ist, auf das es ebensowenig einen Anspruch gibt wie auf Glück oder Reichtum. Kranke werden ihr Schicksal besser in die eigenen Hände nehmen können, wenn sie sowohl den Willen haben, wieder gesund zu werden, als auch die Kraft, ihre Krankheit zu ertragen und anzunehmen, ohne verzweifelt zu resignieren.

Krankenhaus und Gesellschaft

Ein gedankenloser Individualismus ist es auch, der die menschliche Gesellschaft immer weniger tolerant, duldsam und hilfsbereit gegenüber Kranken macht. Es liegt nicht am bösen Willen von einzelnen Menschen oder von Gruppen, sondern am allgemein akzeptierten, genau besehen aber überzogenen, individualistischen, ja egoistischen Anspruchsdenken. Dieser Individualismus kommt aber nicht von ungefähr. Er entspricht nicht nur den egoistischen Neigungen des einzelnen, sondern hat auch soziale Ursachen.

Immer mehr Menschen leben in immer enger werdenden Städten. Der Abstand zum Nächsten wird kleiner, damit auch der Spielraum der Bewegung. Wir stoßen immer häufiger beim Nachbarn an und belästigen uns wechselseitig. Wir produzieren störenden Lärm und Müll aller Art. Das soziale Leben leidet unter kraftzehrenden Reibungen und Konflikten, die in enger gewordenen Lebensräumen unausbleiblich sind.

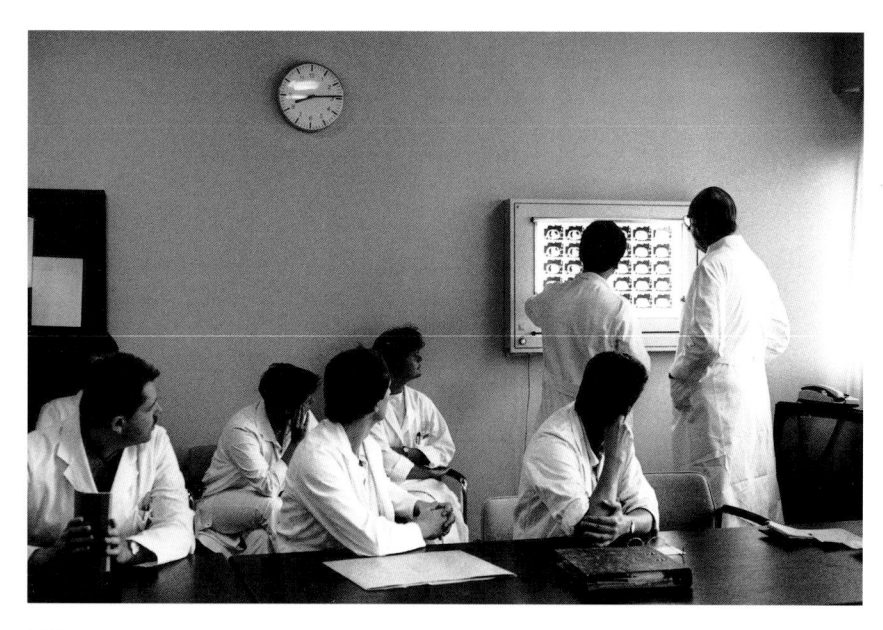

Diese zunehmende Verengung des Lebensraums wird begleitet von steigendem Leistungsdruck. Unsere hochentwickelte Industriegesellschaft fordert vom einzelnen immer mehr Selbstbehauptung. Wer sich im gesellschaftlichen Ganzen nicht durch Leistung behaupten kann, ist gefährdet. Er kann seine Arbeit, sein Ansehen, die Anerkennung durch andere verlieren, also all das, was wir brauchen, um uns selbst anzuerkennen. Wenn wir aber uns selbst nicht anerkennen können, ist unser soziales Leben in Gefahr.

Um dies zu verhindern, müssen wir uns immer mehr anstrengen, dürfen um Gottes willen nicht ernsthaft krank werden. Unsere Lebensansprüche sind immer höher geworden, deswegen müssen Arbeitsleistung und Einkommen steigen. Muße und Erholung von der sozialen und beruflichen Selbstbehauptung werden teurer, schrumpfen zeitlich auf den Jahresurlaub. Die Zahl der Arbeitstage, die krankheitsbedingt ausfallen, nimmt trotzdem zu, vielleicht auch deswegen, weil es keine Entspannung in der Arbeit selbst gibt, weil nachlassende oder unstete Leistung immer weniger toleriert werden kann.

Wir leben immer mehr in einer Gesellschaft der gesunden Individualisten. Nicht daß es immer mehr Gesunde gäbe, im Gegenteil. Es ist nur so, daß durch die Dynamik unserer Gesellschaft die Schwachen und Kranken leichter erkennbar werden. Im Bild der Gesellschaft in den Medien, in Wirtschaft und Politik ist die Welt der Kranken dagegen kaum sichtbar. Wo die Welt der Rollstuhlfahrer und Behinderten sichtbar wird, ist sie geschönt und dient als Alibi für das alltägliche Desinteresse. Öffentlich sichtbar in den Medien ist primär die Welt der Gesunden. Wenn wir an unsere Gesellschaft denken, denken wir an eine Gesellschaft der Gesunden, der gesunden Individualisten.

Die Rechnung, nach der die Kranken an den Rand der Gesellschaft geraten, ist einfach. Wenn der Wert der Arbeitsleistung steigt, wird der Verlust derselben Leistung entsprechend teurer. Der Kranke, aber auch der altersbedingt Schwächere, kann von den Gesunden im Arbeitsalltag nicht mehr mitgetragen werden. Krankheit als Ausweg, als Ausstieg aus der Überlast der Selbstbehauptung gab es immer. Sie konnte von der Familie oder dem sozialen Umfeld aufgefangen und so von der Gesellschaft insgesamt toleriert werden. Dies ist heute aus vielerlei Gründen nicht mehr möglich. Aus ähnlichen Gründen wird auch der Tod zu Hause seltener. Immer mehr Menschen sterben altersbedingt in Krankenhäusern. Das Krankenhaus übernimmt oft eine Betreuung, die die Familie nicht mehr aufbringt.

In einer Gesellschaft der Gesunden und der Individualisten wird der Bedarf an Krankenhausleistungen immer größer. Tatsächlich nahm aber die Zahl der Betten in der Bundesrepublik zwischen 1960 und 1989 nur von 400 000 auf 452 000 zu. In den dreißig Jahren nach 1960 wurden 921 Akutkrankenhäuser geschlossen, zwischen 1975 und 1990 allein 525. Die Zahl der stationären Patienten in Krankenhäusern hat sich aber in diesen dreißig Jahren mehr als verdoppelt; sie betrug 1990 in der gesamten Bundesrepublik 13,776 Millionen, 1960 dagegen 6,6 Millionen. Gleichzeitig stiegen die Ansprüche an die Krankenhäuser, an die Ärzte, das Pflegepersonal und die innere Organisation quantitativ und qualitativ. Die Bereitschaft, diese Ansprüche zu erfüllen, konnte damit nicht Schritt halten.

Krankenhäuser und nicht nur sie, sondern die Medizin insgesamt, werden von einem qualitativ neuen Anspruch belastet. Sie sollen den Mangel an gegenseitiger menschlicher Zuwendung in der Gesellschaft auffangen und kompensieren. Vielleicht ist dies einer der Gründe dafür, daß die Krankheitsbilder und die Krankheitsursachen immer komplexer werden. Krankenhäuser sind nicht mehr nur für isolierte Krankheiten zuständig. Die Tatsache, daß Krankheiten organische, seelische und soziale Aspekte haben, zwingt sie zur ganzheitlichen Behandlung ihrer Patienten. Für die seelischen und sozialen Aspekte sind Krankenhäuser aber wenig oder gar nicht gerüstet. Dennoch erreichen die seelischen und sozialen Nöte der Kranken die Krankenhäuser gebündelt mit deren organischen Leiden. Die Krankenhäuser sind als Anlaufstationen solcher gebündelter Leiden in ihrer heutigen Struktur oft noch überfordert. Da sich die Krankheitsbilder in unserer Gesellschaft verändert haben, muß sich notgedrungen auch die Struktur der Krankenhäuser ändern. Davor wird sich aber die Einstellung zu den vielfältigen psychischen und sozialen Ursachen bestimmter Krankheiten ändern müssen, hin zu einem ganzheitlichen Verständnis. Die Zusammenhänge zwischen den psychischen, sozialen und physischen Ursachen müssen aufgeklärt werden.

Versuche, dies zu tun, gibt es in Gesprächskreisen, in denen sich Ärzte, Schwestern, Pfleger und Mitarbeiter der Verwaltung um Antworten auf die Frage bemühen, wie sich das Krankenhaus unter den veränderten sozialen Bedingungen selbst ändern kann. In solchen Gesprächskreisen geht es auch darum, die Ansprüche der Medizin mit denen der Menschlichkeit und der Wirtschaftlichkeit zu verbinden. Es geht um praktische Lösungen für konkrete Versorgungs- und Betreuungsprobleme. Gesprächskreise reichen aber nicht aus, die Struktur des Krankenhauses zu verändern.

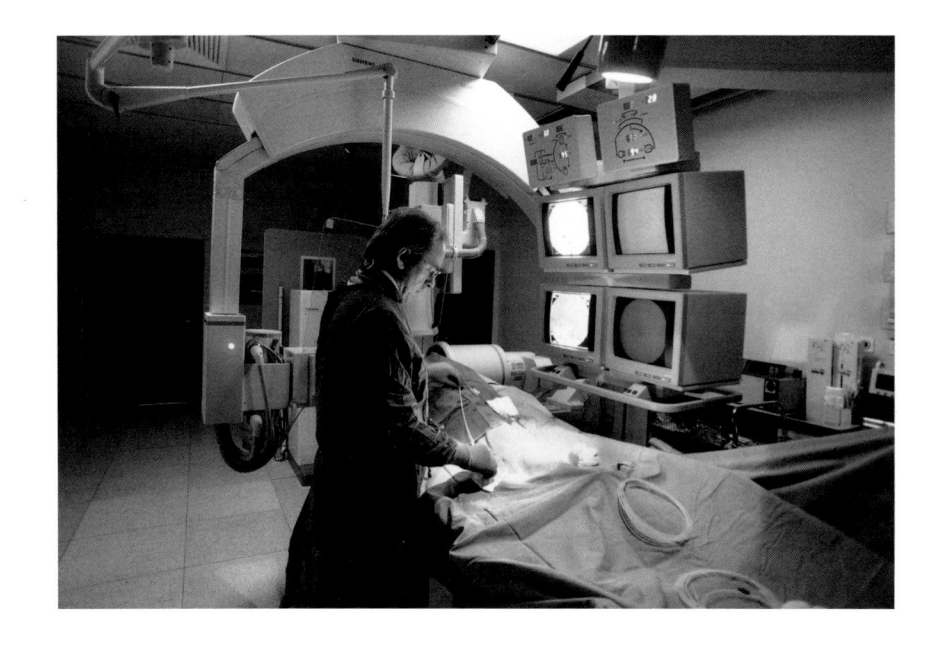

Entlastungen werden etwa in den unterschiedlichen Bereichen chronischer Erkrankungen durch die Bildung von Selbsthilfegruppen gesucht. Es gibt bereits die OMEGA-Gruppen, die Sterbende ambulant oder stationär betreuen. Es gibt die Hilfe von Alten für Alte in Siedlungen und die ambulante Krankenhauspflege über Sozialstationen. Es gibt die Grünen Damen und nicht zuletzt die Zivildienstleistenden. Sie alle leisten die Hilfe, die anders kaum möglich wäre, ohne die das Leben vieler Kranker, Behinderter und Gebrechlicher aber nicht menschenwürdig wäre. Der Grundsatz, daß die ambulanten vor den stationären Möglichkeiten genutzt werden sollen, wird immer konsequenter befolgt. Es gibt, wie die Beispiele zeigen, Modelle einer sinnvollen, das Krankenhaus entlastenden Verzahnung von ambulantem und stationärem Bereich. Diese Modelle entbinden aber nicht von der Suche nach neuen Strukturen innerhalb des Krankenhauses.

Aufgabe der Krankenhäuser ist es, immer mehr den sozialen Veränderungen in unserer Gesellschaft gerecht zu werden. Sie werden sich bemühen müssen, daß sich die immer weiter öffnende Schere zwischen der medizinischen Versorgung, den Ansprüchen der menschlichen Zuwendung und der Wirtschaftlichkeit wieder schließt. Wenn sich diese Schere nicht schließen läßt, kann sich der Status der Krankenhäuser als soziale Einrichtungen weiter verändern. Es wird dann denkbar, daß sich die zentrifugale Bewegung, die die Kranken langsam aus ihrem eigentlichen sozialen Umfeld hinausführt, auf die Krankenhäuser überträgt. Die individualistisch orientierte Gesellschaft geht dann zu den Krankenhäusern ähnlich auf Distanz wie zu den Kranken. Krankenhäuser würden von der Gesellschaft damit ebenso ausgegrenzt, allein gelassen oder ignoriert wie die Kranken. Krankenhäuser würden so zu Anstalten, die die Gesellschaft von ihren Kranken entsorgen. Diese Gefahr gibt es. Sie zeigt sich in Symptomen wie dem Stil, den Argumenten und dem Ton der öffentlichen Auseinandersetzungen um die Kosten des Gesundheitswesens. Es ist entscheidend, daß die Krankenhäuser nicht dem Anpassungsdruck einer individualistischen Gesellschaft erliegen, sonst finden sie sich 'außerhalb der Stadtmauern', im ungeschützten Raum wieder.

Krankenhäuser haben es immer schwerer, mit ihren Problemen und Aufgaben im öffentlichen Bewußtsein lebendig zu bleiben. Die einzelnen Menschen erhoffen von einem Aufenthalt im Krankenhaus nach wie vor Heilung oder eine Linderung ihrer Leiden. Sie hoffen auf völlige oder partielle Befreiung von ihrer Krankheit, und sie dürfen darauf mehr denn je hoffen. Die Gesellschaft scheint Krankenhäuser dagegen zunehmend als kostspielige, überteuerte Orte der unnötig langen Versorgung von Kranken zu verstehen.

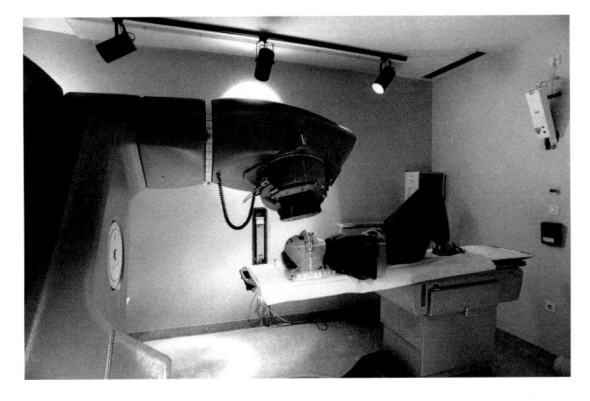

Die Kosten des Gesundheitswesens sind ein ernstes sozialpolitisches Problem, zu dessen Lösung die Krankenhäuser ihren Beitrag leisten müssen. Es ist aber, wie ein Blick auf die Zahlen zeigt, unsinnig, dieses Problem pauschal den Krankenhäusern anzulasten. Tatsächlich stieg nämlich die Zahl der Pflegetage in der Bundesrepublik von 137 Millionen im Jahre 1960 lediglich auf 143 Millionen im Jahre 1987, und dies trotz der gleichzeitigen Verdoppelung der Zahl der Patienten. Die Verweildauer in den Krankenhäusern sank von 1960 (21,6 Tage) bis 1990 (12,4 Tage) um etwa 43 %. Diese Daten legen nahe, daß die Behandlung des Kostenproblems nicht einseitig zu Lasten der Krankenhäuser diskutiert werden darf.

Die Behandlung dieses Problems darf aber vor allem nicht dazu führen, daß die menschlichen und medizinischen Ansprüche, denen die Krankenhäuser verpflichtet sind, zugunsten des Gebots der Wirtschaftlichkeit in Vergessenheit geraten. Debatten über die Wirtschaftlichkeit stehen in der Gefahr, die quantitativ nicht meßbaren Leistungen des Krankenhauses gerade deshalb nicht ernst zu nehmen, weil sie nicht meßbar sind. Ökonomiedebatten können den Werten des Engagements und der medizinischen und moralischen Kompetenz der Ärzte und des Pflegepersonals nicht gerecht werden. Die Größe der Kosten erdrückt jede qualitative Wertung. Dabei muß die Wirtschaftlichkeit gar nicht im Gegensatz zu Zuwendung und hohem medizinischen Standard stehen. Wirtschaftlichkeit kann im Gegenteil eben den Spielraum eröffnen, der für strukturelle Neuerungen in Krankenhäusern benötigt wird. Sparsames, vernünftiges Haushalten kann der Professionalität der Ärzte und des Pflegepersonals förderlich sein.

Aus gesellschaftlicher Sicht scheint die Leistung von Krankenhäusern und der menschliche Wert der ärztlichen Arbeit selbstverständlich zu sein. Die gesellschaftliche Anerkennung und Wertschätzung dessen, was in Krankenhäusern für immer mehr Menschen getan wird, ist gleichzeitig immer weniger selbstverständlich.

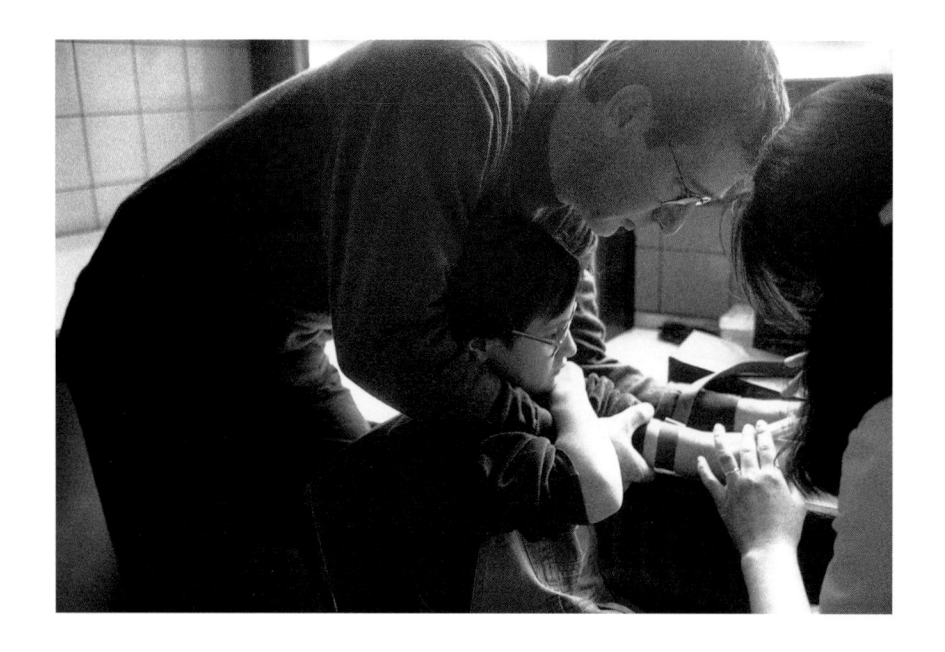

Der Druck knapper öffentlicher Mittel mag für dieses Mißverhältnis mitverantwortlich sein. Befriedigend ist diese Erklärung aber nicht. Sie schafft nämlich das Problem nicht aus der Welt, daß das Engagement und die Leistung von Ärzten und Krankenschwestern nur noch bei den Kranken ungeteilt Anerkennung findet. Die Arbeit für das Leben und die Gesundheit vieler Menschen in Kliniken wird in unserer Gesellschaft eher nach ihren Kosten als nach ihrem humanen Wert beurteilt. Dies ist dann widersinnig, wenn Ärzte gleichzeitig öffentlich an ihre standesethischen Pflichten erinnert werden, als hätten sie selbst den menschlichen Wert ihrer Arbeit vergessen.

Die sozialen und politischen Entwicklungen, die die Arbeit der Krankenhäuser erschweren, vergrößern die Arbeitslast der Ärzte und des Pflegepersonals nicht nur quantitativ. Sie belasten auch deren Ethos und Selbstverständnis. Immer häufiger sehen sich Ärztinnen und Ärzte mit Problemen konfrontiert, die die Grenzen des moralisch und rechtlich Verantwortbaren berühren. Nicht von ungefähr konzentriert sich seit einiger Zeit die medizinische Ethik auf die Rolle, die Aufgaben und Probleme des ärztlichen Handelns.

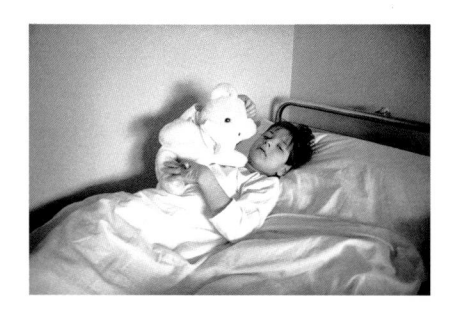

Fragen der medizinischen Ethik

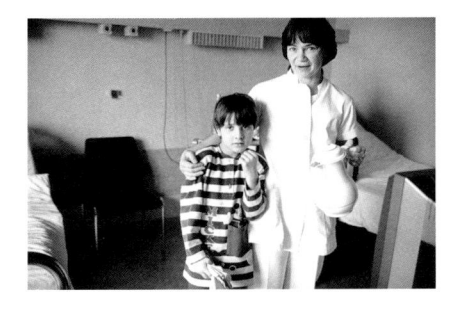

Im Mittelpunkt der ethischen Untersuchungen stehen das Verhältnis zu den Patienten und die vielfältigen und vielschichtigen Entscheidungen über Leben und Tod, vor die sich Ärztinnen und Ärzte gestellt sehen. Das traditionelle Selbstverständnis des ärztlichen Berufs und sein Standesethos reichen offensichtlich zur Lösung dieser ethischen Probleme nicht aus. Vielerorts haben sich in Krankenhäusern Ethik-Kommissionen gebildet, die nach verantwortbaren Lösungen für schwierige Probleme suchen.

Ärztliche Maximen

Das ärztliche Ethos wird von Maximen skizziert, die seit der Antike gelten. Es sind Regeln, denen sich Ärzte verpflichtet fühlen. Der hippokratische Eid aus dem 4. Jh. v. Chr., das Genfer Ärztegelöbnis von 1948 oder die Verpflichtungsformel des 82. Deutschen Ärztetages (1979) enthalten solche Regeln.[1] Einige dieser Regeln - wie das Abtreibungsverbot - werden nicht von allen Ärzten anerkannt. Manche - wie das Leben dem Dienst der Menschheit zu weihen oder die Ehrverpflichtung gegenüber den Lehrern - klingen heute allzu pathetisch und müßten neu formuliert werden.

Andere Regeln gelten dagegen unverändert. Zu diesen letzteren zählen die Maximen 'vor allem nicht schaden' (primum nil nocere) und 'vor allem nützen' (primum utilis esse). Diese Maximen gelten unserem intuitiven Urteil entsprechend selbstverständlich, sind aber keineswegs leicht zu befolgen. Jeder operative Eingriff etwa muß einen begrenzten Schaden in Kauf nehmen, und der Nutzen einer Therapie oder eines Eingriffs läßt sich nie mit Gewißheit vorhersagen.

Andere Maximen wie 'das Wohl des Kranken ist oberstes Gebot' (salus aegroti suprema lex) und 'der Wille des Kranken ist oberstes Gebot' (voluntas aegroti suprema lex) sind selten einfach und konfliktfrei miteinander zu verbinden. Würde der Wille des Kranken bedingungslos Vorrang genießen, könnte eine Ärztin oder ein Arzt nicht in jedem Fall eine Entscheidung zu dessen Wohl treffen. Weil der Wille des Kranken, seine Reichweite und seine Grenze, in der öffentlichen Diskussion und in der Rechtsprechung immer wieder Thema ist, verdient er besondere Aufmerksamkeit.

Der Wille und das Wohl des Kranken

Niemand weiß mit Gewißheit, was dem Wohl eines Kranken am besten dient, am wenigsten der Kranke selbst. Der Arzt weiß aus Erfahrung und dem Standard des medizinischen Wissens nach, was für einen Patienten das Beste ist. Für ihn ist das Wohl des Kranken eine Verpflichtung, schließlich ist er dafür verantwortlich. Der Arzt ist aber gleichzeitig auch dem Willen des Kranken verpflichtet. Denn dessen Wille ist rechtlich, sogar grundrechtlich geschützt. Meistens wird der Kranke im Vertrauen auf die ärztliche Kompetenz das wollen, was ihm der Arzt empfiehlt.

Wille und Wohl des Kranken können aber auch miteinander in Konflikt geraten. Für solche Konflikte gibt es viele Gründe und Anlässe. Wenn etwa das, was der Patient will, unbeachtet bleibt oder wenn der Patient etwas will, was der Arzt selbst weder wollen noch verantworten kann, sind Konflikte unausweichlich. Nicht jeder Patient hat einen erkennbaren oder bindenden Willen.

Schwierig wird es, wenn der Wille des Patienten zu Recht oder zu Unrecht keine Beachtung findet. Oft handelt es sich dabei um Situationen, in denen sich der Gesundheitszustand des Patienten verschlechtern könnte, wenn das beachtet würde, was er will; oder es sind Situationen, in denen - wie beim Suizidwunsch - der Arzt dem Willen des Patienten aus rechtlichen oder moralischen Erwägungen nicht folgen darf.

Für einen Arzt kann der Suizidwunsch eines Patienten nicht bindend sein, obwohl dessen Wille grundgesetzlich geschützt ist. Der Grund dafür ist, daß der Wille des Patienten lediglich im Rahmen des Selbstbestimmungsrechts geschützt ist. Das

---

1 Die Texte des hippokratischen Eides, des Genfer Ärztegelöbnisses und der Verpflichtungsformel des Deutschen Ärztetages dokumentiert Hans-Martin Sass in dem von ihm edierten Band Medizin und Ethik (Stuttgart 1989, 351 bis 355).

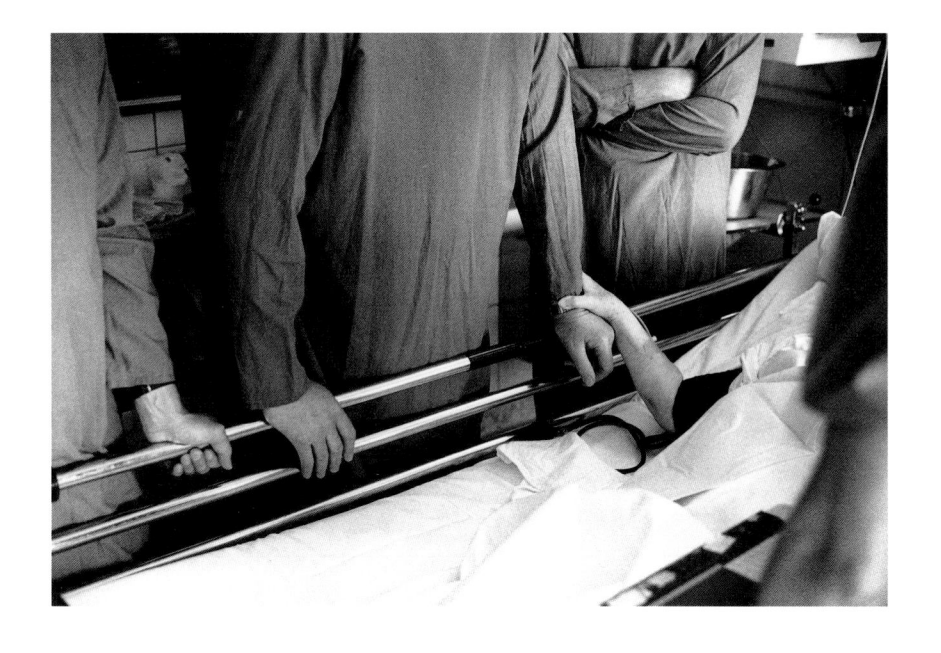

Selbstbestimmungsrecht geht sehr weit. Es schließt die Unantastbarkeit der menschlichen Würde[2], die freie Entfaltung der Persönlichkeit im Rahmen des Sittengesetzes und der Verfassung, die Unverletzlichkeit der Freiheit der Person, das Recht auf Leben und körperliche Unversehrtheit[3] ein.

So weit und umfassend dieser Rahmen auch ist, er ist sehr eng, wenn es um die Verfügung über das eigene Leben oder über das Leben anderer Personen geht. Die Freiheit der Person bedeutet keineswegs, daß ich mit meinem Leben und meiner Gesundheit tun kann, was ich will. Ich muß nicht nur die Würde anderer Personen, sondern auch die der eigenen Person achten. Das Sittengesetz und die Verfassung schützen mich vor meiner eigenen Willkür. Der Wille ist also nur geschützt, soweit und solange er sich im Rahmen des Selbstbestimmungsrechts bewegt. Nicht was ich will ist geschützt, sondern daß ich meinen freien Willen im eben beschriebenen Rahmen entfalten kann.

Unsere Rechtsordnung schützt den Willen also nicht absolut, nicht unabhängig von seinen Zielen. Die Ziele müssen mit der Rechtsordnung übereinstimmen. Die Tötung einer Person, und sei es der eigenen, ist nicht erlaubt. Das Leben menschlicher Personen, unabhängig von deren Alter, Geschlecht, Entwicklungsgrad, Intelligenz oder Gesundheit gilt als Rechtsgut, das des Schutzes bedarf. Tötung auf Verlangen mißachtet das Leben als Rechtsgut. Deswegen darf ein Arzt aus Gründen, die unsere Verfassung vorschreibt, dem Wunsch eines Patienten, ihm beim Suizid zu helfen, nicht nachkommen.

Grundsätzlich ist für eine Ärztin oder einen Arzt der Wille des Patienten weniger bindend als die eigenen moralischen Überzeugungen und der rechtliche Rahmen ärztlichen Handelns. Ein Arzt muß seine Entscheidungen aus moralischer und rechtlicher Perspektive zuerst vor sich selbst verantworten können, erst dann ist er anderen gegenüber verantwortlich. Wenn, wie geschehen, eine Patientin darauf besteht, daß ihr sämtliche Zähne entfernt werden, weil sie in ihnen die Ursache ihrer Schmerzen sieht, darf der Arzt, der die Zähne für gesund hält,

2 Vgl. Grundgesetz Artikel 1 Absatz 1.

3 Vgl. Grundgesetz Artikel 2 Absatz 1 und 2.

weder aus rechtlichen noch aus moralischen Gründen ihrem Willen nachgeben. Er kann sich nicht mit einem 'wenn Sie unbedingt wollen, aber auf Ihre Verantwortung' aus seiner Verantwortung stehlen.

Der eigene, selbstkritisch geprüfte Wille des Arztes ist oft schwer durchzusetzen. Dies gilt besonders für die Fälle, in denen der Arzt unsicher ist, welche Entscheidung er selbst treffen soll. Zwei besonders umstrittene Problembereiche, in denen sich Ärztinnen und Ärzte kaum ohne Konflikte und Schwierigkeiten entscheiden können, sind die Sterbehilfe und der Paternalismus. In beiden Fällen stehen Ärzte heute unter hohem moralischen und öffentlichen Druck.

Der mündige Patient

Unter dem Stichwort 'Paternalismus' (vom Lateinischen 'pater', zu deutsch 'Vater') werden die Ansprüche des Patienten auf Mündigkeit diskutiert. Der Paternalismus ist verglichen mit der Sterbehilfe gewiß das harmlosere Problem. 'Paternalistisch' wird das Verhalten eines Arztes genannt, der einen Patienten wie ein unmündiges Kind behandelt. Er klärt den Patienten nicht über dessen Gesundheitszustand und die alternativen Therapien auf oder informiert ihn sogar absichtlich falsch. Der Arzt rechtfertigt sein Verhalten damit, daß es zum Besten, zum Wohl und im wohlverstandenen Interesse des Patienten sei. Er weiß, daß er den Willen des Patienten ignoriert, vielleicht sogar gegen dessen Willen handelt. Er nimmt in Kauf, daß der Patient ohne sein Einverständnis über seinen gesundheitlichen Zustand im unklaren bleibt.

Dieses Verhalten ist häufig und grundsätzlich kritisiert worden. Ärzte, die sich paternalistisch verhalten, machen etwa geltend, daß sie so unnötiges Leid von Patienten abwenden. Sie weisen darauf hin, daß es einen stillschweigenden Vertrag zwischen Arzt und Patient gebe, der den Arzt dazu berechtige, Leid vom Patienten abzuwenden. Sie erinnern daran, daß der Patient ohnehin nicht kompetent sei, seinen Gesundheitszustand medizinisch zu verstehen.

Keiner dieser Gründe, die für paternalistisches Verhalten beansprucht werden, hält einer näheren Prüfung stand. Untersuchungen zeigen vielmehr, daß auch ein Patient, dem seine Krebserkrankung mitgeteilt wird, nicht so gefährdet ist, wie häufig behauptet. Auch das Verschweigen einer schweren Krankheit nächsten Angehörigen gegenüber ist danach nicht damit zu rechtfertigen, daß Patienten vor unnötigem Leid bewahrt bleiben. Diese Untersuchungen bestätigen, daß die Verletzung des Anspruchs auf Information und der Wahlfreiheit des Patienten zwischen Therapien unterschiedlichen Risikos moralisch nicht zu rechtfertigen ist.

Viele Ärzte halten dennoch paternalistisches Verhalten von Fall zu Fall nicht nur durch ihre Erfahrung, sondern auch moralisch für gerechtfertigt. Es gibt in der Tat eine Möglichkeit, die moralische Integrität paternalistischen Verhaltens zu prüfen und zu bestätigen. Sie besteht in einem Gedankengang, der sich nicht nur auf paternalistische Probleme anwenden läßt. Mit diesem Gedankengang prüfe ich, wie ich in einer bestimmten Lage moralisch richtig wähle. Ich prüfe dies in drei Stufen: (1) Wenn ich erkenne, daß mein Verhalten einer Person in einer Hinsicht helfen, in einer anderen wahrscheinlich schaden wird, darf ich diesen Schaden nicht einfach ignorieren. (2) Ich darf den möglichen Schaden auch nicht ignorieren, weil ich nur das Beste und nur die positiven, nicht aber die negativen Folgen meines Verhaltens will. (3) Wenn ich nach bestem Wissen keine Möglichkeit sehe, den Konflikt zwischen den gewünschten positiven und den ungewünschten, aber nicht zu verhindernden negativen Folgen zu umgehen, ist mein Verhalten zumindest moralisch gerechtfertigt. Über die rechtliche Seite meines Verhaltens ist damit nichts entschieden.

Wenn sich der Arzt nach diesem Muster selbst geprüft hat und zu dem Schluß kommt, daß er keine andere Wahl hat, als dem Patienten seinen Zustand vorzuenthalten, ist sein Verhalten moralisch gerechtfertigt. Er hat dann das Beste getan, was er kann. Er konnte das Wohl des Patienten nicht fördern, ohne dessen Anspruch auf Information zu verletzen. Es gibt aber keine allgemeine Regel, die paternalistisches Verhalten moralisch rechtfertigt. Jede Verletzung der Ansprüche eines Patienten auf Information und freie Wahl seiner Therapie unterliegt der ganzen Verantwortung des Arztes. Sie hat aber nicht nur eine moralische, sondern auch eine rechtliche Seite.

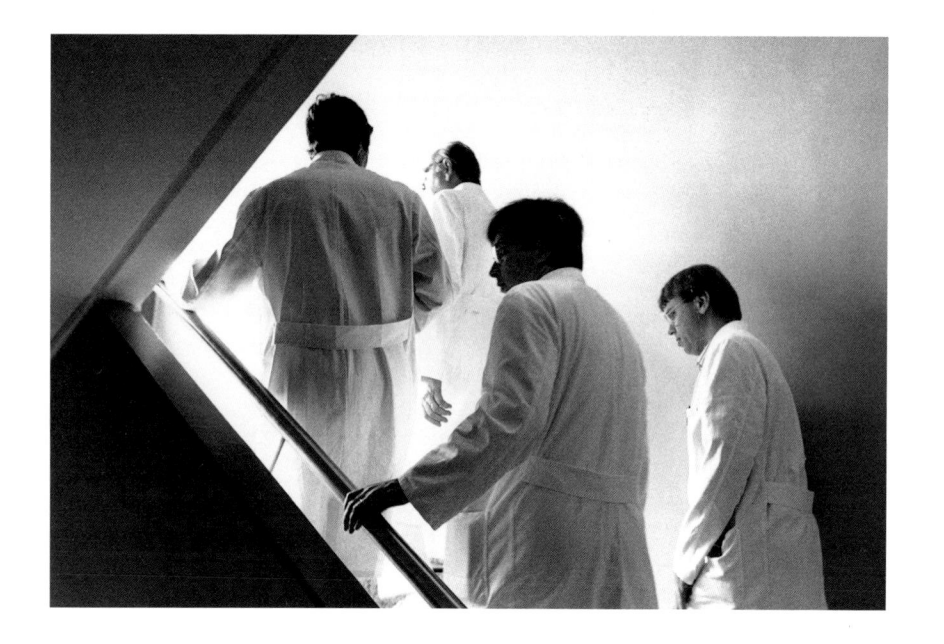

Der sterbende Patient

Die menschliche Moral zeigt sich in der Fähigkeit, sittlich richtige Entscheidungen zu treffen und unantastbare humane Ansprüche zu erkennen und zu respektieren. Sie kann sich so aber erst zeigen, wenn Menschen frei über sich verfügen, frei über sich selbst bestimmen können und die freie Selbstbestimmung des anderen nicht einschränken. Moralische Verantwortung und freie Selbstbestimmung sind unlöslich miteinander verbunden. Sterbehilfe ist nur im Rahmen moralischer Verantwortung und freier Selbstbestimmung sittlich legitim.

    Das Wort 'Sterbehilfe' hat eine problematische aktiv-passive Zweideutigkeit, die Mißverständnisse nahelegt. Es handelt sich um keine den Tod eines Patienten aktiv befördernde 'Hilfe', um kein Zutun zu schnellerem Sterben und vor allem um keine aktive Auslösung des Sterbens; das wäre Euthanasie. Sterbehilfe ist im Unterschied dazu eine Hilfe beim Sterben, eine Hilfe, die dann erst beginnt, wenn der Patient ein Sterbender ist und der Weg zum Tod nicht mehr umkehrbar ist. Es ist entweder eine Begleitung im Sterben, die dem Patienten in Todesangst beisteht, seine Schmerzen lindert und ihm die Gewißheit gibt, in den letzten Stunden seines Lebens nicht allein gelassen zu sein. Oder es ist eine Hilfe, die keine weitere Verlängerung sinnlosen Leidens eines Patienten duldet, der etwa über einen längeren Zeitraum ohne Bewußtsein ist und keine Lebenschance mehr hat. Diese Hilfe führt dazu, daß die lebenserhaltenden Geräte abgeschaltet werden und sein bereits begonnenes Sterben nicht weiter unterbrochen wird. Schließlich ist es in jedem Fall eine Hilfe, die eingehend im Team der Ärzte und Schwestern beraten wird. Wenn sich in einem Team Zweifel regt, ob das Sterben des Patienten begonnen hat oder nicht, sollte der Arzt sich für eine weitere Therapierung entscheiden. Die Entscheidung zur Sterbehilfe darf nur dann getroffen werden, wenn nach menschlichem Ermessen das Sterben tatsächlich nicht mehr umkehrbar ist.

    Auch eine im Team von Ärzten und Schwestern gemeinsam wahrgenommene Verantwortung wird die Entscheidung zur Sterbehilfe nie ganz von Konflikten befreien. Dies liegt wesentlich daran, daß es häufig unklar ist, ob der Patient ein Sterbender ist oder noch eine Lebenschance hat, ob das Sterben nur aufgehalten werden kann, oder ob es eine

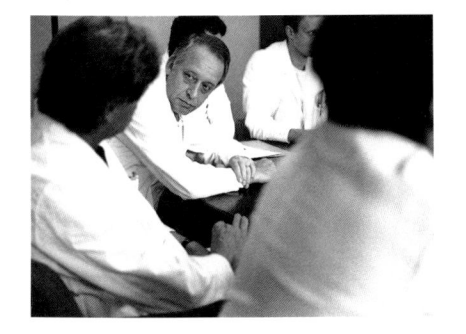

Rückkehr zum Leben gibt. Diese faktische Unklarheit wird von der ärztlichen Verantwortung zwar aufgefangen, aber dennoch zu keiner Klarheit gebracht. Wo keine faktische Klarheit über die Richtigkeit einer Entscheidung möglich ist, ist die moralische Verantwortung am schwersten. Wenn ein Patient eine noch so geringe Chance zu leben hat, muß sie ihm gewährt werden. Dies ist eine bindende ärztliche Verpflichtung.

Die Begleitung Sterbender ist für Ärzte und Schwestern nicht nur eine moralische, sondern eine beträchtliche emotionale Belastung, eben weil die Sterbehilfe einen anonymen Tod von Menschen nicht zuläßt. Sterbehilfe entlastet Krankenhäuser nicht, wie häufig zynisch vermutet wurde, von unheilbar Kranken, im Gegenteil. Krankenhäuser sehen in der Sterbehilfe eine Verpflichtung, die Menschenwürde der Sterbenden auch im Tod zu achten.

In der öffentlichen Auseinandersetzung wird häufig so über die Sterbehilfe gesprochen, als würde sie letztlich einer Euthanasie gleichkommen. Euthanasie, der Wortbedeutung nach 'der schöne Tod', ist ein Ausdruck, der an den systematischen Mord an Behinderten, an die Tötung sogenannten 'lebensunwerten Lebens' während des Nationalsozialismus erinnert. Es ist wichtig, den Unterschied zwischen Sterbehilfe und Euthanasie klar zu machen und deutlich zu erkennen, um eine falsche und irreführende Assoziation zu vermeiden.

Diejenige 'Euthanasie', die fälschlich mit der Sterbehilfe gleichgesetzt wird, ist die freiwillige Euthanasie; eine Person will sterben, um ihre Leiden zu beenden, und bittet darum, getötet zu werden. Sie will dazu die nötige Hilfe von ärztlicher Seite. Viele Moralphilosophen sind heute der Überzeugung, die freiwillige Euthanasie entspreche der Selbstbestimmung schwerkranker Patienten, ihr sinnloses, menschenunwürdiges Leiden beenden zu wollen. Deswegen sei es moralisch gerechtfertigt, ihnen dabei aktiv zu helfen. Jede ärztliche Entscheidung sei moralisch gut, die dem Willen eines Patienten gemäß unnötiges Leiden beende.

Auch die Sterbehilfe will unnötiges Leiden vermeiden. Anders als die Euthanasie beginnt die Sterbehilfe aber erst, wenn der Patient bereits ein Sterbender ist. Das Sterben wird dagegen von der Euthanasie ausgelöst, oder es wird unabhängig davon, ob der Patient noch eine Lebenschance hat, jede weitere Hilfe zu überleben verweigert. Die Entscheidung darüber, wann und wie der Tod des Patienten beginnt, liegt in diesem Fall in der Hand der Ärzte. Sie bestimmen dann auch, was 'unnötiges Leiden' ist. Dagegen versteht die Sterbehilfe nur das Leiden als unnötig, das gelindert werden kann. Nicht die völlige Befreiung von Schmerz, die freilich erst im Tod erreicht wird, ist ihr Ziel. Sie will den Schmerz vielmehr im Rahmen der neuesten und besten Einsichten der Schmerztherapie auf ein erträgliches Maß mindern. Die Sterbehilfe nimmt wie die Schmerztherapie allgemein die Maxime in Anspruch, daß Menschen nicht zum Spielball und Opfer von Schmerzen werden dürfen. Der Schmerz soll Patienten nicht entmenschlichen. Wenn die Befreiung von Schmerz aber mit dem Tod erkauft wird, ist sie sinnlos. Denn der Tod kann nicht der Preis für die Wahrung der menschlichen Würde sein.

Der Unterschied zwischen Sterbehilfe und Euthanasie ist wichtig und keine moralische Spitzfindigkeit. Es ist der Unterschied zwischen der Hilfe, nachdem das Sterben begonnen hat, und der Hilfe zum Sterben, bevor es begonnen hat. Der ersten Hilfe liegt der ärztliche Wille zugrunde, das Leiden vor dem unausweichlich gewordenen Tod zu mildern. Der zweiten Hilfe liegt der Wille zu töten zugrunde. Denn die Euthanasie versagt dem Patienten ja die Hilfe vor dem Sterben. Wer einem Patienten, der trotz schwerer Krankheit eine Chance hat zu leben, die Hilfe versagt, will töten, ob ihm dies bewußt ist oder nicht. Es ist daher zynisch und gedankenlos, die Euthanasie als 'Sterbehilfe' zu bezeichnen, weil sie das Sterben aktiv oder passiv herbeiführt und beschleunigt. Sterbehilfe ist eine schwere menschliche und moralische Verpflichtung, die übrigens nicht nur mit medizinisch-therapeutischen Mitteln gewährt wird, sondern auch und vor allem durch die menschliche Zuwendung, durch den Trost und die Nähe in den letzten Stunden des Lebens. Euthanasie entbindet übrigens von der menschlichen Zuwendung, indem sie sie überflüssig macht.

Die Bürde der Moral

Die Summe der humanen und moralischen Probleme, mit denen Ärzte und Pflegepersonal in Krankenhäusern konfrontiert sind, ist mit Paternalismus und Sterbehilfe nicht erschöpft. Die Probleme zwischen Leben und Tod, die die Arbeit in Krankenhäusern schwer machen, sind ihrer Art nach nicht unerschöpflich. Da aber alle diese Probleme immer mit einzelnen Menschen verbunden sind, deren Lage nie mit der eines anderen identisch ist, kann es keine vorgefertigten stereotypen Lösungen geben. Es kann nur einen Rahmen geben, in dem die einzelne Ärztin und der einzelne Arzt moralisch und rechtlich verantwortbare Entscheidungen treffen.

Die Individualität der Kranken und ihrer Leiden, die Verschiedenartigkeit ihrer Bedürfnisse und die Schwere ihrer Probleme belasten die moralische Verantwortung der Ärztinnen, der Ärzte und des Pflegepersonals über das im beruflichen Leben normale Maß hinaus. Sie arbeiten unter der moralischen Bürde einer gesteigerten Verantwortung. Dies gilt freilich für alle Berufe, die kranken, behinderten und pflegebedürftigen Menschen dienen. Handeln, das ständig den vielfältigen Bedingungen der Not anderer Menschen ausgesetzt ist, steht unter erhöhter moralischer Belastung. Es wird ihm über die Maßen viel moralische Integrität und ein beständiges menschliches Interesse am Wohl des anderen abverlangt. Dabei wird keine noch so geringe Menge an Verfehlungen oder Irrtümern durch die Fülle der moralisch richtigen Entscheidungen kompensiert.

Dies ist eine außerordentlich hohe menschliche und moralische Belastung. Sie erscheint uns überaus rigide, unnachsichtig und übertrieben. An eine Berufsgruppe zumindest indirekt höhere moralische Erwartungen zu richten als an die meisten anderen, mag ungerecht sein. Es gibt aber auch keine Alternative. Denn die Ansprüche von kranken, behinderten und pflegebedürftigen Menschen auf Zuwendung und Hilfe können nicht auf ein durchschnittliches Maß reduziert werden. Die große moralische Bürde, unter der die Arbeit in Krankenhäusern steht, ist eine Bürde der Menschlichkeit, die den Kranken dient.

Die Autoren

Otl Aicher

Otl Aicher, geboren 1922 in Ulm, gestorben 1991 in Rotis im Allgäu. Designer und Gestalter; Initiator, Gründungsmitglied und Rektor der Hochschule für Gestaltung in Ulm; Gestaltungsbeauftragter der Olympischen Spiele in München 1972; Autor zahlreicher Bücher und Schriften zu Philosophie, Gestaltung und Wahrnehmung.

Otl Aicher hat an der Konzeption dieses Buches mitgewirkt. Er konnte noch ein erstes Kapitel selbst gestalten. Hans Neudecker führte seine Arbeit fort.

Als gemeinnützige Einrichtung ist in Rotis mit Förderung der Alfried Krupp von Bohlen und Halbach-Stiftung das Otl Aicher Archiv gegründet worden. Es will das umfangreiche nachgelassene Werk Otl Aichers erfassen und seinen Wirkungszusammenhang erschließen.

Regine Hauch

Regine Hauch, geboren 1956. Studium der Germanistik und Romanistik. Lebt und arbeitet als freie Journalistin in Düsseldorf.

Timm Rautert

Timm Rautert, geboren 1941. Studium der Fotografie an der Folkwangschule für Gestaltung in Essen bei Otto Steinert. Seit 1993 Professor für Fotografie an der Hochschule für Grafik und Buchkunst Leipzig.

Wilhelm Vossenkuhl

Wilhelm Vossenkuhl, geboren 1945, ist Professor für Philosophie an der Universität Bayreuth. Publikationen unter anderem zu Problemen der Sprachphilosophie, der Ethik, der Philosophie der Ökonomie, der Erkenntnistheorie, zu Ockham, Kant, Wittgenstein und Carnap.

Die Stiftung

Dr.-Ing. E. h. Alfried Krupp von Bohlen und Halbach war der letzte persönliche Inhaber der Firma Fried. Krupp. Mit seinem Tod am 30. Juli 1967 ging sein gesamtes Vermögen auf die von ihm testamentarisch errichtete Stiftung über. Sie wird seit Beginn ihrer Tätigkeit geleitet von dem Vorsitzenden und geschäftsführenden Mitglied des Kuratoriums Prof. Dr. h.c. Berthold Beitz.

Die Alfried Krupp von Bohlen und Halbach-Stiftung ist Mehrheitsaktionärin der heutigen Firma Fried. Krupp AG Hoesch-Krupp. Mit den Dividenden der Firma fördert sie als gemeinnützige Stiftung im In- und Ausland Projekte in den Bereichen Wissenschaft in Forschung und Lehre, Bildungswesen, Sport, Literatur, Musik und bildende Kunst und vor allem auch im Gesundheitswesen. Ein besonderer Schwerpunkt ist dabei ihr Alfried Krupp Krankenhaus.

Impressum:

Fotos: Prof. Timm Rautert
Texte: Regine Hauch mit einem Beitrag von
Prof. Dr. Wilhelm Vossenkuhl
Gestaltung: Otl Aicher und Hans Neudecker
Redaktion: Horst Dieter Marheineke

Satz: Satz und Grafik Partner, Augsburg, und
Ditta Ahmadi, Berlin
Reproduktion: O.R.T., Kirchner & Graser GmbH, Berlin
Druck und buchbinderische Verarbeitung: Appl,
Wemding

© 1993 Ernst & Sohn Verlag für Architektur
und technische Wissenschaften GmbH, Berlin
Ein Unternehmen der VCH Verlagsgruppe
Alle Rechte vorbehalten

Herausgegeben von der Alfried Krupp
von Bohlen und Halbach-Stiftung, Essen

ISBN 3-433-02470-7
Printed in Germany 1993